协和

急诊住院医师手册

主 审：于学忠

主 编：朱华栋 刘业成

副主编：刘继海 李 毅 徐 军

中国协和医科大学出版社

北 京

图书在版编目（CIP）数据

协和急诊住院医师手册 / 朱华栋，刘业成主编. —北京: 中国协和医科大学出版社，2021.9

ISBN 978-7-5679-1780-4

Ⅰ. ①协… Ⅱ. ①朱… ②刘… Ⅲ. ①急诊－诊疗－手册

Ⅳ. ①R459.7-62

中国版本图书馆CIP数据核字（2021）第139414号

协和急诊住院医师手册

主　　编：朱华栋　刘业成
责任编辑：沈冰冰
封面设计：许晓晨
责任校对：张　麓
责任印制：张　岱

出版发行：中国协和医科大学出版社
　　　　　（北京市东城区东单三条9号　邮编100730　电话010－65260431）
网　　址：www.pumcp.com
经　　销：新华书店总店北京发行所
印　　刷：三河市龙大印装有限公司

开　　本：787mm×1092mm　1/32
印　　张：13
字　　数：415千字
版　　次：2021年9月第1版
印　　次：2023年12月第7次印刷
定　　价：68.00元

ISBN 978-7-5679-1780-4

敬献
北京协和医院建院100周年

编委会名单

序

　　医学是一门实践性很强的学科，而急诊医学的专业范畴尤其独特。急诊医师必须在相对较短的时间内和运用有限的医疗资源同时完成多项工作，如危重患者的紧急评估，各专科疾病的诊断和初始治疗，门诊常见问题的处理，以及平衡患者的医疗负担和社会效益等，从而将及时性和实践性相结合，在第一时间发现问题，更好地挽救生命。这就需要一线急诊医师在面对大量患者的情况下，短时间内迅速做出合适的临床诊断和治疗，这对于住院医师是一个不小的挑战。相较内容充实大部头的书籍及资料，可随身携带且言简意赅的手册更便于一线医师在繁忙的临床工作中查阅使用，一方面避免因为经验不足造成的漏诊及误诊，另一方面为抢救危重患者赢得宝贵时机。

　　住院医师是一个医生的职业生涯中最重要的一个阶段，也是临床医学队伍中最重要的基本单位，一个医院的住院医师水平决定了该医院的医疗质量。急诊科是一个有着高风险、高难度的窗口科室，一名合格的急诊科住院医师，需要具备极强的综合素质，包括知识水平、操作水平和沟通能力，从而深层次地理解疾病及患者，更好地适应瞬息万变的急诊诊疗工作。本书结合急诊医学和住院医师阶段的特点，以言简意赅地解决临床工作中最常见的问题为目的，兼具科学性及实用性，对于住院医师在急诊常见疾病及问题的诊断和早期处理上有切实的帮助。

　　值此北京协和医院建院百年之际，本书的出版发行也是急诊科为协和医院百年华诞献上的一份小小的礼物。感谢本书的所有编者在本手册的编写中付出的努力，他们都是长期在临床一线工作的急诊科医师，本书的编撰是他们在查阅最

1

新文献的基础上结合自己的临床实践汇总而成，贴近一线医师的工作需求。由于受到编写篇幅和临床经验的限制，本书不可避免有些缺陷，希望各位读者提出宝贵意见。

于学忠

2021年7月

前　言

北京协和医院急诊科作为全国最早成立的急诊科，自成立以来培育了一批又一批的优秀住院医师。作为北京协和医院的新一代，我们都是从住院医师阶段走来的，在协和传统的感召下进步和成长，深切感受到前辈们对我们工作指导和提点的重要性。总结我们作为住院医师的经验、心得，加上查阅资料得到的"干货"，作为先来者为师弟师妹们的顺利成长尽一份绵薄之力，尽量让大家少走弯路，是编写这本书的初衷。

本书编写的原则是针对每一种急诊情况的必做检查、评估和处理，尽量用精准、简洁的文字表达，将急诊住院医师临床中最需要掌握的内容呈现出来。同时我们采用了大量的表格、流程图，使之更简洁、明了；突出"必做检查"和"急诊处理"，以利于读者迅速了解临床工作中检查与处理要做的具体内容。

本书分为"急诊症状""急诊疾病""急救技术"和"急诊常用药物"四个部分。前两部分涉及大量内科、外科、妇产科、神经内科、神经外科、皮肤科等专科疾病的急性表现，突出急诊需要评估和处理的内容，并参考了UpToDate等临床数据库。为了保证书稿质量，我们邀请了相关专科的主治医师对相应内容进行了审校。后两部分是急诊医师诊治患者的基本工具，为了力求客观、实用，我们参照了我科专家前期主导参与编写的指南和共识。

本书作为培训辅导用书，主要读者对象为接受急诊培训的住院医师、在临床一线工作学习的医学生和进修生，也可供急诊高年资医师参考。

本书的出版要感谢相关专科医师的大力支持，感谢我科所有参与编写医师的辛勤努力。由于是初次编写和出版，虽经反复修改，多次校验、审核，但书中可能仍有不妥甚至差错，恳请各位同道批评斧正。

朱华栋　刘业成

2021年7月1日

目 录

急诊症状

■ 呼吸困难

1. 定义
- 患者感觉空气不足或呼吸费力，出现呼吸形式、频率、深度变化，伴或不伴低氧血症。
- 严重者可出现发绀等。

2. 常见病因及临床表现
- 呼吸系统疾病
  ✓ 小气道塌陷和/或痉挛性疾病：如慢性阻塞性肺疾病（COPD）急性加重、哮喘，多表现为呼气相延长，听诊可闻及呼气相哮鸣音，称为肺源性哮喘。
  ✓ 大气道梗阻：如异物、过敏反应，多表现为吸气性呼吸困难，三凹征明显，可伴喉鸣。
  ✓ 大叶性肺炎：多有发热、咳嗽、病变部位湿啰音。
  ✓ 肺栓塞：除呼吸困难外，还可出现咯血、胸痛，但三联征同时出现的概率较低。
  ✓ 气胸：呼吸困难通常突然出现，伴一侧呼吸音消失，叩诊呈鼓音。大量胸腔积液导致的呼吸困难通常症状逐渐加重，呼吸音减低或消失，叩诊呈实音。
- 心血管疾病
  ✓ 急性左心衰竭：最常见，可造成小气道黏膜水肿，同样可表现为呼气相延长，听诊可及双肺湿啰音和/或呼气相哮鸣音，称为心源性哮喘。呼吸困难常与体位有关，坐位缓解，卧位加重。可伴咳嗽、咳白色或粉红色泡沫痰。
  ✓ 心脏压塞、心律失常、器质性心脏病：也可出现呼吸困难，心脏查体会有心音遥远、心律不齐等对应发现。
- 代谢性疾病：如糖尿病酮症酸中毒。代谢性酸中毒时，不论何种诱因，都会有呼吸代偿，通常表现为呼吸加快，严重的深大呼吸有时甚至导致自发性纵隔气肿。
- 其他原因
  ✓ 神经肌肉疾病：如重症肌无力、吉兰-巴雷综合征，除呼吸困难外，还伴呼吸肌和其他肌无力的症状。
  ✓ 中枢神经系统疾病：如脑卒中等，累及呼吸中枢时可表现为深大呼吸，通常伴神志改变。
  ✓ 血液系统疾病：严重贫血时也可出现呼吸困难，可见结膜苍白。
  ✓ 中毒：如有机磷中毒，可合并大汗、瞳孔缩小等其他表现。吸入有毒性刺激性气体导致呼吸困难者多有相关病史。
  ✓ 癔症：为除外性诊断，多为青年女性，有一定诱因，如情绪激动，发作时有明显的 CO_2 分压降低和呼吸性碱中毒，而基本无其他阳性发现。让其在纸筒中呼吸或短时屏住呼吸可使症状缓解。

3. 必做检查
- 血常规：可发现感染性疾病，以及贫血等血液系统疾病。
- 生化检查：发现肾功能不全、低钾血症、糖尿病酮症酸中毒等。
- 胸片：发现气胸、胸腔积液、肺水肿、肺炎、肺部占位、心影增大等。
- ECG：对肺栓塞、心源性呼吸困难可有提示意义，如新发的心肌梗死。
- ABG：可精准判断低氧、过度通气或 CO_2 潴留、酸碱平衡失调等。其中 PaO_2 对于明确患者的呼吸困难是否为低氧所致有重要作用，但需要注意 CO 中毒，高铁血红蛋白血症（亚硝酸盐中毒）等情况下 PaO_2 可正常，而此时 SpO_2 可出现明显下降，血气中碳氧血红蛋白或高铁血红蛋白升高。

4. 选做检查
- cTnI 检测：结合典型症状、心电图可诊断急性冠脉综合征（ACS），但需注意导致呼吸困难的其他原因，如肺栓塞、心肌炎、肾衰竭等也可升高。
- D-Dimer 检测：若数值正常，对于低危患者可除外肺栓塞，需注意高危患者也可能出现假阴性。
- BNP/NT-proBNP 检测：对失代偿性心力衰竭有一定诊断价值，阴性除外诊断价值较高。需注意肺栓塞、COPD 加重急性期时也会轻度升高。其中 NT-proBNP 在肾衰竭时明显升高，而 BNP 基本不受肾功能影响。
- 肺部 CT：可更清晰地明确肺部病变。CTPA 常用于急诊诊断肺栓塞。
- 超声心动图：对明确心源性呼吸困难有帮助，但需注意 EF 值正常不代表没有心力衰竭，可能为舒张性心力衰竭。

5. 鉴别诊断（图1）

6. 急诊处理
- 大气道梗阻：吸痰、去除异物、解除梗阻，必要时气管插管、环甲膜穿刺或气管切开以保证气道通畅。过敏者给予肾上腺素、糖皮质激素及抗组胺药物。
- 张力性气胸：用粗针头穿刺放气，解除张力，必要时给予胸腔闭式引流。
- 低氧：根据需要给予氧疗，必要时气管插管、正压通气。特

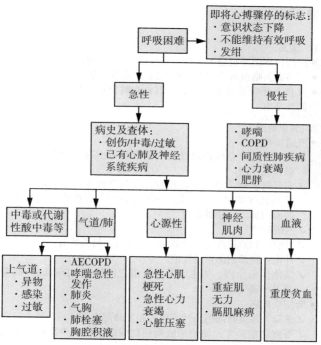

图1 呼吸困难鉴别诊断流程

别是对于CO中毒患者，建议给予高压氧治疗。若无条件，应给予尽可能高浓度氧气，以加快CO解离，改善组织缺氧。

- 心电监护、建立静脉通路、采集血液化验、床旁胸片。
- 根据疾病的初步判断予相应治疗
  - ✓ 严重哮喘或COPD急性加重：立即给予雾化β受体激动药、M受体阻断药等支气管舒张药，同时静脉输入茶碱、甲泼尼龙等，必要时气管插管、机械通气。
  - ✓ 急性左心衰竭：患者坐位、双下肢下垂，利尿、扩血管、强心，必要时使用吗啡皮下注射。病情严重者可早期行无创呼吸机辅助通气。
  - ✓ 心脏压塞：尽快行心包穿刺引流。
  - ✓ 肺栓塞：若伴低血压，尽快给予静脉溶栓治疗。

（刘业成）

■ 咯血

1. 定义
- 声门以下的呼吸道（气管、支气管、肺）出血经口腔咳出。
- 大咯血为咯血量不少于500ml/24h，或咯血量不少于100ml/h。
- 来自上呼吸道及上消化道的出血有时也可从口腔咳出，称为假性咯血。

2. 常见病因
- 气道疾病
  - ✓ 支气管炎：急性或慢性支气管炎均可引起，为少量咯血的最常见原因。
  - ✓ 支气管扩张：常为慢性病程，反复急性发作，表现为咯血伴频繁咳嗽和大量咳痰，原因包括囊性纤维化、支气管肺曲霉菌病、既往肺炎等。
  - ✓ 气道异物。
  - ✓ 肿瘤：如原发性支气管肺癌、支气管内转移癌等。
  - ✓ 外伤：胸部创伤累及气道。
  - ✓ 其他少见原因：如主动脉和气道之间的瘘、Dieulafoy病变累及气道等。
- 肺实质疾病
  - ✓ 感染：各类肺部感染性炎症侵犯及肺部血管。
  - ✓ 凝血功能异常：如使用抗凝药物或血小板减少导致肺实质出血。
  - ✓ 风湿免疫性疾病：肺出血-肾炎综合征（Goodpasture综合征）、系统性红斑狼疮、肉芽肿性多血管炎、贝赫切特（Behçet）综合征和特发性肺含铁血黄素沉着症等引起的肺实质损害。
  - ✓ 医源性因素：包括支气管镜检查、肺穿刺活检等。
  - ✓ 职业病：肺尘埃沉着病等。
  - ✓ 月经性咯血：咯血与月经同时发生，病因是子宫内膜异位症累及肺实质。
  - ✓ 肺血管疾病：包括肺栓塞、肺毛细血管压升高（如二尖瓣狭窄引起左心衰竭）、肺动静脉畸形、肺动脉瘤等。

3. 必做检查
- 血型、输血相关项目检查：理论上所有咯血患者均存在大咯血风险，均应行该检查。
- 血常规：白细胞计数及分类计数有助于寻找感染证据，血红蛋白和血细胞比容用于评价出血程度，血小板计数可判断止血功能，以及患者是否能从输注红细胞及血小板中获益。

- 尿常规、肾功能和电解质检查：尿检中出现尿蛋白、红细胞、管型，血肌酐水平升高，电解质异常，提示肾功能受损，可用于筛查如肺出血-肾炎综合征、肉芽肿性多血管炎等。
- 肝功能和凝血常规检查：评估患者是否存在凝血功能异常和可能原因，以及是否能从输注血浆中获益。
- BNP或NT-proBNP检测：有助于判断是否由心力衰竭引起咯血。
- ABG：评估咯血对氧合、通气及呼吸系统储备的影响，以及是否需要进行机械通气。
- 胸部影像学：胸片或胸部CT（有条件时可选择HRCT）有助于咯血病变部位及病因的评估。胸主动脉CTA检查则有助于评估支气管动脉走行（是否存在迂曲、畸形等），以及能否行选择性栓塞治疗。

4. 选做检查
- 痰病原学检查：包括细菌、真菌、结核分枝杆菌等，用于明确感染性病变的病原体。
- 血清学检查：如ANA、ANCA、抗GBM抗体等，评估原发病是否是免疫相关疾病。
- 支气管镜检查：有助于明确支气管病变性质（活检、病原体培养等），同时可开展内镜下止血治疗。
- 支气管动脉造影：常用于选择性栓塞治疗。
- 肺活检：少数患者为明确病因，可能需要进行肺活检。

5. 诊断（图2）

6. 急诊处理
- 充分交待病情（强调可能出现大咯血引起窒息的风险），建立静脉通路，保持气道通畅，准备吸引器及抢救设备。
- 若患者存在凝血功能异常，需纠正出血倾向（常输注血浆凝血因子制品、血小板等）。
- 患侧卧位休息，必要时谨慎镇咳治疗。
- 可使用止血药物，如氨甲环酸、卡络磺钠等。
- 垂体后叶素：适用于大咯血同时血压正常或偏低患者，30U加NS至50ml，以2ml/h速度持续泵入，使用时注意血压升高、心肌缺血、腹痛及低钠等情况。有条件的医院可以使用效果更专一的特利加压素。
- 酚妥拉明：适用于咯血合并明显血压升高者，50mg加NS至50ml，以1mg/h速度持续静脉泵入。
- 机械通气：大咯血出现呼吸衰竭或不能维持气道时应实行气

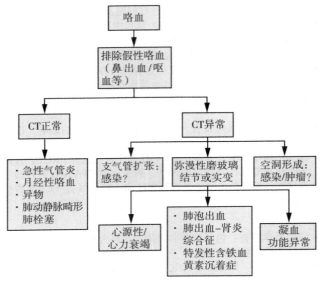

图2 咯血诊断流程

管插管，条件允许时可行选择性双腔支气管内导管插管，用于保护健侧肺。
- 选择性造影栓塞：用于寻找出血部位，行动脉栓塞治疗。
- 有技术条件时，可考虑支气管镜下病变部位止血治疗。
- 大咯血治疗无效者，可考虑外科手术止血。

（桂耀松）

■ 胸痛

1. 定义
- 患者主观感受到胸部刺痛、锐痛、钝痛、闷痛或压迫感，有时伴放射性疼痛或呼吸困难。
- 心脏、主动脉、肺、食管、胃、纵隔、胸膜及腹腔内脏的疾病都可能引起胸部不适，主要包括急性冠脉综合征（ACS）、主动脉夹层、肺栓塞、气胸、心包炎、心脏压塞和食管破裂等。

2. 常见病因及临床表现
- 心血管疾病
  - ✓ ACS

◇ 危险因素：绝经期女性或年龄＞45岁、高血压、糖尿病、高脂血症、吸烟、有家族史。

◇ 症状：寒冷、激动或劳力诱发，胸骨后或心前区压榨样疼痛或闷痛，可伴左肩及左臂甚至后背、下颌放射痛。心绞痛持续2～10分钟，休息或含硝酸甘油3～5分钟可缓解。心肌梗死胸痛持续时间常超过30分钟，硝酸甘油无缓解，可伴恶心、大汗、呼吸困难。老年、糖尿病者症状常不典型。

◇ 体征：可有面色苍白、皮肤湿冷、发绀、颈静脉充盈或怒张、低血压、心率变化、心律失常、心脏杂音（乳头肌断裂的二尖瓣杂音、室间隔穿孔的新发胸骨左缘收缩期杂音）、肺部啰音等。

✓ 急性主动脉夹层

◇ 高危因素：马方（Marfan）综合征、主动脉瓣二瓣畸形、埃勒斯－当洛斯（Ehlers-Danlos）综合征、梅毒等；导管介入诊疗、心脏瓣膜及大血管手术损伤；急进型及恶性高血压，顽固性高血压；妊娠晚期。

◇ 症状体征：突发尖锐、撕裂或撕扯性胸痛/腹痛，疼痛可随血管蔓延。可伴烦躁、面色苍白、大汗、四肢厥冷等休克表现，并可能出现特征性双侧脉搏不一致（一侧近端肢体或颈动脉搏动缺失）和/或双侧血压差＞20mmHg。常会出现受累脏器本身的表现：累及肾动脉，可引起腰痛、少尿、无尿、血尿，甚至急性肾衰竭；累及腹腔动脉，可引起腹痛、便血；累及无名动脉或颈总动脉，可导致脑血流灌注障碍，出现头晕、嗜睡、失语、定向障碍、肢体瘫痪等；累及脊髓供给血管，可出现截瘫；累及主动脉瓣，可闻及舒张期杂音；累及心包可出现心脏压塞体征。

✓ 肺栓塞

◇ 症状：呼吸困难及气促，可出现烦躁不安、惊恐甚至濒死感，晕厥或意识丧失，难以纠正的低氧血症。严重者伴发绀。

◇ 体征：心动过速、P2亢进或分裂、颈静脉充盈或异常搏动、三尖瓣反流产生的心脏杂音、右心奔马律、肝大、肝颈静脉回流征阳性、下肢水肿等，少数可有心包摩擦音。血压下降、休克提示大面积肺栓塞。下肢肿胀、双侧周径不对称、腓肠肌压痛提示下肢深静脉血栓形成（DVT）。

✓ 急性心包炎

◇ 症状：发热、盗汗、持续性胸痛、呼吸困难，甚至发绀、

9

休克等，胸痛常平卧时加重，身体前倾时好转。

◇ 体征：可有奇脉、颈静脉怒张、腹水、下肢水肿。

- 呼吸系统疾病
  - ✓ 气胸
    - ◇ 病史：高瘦的青年男性，有慢性阻塞性肺疾病、囊性纤维化和哮喘史。
    - ◇ 症状：表现为突发极度呼吸困难，端坐呼吸。发绀、烦躁不安、昏迷，甚至窒息。
    - ◇ 体征：患侧胸部饱胀，肋间隙增宽，呼吸幅度减低，可有皮下气肿。叩诊呈鼓音。听诊呼吸音减低或消失。
  - ✓ 呼吸道感染：发热、呼吸道症状，深呼吸和咳嗽加重的胸痛。
  - ✓ 肺动脉高压：有结缔组织病、先天性心脏病史或特发性肺动脉高压家族史。进行性活动耐量减低、心绞痛、声音嘶哑、咯血、右心衰竭的症状体征。
  - ✓ 肺部恶性肿瘤：可伴咳嗽、咯血、声音嘶哑、呼吸音减低等。
  - ✓ 胸腔积液：胸部沉闷或胸部不适，单侧呼吸音减低，量少时可有胸膜摩擦音。
  - ✓ 纵隔炎
    - ◇ 病因：颈部、牙源性感染，食管异物穿孔，食管纵隔肿瘤，食管、心脏手术及胸部外伤史。
    - ◇ 症状：发热、持续性胸骨后疼痛、吞咽困难，可有上腔静脉梗阻、膈肌麻痹症状。
    - ◇ 体征：可有颌下、颈部脓肿，气管移位、颈静脉怒张、头面部水肿、胸骨压痛、纵隔浊音界增大。
- 胸壁疾病
  - ✓ 肌肉骨骼原因：包括肋骨挫伤和骨折、肋间肌拉伤和肋软骨炎。外伤史、局部压痛，可有局部瘀斑、皮损。
  - ✓ 急性皮炎、皮下蜂窝织炎：发热，皮肤红、肿、热、痛，脓肿可有波动感。
  - ✓ 带状疱疹：水痘感染史，沿神经走行的成簇疱疹，可有部分破溃结痂。
  - ✓ 非化脓性肋软骨炎（Tietze综合征）：肋软骨膨大、隆起、压痛，深呼吸/活动加重疼痛，局部皮肤无红肿及发热。
  - ✓ 肋间神经痛：压缩性骨折、脊柱结核或肿瘤史，多为单侧沿神经走行的刺痛或灼痛，咳嗽、活动、深呼吸加重。查体可有椎体棘突或椎旁压痛、叩痛，沿受累神经分布的感觉异常。
- 胃肠道疾病

✓ 胃食管反流、食管痉挛或食管炎症：胸骨后烧灼痛，伴反酸、烧心、呃逆，可有吞咽疼痛、呕吐。

✓ 食管裂孔疝：胃部烧灼感、反酸、吞咽疼痛、呕吐，严重者可有呼吸困难、呕血、黑便。

- 精神性原因：惊恐发作患者常诉有胸闷和感觉厄运来临，为排除性诊断。

3. 必做检查

- ECG：所有胸痛患者均需在就诊10分钟内完成。
  ✓ ACS（18导联ECG）：超急性期T波弓高耸；随后2个或2个以上相邻导联ST段弓背向上抬高≥1mm，对应导联ST段压低；新发LBBB（对应若初始心电图不能做出诊断，但患者仍有症状且临床上仍高度怀疑为AMI，则可重复行心电图检查，频率可为每10分钟1次）。既往ECG检查对确定异常是否为新发很重要。

  ✓ 肺栓塞：窦性心动过速，$S_IQ_{III}T_{III}$（I导联出现显著的S波、III导联出现Q波和III导联T波倒置），但可能有范围广泛的不典型表现（电轴右偏、右束支传导阻滞、肺型P波）及心房颤动。

  ✓ 心脏压塞：低电压和电交替。

  ✓ 心包炎：广泛PR段压低、ST段抬高及T波倒置，无血供分布特征。

- 胸片
  ✓ 主动脉夹层：可存在增宽的纵隔，主动脉内膜钙化及分离，主动脉增宽移位，心包积液，胸腔积液。

  ✓ 肺栓塞：绝大多数患者胸片正常或出现肺不张，伴膈肌升高及胸腔积液等非特异性表现。少数典型表现为以胸膜表面为底的楔状缺损（Hampton驼峰征）或栓子远端的血管纹理稀疏（Westermark征）。

  ✓ 肺炎、胸膜炎、肺部肿瘤、肺脓肿、气胸、胸椎与肋骨骨折：心包积液均有特异性表现。

- 心肌损伤标志物检测：cTnI/cTnT、CK-MB、肌红蛋白是最早的标志物，约2小时开始进行性升高，一旦心脏损伤标志物为阴性不足以排除心肌梗死。胸痛不缓解者间隔2～4小时需复查，若症状发作6小时后cTnI/cTnT仍未升高，急性心肌梗死可能性小。

- D-Dimer检测：阴性可以基本除外急性肺血栓栓塞症，主动脉夹层的可能性也较小。老年患者以及恶性肿瘤、脓毒症、近期重大手术或外伤或妊娠患者可能有基线D-Dimer水平升高。

- 全血细胞计数：炎症性或感染性病因中，白细胞计数大都升高。劳力性心绞痛患者若有新发贫血可以出现心肌缺血，主动脉瘤破裂也可迅速出现血红蛋白减少。

4. **选做检查**
- 胸腹CT
  - ✓ 平扫：可更好显示食管外气体、食管周围液体、纵隔占位以及胸膜腔、腹膜后腔或小网膜囊的积气积液。可初步判断主动脉夹层（主动脉增粗、周围渗出，内膜钙化与外膜分离）。
  - ✓ 增强CT（对于造影剂不过敏及肾损伤风险较小的血流动力学稳定患者）：主动脉CTA可明确诊断主动脉夹层。CTPA是诊断肺栓塞最广泛使用的检查，可见到肺动脉亚段的栓子。CTPA联合CTV可检测血栓来源。
- 超声心动图：急诊FAST超声诊断流程，若发现新发室壁矛盾运动、主动脉内出现游离内膜瓣、右心扩张并室间隔左移呈"D"字形等，有助于急性心肌梗死、主动脉夹层及急性肺栓塞的诊断。对于其他非致命性胸痛，如应激性心肌病、心包积液等，超声具有重要的诊断价值。对于肺水肿、胸腔积液及气胸也有快速鉴别诊断的作用。对于血流动力学不稳定的升主动脉夹层，经食管超声心动图（TEE）可快速床旁诊断（但需要操作者有丰富的心脏超声经验）。
- ABG：对于诊断或排除肺栓塞，或鉴别通气灌注不匹配的其他原因。
- CRP/hs-CRP检测：感染及无菌性炎症（急性心肌梗死、肺栓塞）均增高，且有动态改变。

5. **高危胸痛的鉴别诊断（图3）**

6. **急诊处理**
- 原则：对急诊胸痛患者进行评估的同时需维持气道、呼吸和循环稳定。立即处理危及生命的问题，不能因确诊性检查而延迟治疗。对于有危及生命的急性胸痛患者，需立即监护、吸氧，同时建立静脉通路。
- 胸腔穿刺减压：气胸肺压缩>30%的患者给予胸腔闭式引流。若为张力性气胸，应于患侧第2肋间锁骨中线用14号粗针头立即穿刺减压。
- 硝酸酯类药物：缓解平滑肌痉挛，如心绞痛、食管痉挛可缓解疼痛。收缩压<90mmHg或右心室梗死者慎用。
- ST段抬高心肌梗死（STEMI）：需要通过经皮介入或溶栓进行紧急血运重建。口服他汀类药物负荷量强力降脂，倍他乐克控制心室率，阿司匹林＋氯吡格雷（或替格瑞洛）负荷量抗血小板聚集，低分子肝素抗凝，吗啡镇痛。胸痛缓解复查ECG并记录病程。若患者合并心力衰竭，立即使用不同水平

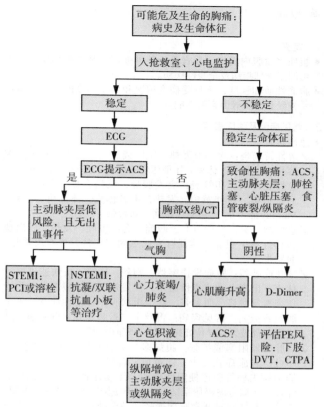

图3　高危胸痛的鉴别诊断

的氧疗，同时利尿并限制入液量。

- 主动脉夹层：β受体阻断药是控制血压、心率的首选（建议血压≤120/80mmHg，心率≤80次/分）。评估心血管外科手术。
- 肺栓塞：确诊者应抗凝治疗。循环障碍者需更积极的溶栓或取栓术治疗。
- 心脏压塞：明显的血流动力学受损时需紧急心包穿刺引流。
- 纵隔炎：尽早给予广谱抗生素，心胸外科及介入科评估手术清创引流。
- 适当抑制胃酸、黏膜保护治疗有利于胃食管疾病缓解。

（刘　洁）

■ 腹痛

1. **定义**

- 腹痛多由腹内组织或器官受到某种强烈刺激或损伤所致，也可源于胸部疾病及全身性疾病。
- 腹痛性质和强度，不仅受病变情况和刺激程度的影响，而且受神经和心理等因素的影响。

2. **常见病因及临床表现**

- 急性腹痛

  ✓ 急性胃肠炎：多伴有发热，呕吐或腹泻、腹胀，吐泻量多容易出现脱水、休克。体征压痛不明显，有肠鸣音亢进。

  ✓ 急性胆囊炎、胆管炎：突发腹痛，绞痛多见，可向右肩、后腰放射，可伴黄疸、发热，重者休克。体征可有黄疸，Murphy 征（＋），可有反跳痛、肌紧张。

  ✓ 急性阑尾炎：早期可有上腹痛，恶心呕吐，发热，后出现转移性右下腹痛，体征有麦氏点固定压痛，可有反跳痛、肌紧张。

  ✓ 穿孔或破裂：腹痛发作突然、剧烈、持续，可快速进展致休克，出现血性或炎性腹水，伴发热。查体腹部常有弥漫压痛、反跳痛、肌紧张，甚至板状腹，移动性浊音（＋），肠鸣音减弱。常见疾病：胃及十二指肠穿孔、肝破裂、脾破裂、肾破裂、异位妊娠破裂、卵巢破裂等。

  ✓ 空腔脏器阻塞或扩张：腹痛多为突发剧烈绞痛，伴恶心、呕吐，腹胀症状突出。伴黄疸，右肩放射痛考虑胆石症、胆道蛔虫病等胆道梗阻性疾病，伴腰背痛及下腹放射痛、尿痛、血尿考虑泌尿系结石；伴排便排气停止考虑肠梗阻。查体：肠梗阻时通常腹部膨隆，满腹鼓音，肠鸣音消失或亢进。右上腹压痛，Murphy 征（＋）考虑胆道病变，若腹股沟或阴囊发现肿物应考虑嵌顿疝。

  ✓ 腹腔脏器扭转：突发持续性剧烈腹痛，伴阵发性加重，可放射至腰背部。可有恶心、呕吐、腹胀，胃肠扭转时出现停止排气排便、下腹痛为著，并有包块，提示卵巢囊肿蒂扭转，扭转部位出现缺血坏死时有腹膜刺激征。查体：早期体征不明显，组织缺血坏死后腹部有弥漫或局部压痛、反跳痛和肌紧张，可有移动性浊音（＋），肠鸣音减弱。

  ✓ 血管病变：早期症状重体征轻，腹痛可突然发作，剧烈、压榨性、撕裂样、刀割样痛，呈持续性，后期疼痛症状减轻，体征逐渐明显。查体：早期可无阳性体征，后期可有

14

腹部压痛，反跳痛，肌紧张，移动性浊音（＋），肠鸣音减弱或消失。常见疾病：肠系膜动脉急性栓塞、急性门静脉血栓形成、腹主动脉夹层动脉瘤等。

✓ 腹壁疾病：疼痛部位固定，位于腹壁，无胃肠道症状。查体：视诊能看到腹壁局部病变，皮肤颜色变化，皮疹水疱、肿块等，有水疱样或痛性皮疹应考虑带状疱疹，触诊腹壁病变局部表浅压痛，无深压痛，考虑腹壁结节肿物等。

✓ 胸腔疾病：腹部体征阴性，若伴胸痛、胸闷、心悸等症状，应考虑心脏病变；若伴胸痛、咳嗽、咳痰、憋气等症状，应考虑肺炎、肺栓塞、胸膜炎等肺部病变。查体：若肺部闻及湿啰音、胸膜摩擦音、呼吸音低等，应考虑肺部病变；若出现心音低钝、心律不齐、心脏杂音等，应考虑心脏病变。

✓ 全身性疾病及其他：若腹痛伴恶心、呕吐，但腹部体征轻，伴深大呼吸、脱水、神志改变，应考虑酮症酸中毒；若伴癫痫、神经精神症状、低钠血症、排气排便减少肠梗阻等表现，应考虑卟啉病和铅中毒；若伴多饮、多尿、脱水、心律失常及循环衰竭等表现，应考虑高钙血症；若伴黑便、血便等消化道出血症状，关节痛、紫癜性皮疹、蛋白尿等表现，应考虑过敏性紫癜；若伴凝血功能障碍及血三系减低，应考虑血液系统肿瘤；若病变累及多个脏器且原因不明，应考虑中毒性病变。

- 慢性腹痛，急性加重

  ✓ 慢性炎症急性加重：若腹痛较轻，钝痛、胀痛为主，反复发作，时重时轻，饭后加重，伴腹胀、食欲减退、多提示胃炎；若伴长期黑便、血便、脓血便、腹胀，多提示炎症性肠病；若伴反酸、烧心、胸骨后不适，提示反流性食管炎。

  ✓ 溃疡性疾病：上腹痛，钝痛、灼痛或饥饿样痛，反复周期性发作，一般较轻而能耐受，伴反酸、烧心，提示消化性溃疡；伴长期腹泻和明显消瘦者，提示胃泌素瘤。

  ✓ 腹腔内脏器不全扭转或梗阻：反复发作，呈阵发性腹痛，多为绞痛，进食加重，伴腹胀，间断排气排便减少。查体：腹部可有局限膨隆，局限压痛，不伴肌紧张，肠鸣音亢进，见于慢性胃肠扭转、肠粘连、大网膜粘连综合征等。

  ✓ 包膜张力增加性疾病：上腹胀痛为主，可有食欲减退、腹胀。肝、脾脓肿可伴发热。查体：腹部触诊肝大或脾大，肝区或脾区有压痛，叩痛（＋）。常见疾病：肝淤血、慢性肝炎、肝脓肿、脾脓肿、肝癌、脾大。

✓ 胃肠运动功能障碍：胀痛、恶心、早饱、反复呕吐、腹胀感和体重减轻。查体：可有营养不良，腹部无阳性体征。常见于胃轻瘫、功能性消化不良。

✓ 肠易激综合征：3个月内每个月至少有3天出现反复发作的腹痛或不适症状，排便后腹痛减轻，腹痛时伴排便次数增多；腹痛发作时大便变稀，明显腹胀。查体：腹部压痛不明显，肠鸣音活跃。

3. **必做检查**
- 血常规、尿常规、粪便常规：对感染和非感染性疾病的鉴别有提示作用。
- 肝肾功能、胰酶：异常提示肝胆胰腺病变。
- 腹部B超检查（包括泌尿系统及妇科超声、血管超声）：了解肝、胆、胰、脾、肾、输尿管、膀胱、子宫、双附件、腹部血管情况，还可了解有无腹水、腹水范围和定位。
- 腹部立位平片：提示肠梗阻、肠穿孔。
- 心肌酶检测和心电图：明确心脏疾病。
- 妊娠试验：适用于育龄期女性，下腹痛患者排查妊娠相关急症。
- 胸片：了解肺部、胸膜病变。
- ABG：了解有无酸碱平衡失调和呼吸系统疾病。

4. **选做检查**
- 平扫或增强CT：了解胸腹盆脏器病变，增强CT可提示血管病变、组织坏死、脏器破裂等。
- 腹腔穿刺＋腹水化验：对于明确腹水性质、来源意义很大，若发现腹水一定要创造条件穿刺。
- 胃镜或结肠镜：了解胃结肠病变。
- 超声心动图：了解心脏结构及功能。
- 尿卟胆原＋尿卟啉原检测：明确有无卟啉病。
- 免疫学检查：了解有无免疫相关疾病。
- 毒物检测：明确有无中毒。
- MRI：了解肝胆疾病。
- 消化道造影：了解胃肠道结构及动力。

5. **急诊处理**
- 维持生命体征稳定，必要时吸氧，监护。
- 梗阻性疾病禁食水、补液，下胃管胃肠减压，低位肠梗阻可行肠梗阻导管减压，胆道梗阻可行内镜逆行性胆胰管造影（ERCP）或经皮经肝胆管穿刺引流术（PTCD），胆囊病变必要时行经皮经肝胆囊穿刺引流术（PTBD）治疗。

- 炎症性疾病需抗感染治疗，没有病原学结果前需经验性选择覆盖肠杆菌药物，第三代及以上头孢类抗生素或喹诺酮或碳青霉烯类，有病原学结果根据该结果调整抗生素。
- 对症镇痛，可选NSAID（布洛芬、洛索洛芬等），以及阿片类药物如羟考酮、吗啡、哌替啶、芬太尼等。
- 全肠外营养支持患者，除能量补充外，注意微量营养素尤其B族维生素的补充。
- 明确病因，针对病因治疗。
- 外科评估手术指征。

（韩　红）

■ 腹泻

1. 定义
- 排稀便或水样便，≥3次/24小时。
- 常伴排便急迫感、肛门不适、失禁等症状。

2. 常见病因
- 感染性病因
  - ✓ 根据部位分类
    - ◇ 小肠：大量水样泻，伴腹部绞痛、腹胀、排气及体重减轻，发热及脓性便罕见。肠道病毒是最常见病原体。
    - ◇ 大肠：频繁、规律、少量且常为疼痛性的排便，发热及脓性便常见。细菌感染较常见。
  - ✓ 根据病原学分类
    - ◇ 最常见病原体为病毒，如诺如病毒。
    - ◇ 临床更关注细菌性病原体，最常见为大肠埃希菌、非伤寒沙门菌及弯曲杆菌属。
    - ◇ 需要警惕传染性病原体如霍乱弧菌。
    - ◇ 需要特别关注的病原体
      - □ 艰难梭菌：最常见的医院感染，与近期广谱抗生素使用相关。
      - □ 产气荚膜梭菌：C型菌株可产生β毒素，导致空肠出血性坏死，特征为腹部膨隆和疼痛，伴节段性肠坏死引起的肠袢扩张、增厚。
      - □ 弯曲杆菌属：多见于进食未煮熟的肉类，腹泻可呈水样或血性，潜伏期2～5天，弯曲杆菌感染后可出现反应性关节炎、吉兰-巴雷综合征。
      - □ 肠出血型大肠埃希菌（EHEC）：可并发溶血性尿毒综合征，潜伏期3～4天，腹痛合并水样泻或血性腹泻，发热罕见。

17

- 非感染性病因：如药物不良反应、食物过敏、炎症性肠病或其他疾病，如甲状腺功能亢进症、类癌综合征。

3. 评估
- 病史
  - ✓ 持续时间、排便频率、粪便特征。
  - ✓ 伴随症状：容量不足——尿量，末次排尿时间。
  - ✓ 暴露情况：进食史、旅行史等。
- 查体：评估容量状态（黏膜干燥、皮肤弹性下降甚至血压下降），警惕肠梗阻或腹膜炎等并发症。
- 一般实验室检查：血常规、粪便常规、肝肾功能。
- 粪便病原学检查：大多数轻症患者不需微生物检测，以下情况除外。
  - ✓ 病情严重：低血容量征象、剧烈腹痛、症状迁延等。
  - ✓ 炎症性腹泻证据：血性腹泻、黏液血便、发热。
  - ✓ 高风险患者：高龄、心脏病、免疫功能受损、炎症性肠病、妊娠等。
  - ✓ 消化道疫情暴发期间。
- 粪便病原学检测关注的重点病原体
  - ✓ 血性腹泻：EHEC、内阿米巴属、志贺毒素。
  - ✓ 住院超过72小时：艰难梭菌。
  - ✓ 免疫抑制人群：寄生虫及巨细胞病毒（CMV）。
  - ✓ 男男性行为者：细菌和寄生虫。

4. 急诊处理
- 补液：根据病情予口服补液盐，呕吐明显无法口服者可予静脉补液。
- 饮食：避免刺激性、高脂肪饮食及乳制品。
- 经验性抗生素治疗：不常规应用，除非病情严重（与上述粪便检查指征类似）。首选口服喹诺酮类（如左氧氟沙星），次选大环内酯类。需注意，抗生素可加重EHEC症状，因此血性腹泻应慎用。
- 益生菌：可常规应用，但注意与抗生素分开服用。
- 对传染性疾病需要进行相应的消毒隔离。

（孙　翰）

■ 呕吐

1. 定义
- 胃内容物被强有力地排出，是人体对摄入毒素或毒物自我清除的一种反射。

- 呕吐可由体液刺激、神经刺激或两者共同激发。

2. 常见病因及临床表现
- 感染性疾病
  - ✓ 伴腹痛、腹泻、发热，查体腹部体征轻，压痛不明显，肠鸣音活跃，提示胃肠道感染性疾病，如急性胃肠炎。
  - ✓ 伴转移性右下腹痛，查体有麦氏点压痛、反跳痛、肌紧张，提示阑尾炎。
  - ✓ 伴黄疸；右上腹痛，向右肩部、后背放射，查体右上或剑下压痛（＋），Murphy征（＋），提示胆系感染。
  - ✓ 伴上腹痛，或伴黄疸，与暴饮暴食、进食油腻食物或饮酒相关，肥胖，高脂血症，查体上中腹压痛，可有反跳痛，肌紧张，肠鸣音减弱，提示急性胰腺炎。
  - ✓ 呕吐伴持续腹痛、拒按，查体腹部局部或弥漫压痛、反跳痛、肌紧张，肠鸣音减弱，提示急性腹膜炎。
  - ✓ 伴黄疸，但腹痛不明显，腹胀，食欲减退明显，厌油腻食物，提示肝脏病变，如急慢性肝炎、肝损害。
  - ✓ 伴尿频、尿急、尿痛、血尿、腰腹痛，查体肾区叩痛阳性，提示泌尿系结石或感染。
  - ✓ 伴下腹隐痛、白带增多、发黄、异味、发热，查体下腹压痛，应考虑盆腔感染性疾病，如附件炎、盆腔炎等。
  - ✓ 伴迅速发作的眩晕、步态不稳、耳鸣、耳痛，查体眼球震颤（＋），腹部体征（－），考虑前庭神经炎、中耳炎。
- 非感染疾病
  - ✓ 器质性胃肠疾病
    - ◇ 呕吐宿食或粪性物质，量大，腹胀，腹膨隆，提示消化道梗阻。
    - ◇ 伴反酸、烧心、恶心，空腹加重，提示消化性溃疡。
    - ◇ 伴胸骨后烧灼感，提示反流性食管炎。
    - ◇ 伴腹水、腹胀、腹壁静脉曲张、蜘蛛痣、肝掌，提示肝硬化。
    - ◇ 伴慢性贫血、间断黑便、食欲减退、乏力、消瘦，提示消化道肿瘤。
    - ◇ 伴长期腹泻、黏液脓血便、反复发热，提示炎症性肠病。
  - ✓ 功能性胃肠疾病
    - ◇ 长期反复恶心、呕吐，不能耐受食物，营养不良，腹软，无压痛，提示胃轻瘫。
    - ◇ 伴抑郁、精神异常，提示神经性厌食、功能性呕吐。
    - ◇ 伴腹胀，查体腹软，肠鸣音弱，提示胃动力障碍、假性肠梗阻。

◇ 伴进食即有便意，每天排便次数多，查体腹部无压痛，肠鸣音活跃，粪便化验正常，提示肠易激综合征、非溃疡性消化不良等。

✓ 器质性妇科疾病
◇ 晨吐明显，提示妊娠孕吐。
◇ 育龄期女性伴突发下腹痛，晕厥，贫血，血性腹水，查体有腹膜刺激征，提示异位妊娠破裂出血，或卵巢囊肿破裂出血。
◇ 伴突发下腹痛，查体下腹可及包块，局部压痛，可有反跳痛、肌紧张，无明显游离腹水，考虑卵巢囊肿蒂扭转。

✓ 胸腔疾病
◇ 无腹部体征，伴胸闷、胸痛、心悸、出汗，需检查心电图及心肌酶，排除 ACS。
◇ 伴背痛、腰痛，疼痛剧烈，双上肢或下肢动脉搏动强弱不一，或伴高血压，提示主动脉夹层。
◇ 伴胸痛、呼吸困难、低氧，应考虑肺栓塞。
◇ 咳嗽、发热，应考虑肺炎。
◇ 胸痛、发热，应考虑胸膜炎。

✓ 中枢神经系统疾病
◇ 伴持续头痛，喷射性呕吐，应考虑颅内压增高性疾病，如脑出血、脑梗死、脑脓肿、脑膜炎、颅内肿瘤。
◇ 伴长期反复单侧波动性头痛，常伴睡眠障碍，有触发因素，应考虑偏头痛。
◇ 伴意识障碍、肢体抽动、口吐白沫、牙关紧闭，应考虑癫痫。
◇ 伴反复呕吐、呃逆，腹部查体阴性，有眼震、共济失调，应考虑韦尼克脑病、延髓病变、中枢性呕吐。

✓ 药物和毒物
◇ 呕吐在用药后出现，腹部体征阴性，应考虑药物反应，如化疗药、镇痛药、心血管药物、利尿药、降糖药、避孕药均可引起呕吐。
◇ 呕吐在进食后出现，应考虑食物中毒，如不熟的扁豆、毒蘑菇、发芽土豆、假酒等。

✓ 全身及代谢性疾病
◇ 伴深大呼吸、精神差，提示酮症酸中毒。
◇ 伴腹痛、癫痫、低钠血症、尿色发红，腹部查体多阴性，提示卟啉病。
◇ 伴烦渴、多尿、腹痛、意识改变、心律失常及循环衰竭等表现，提示高钙血症。
◇ 伴血便、紫癜性皮疹，应考虑腹型过敏性紫癜。

3. 必做检查

- 血常规、尿常规、粪便常规：鉴别感染和非感染性疾病，发现贫血等血液系统疾病。
- 生化检查：了解肝肾功能、电解质紊乱、血糖异常、胰功等。
- 心肌酶检测：了解冠状动脉和心肌病变。
- ABG：判断有无低氧、过度通气或 CO_2 潴留、酸碱平衡失调、电解质紊乱。
- 心电图：了解有无心肌缺血、心肌梗死、心律失常。
- 腹部超声：了解肝胆胰脾肾，阑尾，腹腔血管，腹水，小肠壁局部病变。
- 胸片：了解肺及胸膜病变及隔下游离气体。
- 立位腹平片：了解有无膈下游离气体，判断消化道穿孔，有无气液平，判断肠梗阻。有无结石影，判断尿路结石。
- 腹部CT：明确有无胃潴留、肠梗阻、胆石症、胆管肿瘤、胆囊炎、胰腺炎、腹腔占位病变、腹水等。
- 头部CT：明确有无脑积水，脑实质有无病变如出血、梗死、占位、水肿等。
- 尿HCG测定：育龄期妇女需警惕妊娠相关疾病。建议除外妊娠状态后再做放射性影像学检查。

4. 选做检查

- 超声心动图：了解心脏结构及心包病变。
- 胃镜或结肠镜：明确胃结肠黏膜病变病因，可以取病理证实。
- MRI：明确胆道肝脏疾病，颅内病变。

5. 急诊处理

- 稳定生命体征，纠正脱水和电解质紊乱，加强补液。
- 止吐药物治疗：止吐药如甲氧氯普胺、多潘立酮、昂丹司琼等，促胃肠动力药，红霉素等。需注意，在不能除外肠梗阻的情况下慎用促胃肠动力药物。
- 应用镇静类药物，如氯丙嗪、地西泮、劳拉西泮等。
- 呕吐症状好转，无进食禁忌者，尽早恢复肠内营养，可以用胃管重力滴注开始逐渐过渡到顿服。若只能肠外营养，要注意在能量补充同时，补充微量营养素。
- 病因治疗：控制感染，胃肠减压，解除梗阻，降低颅内压，胆道引流，补充B族维生素等。
- 外科妇科评估手术干预指征：胆囊切除术、阑尾切除术、胃造瘘术、空肠造口术和胃切除术等。

（韩　红）

■ 黄疸

1. 定义
- 血清中胆红素升高致使巩膜、黏膜、皮肤发黄的症状和体征。
- 其发生源于胆红素代谢障碍而引起血清内胆红素浓度升高。
- 若血清总胆红素在17.1 ~ 34.2μmol/L，而肉眼看不出黄疸，称隐性黄疸或亚临床黄疸。
- 若血清总胆红素 > 34.2μmol/L，临床上即可发现黄疸，又称显性黄疸。

2. 常见病因及临床表现
- 溶血性黄疸：凡能引起溶血的疾病都可引起溶血性黄疸，包括先天性溶血性贫血和后天获得性溶血性贫血。
  - ✓ 先天性溶血性贫血：包括珠蛋白生成障碍性贫血、遗传性球形细胞增多症等。
  - ✓ 后天获得性溶血性贫血：包括自身免疫性溶血性贫血、新生儿溶血、阵发性睡眠性血红蛋白尿症、葡萄糖-6-磷酸脱氢酶缺乏症（俗称蚕豆病）、血栓性微血管病，以及伯氨喹、蛇毒、毒蕈等药物和毒物相关的溶血性贫血。
  - ✓ 急性溶血时可出现发热、寒战、头痛、呕吐、腰痛，伴贫血和血红蛋白尿（酱油色或茶色）；慢性溶血多为先天性，常伴脾大。
- 肝细胞性黄疸
  - ✓ 任何导致肝细胞广泛损害的疾病均可发生肝细胞性黄疸，如病毒性肝炎、肝硬化、中毒性肝炎、钩端螺旋体病、败血症等。
  - ✓ 临床表现为皮肤、黏膜浅黄至深黄色，乏力、食欲减退，肝功能严重受损者可伴出血倾向。
- 胆汁淤积性黄疸
  - ✓ 肝内性胆汁淤积：见于肝内泥沙样结石、癌栓、寄生虫病、药物性胆汁淤积、原发性胆汁性肝硬化等。
  - ✓ 肝外性胆汁淤积：见于胆总管结石、狭窄、炎性水肿、胰头占位、蛔虫等胆道梗阻性疾病。
  - ✓ 临床表现为皮肤暗黄色或黄绿色，伴皮肤瘙痒、尿色深，粪便颜色变浅或白陶土样便。
- 先天性非溶血性黄疸
  - ✓ 较少见，可见于Gilbert综合征、Crigler-Najjar综合征、Rotor综合征、Dubin-Johnson综合征等。
  - ✓ 是肝细胞对胆红素的摄取、结合和排泄缺陷所致黄疸。

3. 必做检查

- 血常规：发现溶血性疾病、红细胞生成异常等血液系统疾病。
- 生化检查：鉴别胆红素升高以非结合型为主还是以结合型为主，是否同时合并肝细胞损伤。
- 凝血功能检查：若给予维生素K可纠正INR升高，提示肠道吸收脂溶性维生素受损，符合梗阻性黄疸；若无法纠正INR升高，提示中至重度肝细胞疾病伴合成功能受损。
- 腹部超声：发现胆道梗阻性病，评估肝胆形态。

4. 选做检查

- 血涂片、Coombs试验、血浆游离血红蛋白：发现破碎红细胞等溶血性疾病的定性诊断。
- 病毒性肝炎血清学检测：用于发现病毒性肝炎。
- 肿瘤标志物检测：用于发现胰腺或肝胆肿瘤，或其他部位肿瘤肝胆转移者。
- 自身免疫性肝病抗体谱、血清免疫固定电泳：用于肝浸润性疾病的诊断与鉴别诊断。
- 毒物检测：用于发现药物或毒物所致黄疸。
- 寄生虫血清学检测：用于发现寄生虫所致黄疸。
- 腹部CT：可更清晰地明确腹部病变。
- ERCP：内镜直视下观察壶腹区、乳头部病变，必要时可同时内镜下取病理、治疗。
- 肝活检：若存在肝浸润性病变或考虑恶性肿瘤，可行肝活检明确诊断。
- 基因检测：多用于诊断高胆红素血症相关的遗传性疾病。

5. 鉴别诊断（图4）

6. 急诊处理

- 心电监护、建立静脉通路、采集血液化验、腹部影像学。
- 胆道梗阻
  - ✓ 需尽快解除梗阻，如ERCP取石术、鼻胆管引流、胆道支架、十二指肠支架等，或介入留置经PTCD/PTBD等引流管，或外科手术处理。
  - ✓ 胆道梗阻者常合并胆系感染，易进展为感染性休克，需积极抗感染治疗。
  - ✓ 对肝内胆汁淤积者，可考虑使用口服促胆汁排泄药物，如熊去氧胆酸（优思弗）。
- 药物性或中毒相关：避免进一步接触相关药物或毒物，视病情考虑是否行连续性肾脏替代治疗（CRRT）或血液灌流等治疗。

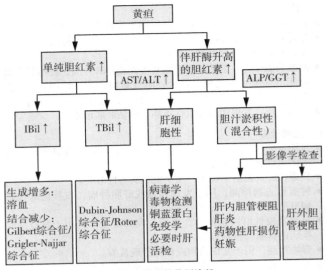

图4 黄疸的鉴别诊断

- 溶血
  - ✓ 根据血红蛋白水平予红细胞输注。
  - ✓ 若考虑存在自身免疫性溶血，可予免疫球蛋白。
  - ✓ 若无糖皮质激素使用禁忌，也可考虑应用。
  - ✓ 对于血栓性微血管病，可视病情及经济能力行血浆置换、输注丙种球蛋白。
- 肝细胞损伤：可考虑使用保肝药物。若胆红素明显升高，可考虑行胆红素吸附或人工肝治疗。
- 寄生虫相关黄疸：在对症支持基础上需加用针对性杀虫药物。

(宋　晓)

■ 昏迷

1. 定义
- 人对周围环境及自身状态的识别和觉察能力出现障碍。
- 是最严重的意识障碍，即意识丧失，属危重症状。

2. 病因分类（图5）
- 局灶性病因
  - ✓ 脑卒中、肿瘤、脓肿、创伤等常伴局灶性神经体征异常。
  - ✓ 意识障碍患者无法主动配合查体，感觉/肌力等体征难以评

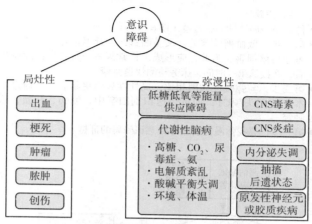

图5 意识障碍病因分类

价，故神经查体时，需重点关注：肌张力（单侧下降？）、病理征、脑神经（单侧额纹消失、口眼歪斜、瞳孔不对称）等被动体征。

- 弥漫性病因：可以是脑部的弥漫性损害，也可以是全身性疾病的中枢表现。
  - ✓ 低血糖：多有服用磺脲类药物或注射过量胰岛素史。但这些意识障碍的患者常已无法提供相关病史，易漏诊。
  - ✓ 代谢性脑病：意识障碍常呈渐进性加重，且随离子、体温等内环境水平的变化而波动。
  - ✓ 弥漫性中枢炎症或浸润：包括颅内感染、血管炎、蛛网膜下腔出血（SAH）等。多有发热、头痛、精神行为异常，查体可见脑膜刺激征（脑膜炎、SAH）、病理征等。
  - ✓ 中毒：发病前可能有行为异常、抑郁倾向。应详询现场情况，检查衣物、行李、医疗记录，以便发现线索。
  - ✓ 内分泌危象：包括肾上腺危象、垂体危象、甲状腺危象、黏液性水肿昏迷等。警惕有长期服用糖皮质激素、产后大出血史的患者。
  - ✓ 抽搐后遗状态：痫性发作后的意识障碍，会持续数十分钟至数天不等。在没有抽搐发作目击证人时，识别此状态十分困难，查体需注意舌体咬痕。
  - ✓ 癔症性"昏迷"：将患者的手抬至头部上方，突然松开，使自由下落，癔症者常会出现下意识的手臂规避动作，有助于快速鉴别。

25

3. 鉴别思路

- 低血糖→局灶性→弥漫性（图6）。
- 第一步：低血糖既常见，又易漏诊，若延迟治疗，会产生不可逆性脑损害。为此，应形成工作常规——所有意识障碍患者，在接诊第一时间，床旁检测快速血糖。
- 第二步：与弥漫性病因相比，局灶性病因更易确认。通过基本查体和头颅CT，即可快速识别脑卒中、创伤、肿瘤、脓肿等。
- 第三步：寻找弥漫性病因导致意识障碍的证据。

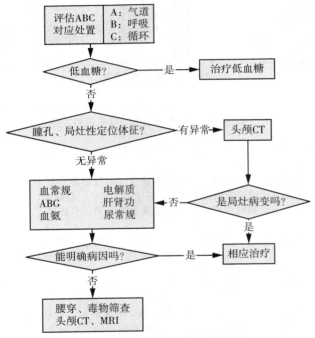

图6　急性意识障碍——昏迷诊治流程

4. 必做检查

- 生化检查：可发现尿毒症、高血氨、高CO_2、高血糖、钠/钙等代谢性内环境紊乱，或发现其他病因的线索。
- ABG：可识别严重酸碱平衡失调、CO_2潴留所致意识障碍。较

26

先进的血气分析仪能定量测定碳氧血红蛋白（COHb）和高铁血红蛋白（MetHb），可快速诊断一氧化碳和亚硝酸盐中毒。

- 尿常规：检查尿糖、尿酮体，对于酮症酸中毒所致昏迷的诊断作用不可替代。
- ECG：心律失常、ST-T改变可能提示曾发生过心源性的问题导致昏迷。
- 脑脊液检查：对意识障碍的诊断有重要价值，尤其是怀疑中枢神经系统感染或蛛网膜下腔出血时。

> 应注意，腰穿前应行CT检查，若有颅后窝占位性病变，应避免腰穿；怀疑有颅内压升高者应在甘露醇脱水降颅压后再穿刺，以免导致脑疝。

5. 易漏诊的病因
- 急诊常规检查无法确认病因时，应特别警惕中毒、内分泌性危象、抽搐后遗状态及少见的神经系统疾病。
- 应考虑如下处置
  - ✓ 血/尿毒物筛查：病因不明的昏迷患者有必要鉴别中毒。中毒迹象较明显者，如为确认其中毒来源及程度，也会选做毒物筛查。
  - ✓ 内分泌检查：根据甲状腺、肾上腺、垂体等病史提示，进行相应的激素检验。
  - ✓ 头颅MRI：在判断神经系统疾病方面的价值较高。检查过程中难于监控和支持，需特别警惕患者出现痰堵窒息，做好充分评估和准备。

6. 急诊处理
- 均应进行GCS评分，并动态重复评估。
- 意识障碍患者有潜在气道风险，应立即保护气道、监测生命体征，继之对症治疗。
  - ✓ 置入口咽通气管开放气道，方便吸引出口腔分泌物。
  - ✓ 若患者呛咳反射消失，则应立即气管插管。
- 严密监测生命体征。
- 昏迷原因尚未明确的患者，建议应用颈托保护颈椎（尤其是在搬运、检查过程中），直至已确切排除颈椎损伤。
- 若临床提示颅内压升高，有脑疝风险，宜予20%甘露醇125～250ml快速静脉滴注（q8h～q6h）。
- 高热患者予药物加物理降温。药物降温不能替代物理降温。对于可疑热射病者（暑季来诊的所有高热伴意识障碍患者，都应警惕热射病），须立即应用冰毯、水浴等方式强化物理降温。

- 抽搐患者应立即静脉推注地西泮、咪达唑仑终止抽搐。
- 对于不明原因昏迷的患者常需给予抗生素，尤其合并发热者。一般选用易于穿透血脑屏障的广谱抗生素，如头孢曲松、头孢噻肟等。
- 昏迷患者的病因在急诊常不能明确，且常缺乏主动交流，需医护人员多次重复评估神志、腱反射、肌张力，以识别病情进展。

（杜铁宽）

■ 抽搐

1. 定义

- 全身或局部成群骨骼肌非自主抽动或强烈收缩，常可引起关节运动或强直。
- 肌群收缩表现为强直性和阵挛性时称为惊厥。惊厥样抽搐一般为全身性、对称性、伴或不伴意识丧失。

2. 常见病因

- 癫痫：症状性癫痫可继发于脑血管病、中枢神经系统感染、外伤、肿瘤、中毒、妊娠高血压、药物应用等。经典者为惊厥样强直阵挛发作，也可表现为口角、眼睑、手足等某一局部肌肉的连续收缩。
- 子痫：多见于妊娠中晚期，有进行性加重的高血压和蛋白尿，部分患者可有头痛、视物模糊、复视等前驱症状，继而出现全身抽搐。
- 结缔组织病：狼疮脑病可出现惊厥样抽搐。发作前常有头痛、精神行为异常，常同时出现皮损、血液和肾等多系统异常，提示狼疮明显活动。
- 药物应用：β-内酰胺类（青霉素、亚胺培南等）喹诺酮类等药物在大剂量、肾功能异常患者使用时，有可能诱发惊厥样抽搐。
- 戒断性癫痫性发作：在酒精戒断中较常见，多发生于停止饮酒后7~48小时，个别者发展成癫痫持续状态。
- 热射病：主要根据病史和临床表现，在排除其他病因后方可诊断。为减少延误，在夏季来诊的高热患者都应考虑本病，积极物理降温。
- 阿-斯综合征：即心源性晕厥，常伴抽搐、尿便失禁、面色苍白，进而青紫及喘息性呼吸。
- 触电：有接触带电体的明确过程，轻者接触部位肌肉收缩，重者出现昏迷、持续抽搐、心室颤动、呼吸停止。

- 其他抽搐
  - ✓ 低钙性搐搦：见于低钙血症、过度通气状态（因呼吸性碱中毒，血中游离钙降低）。表现为双侧对称性拇指内收，其余四指伸展并拢。
  - ✓ 抗NMDA受体脑炎：常表现为"难治性抽搐"（联用数种抗癫痫药仍难控制）。除痫性发作外，其更多表现为肌张力障碍和不自主运动。
  - ✓ 破伤风：由破伤风毒素引起的骨骼肌持续性强直和阵发性痉挛。常先出现牙关紧闭，继之全身骨骼持续性强直收缩，以躯干肌为重，形成"角弓反张"体态，外界刺激会引发阵挛。
  - ✓ 狂犬病：见水、饮水、听流水声均可引起咽喉肌痉挛，严重者还可引起全身疼痛性抽搐。
  - ✓ 癔症性抽搐：常于情绪激动或受到暗示时突然发生，缓慢倒地或卧于床上，呼之不应、全身僵直、肢体抖动等，无尿便失禁。也有患者酷似惊厥发作，但抽搐发作无明确强直阵挛规律，常为搐搦样拇指内收、掌指关节屈曲，指骨间关节伸直，不咬舌。发作时瞳孔大小正常，角膜反射存在甚至反而敏感，意识虽似不清，但可受暗示使抽搐暂停。

3. **必做检查**
- 血常规、生化检查：可了解躯体基本状况，识别低血糖、高钠血症或低钠血症，低钙血症或低镁血症，有无肝肾功能障碍和血浆渗透压改变。
- ABG：可识别低氧血症、高碳酸血症和酸中毒。
- ECG：心律失常、ST-T改变提示心源性问题。
- 头颅CT：对确定病变性质、部位和病变范围很有帮助。宜在癫痫持续状态控制后和生命体征平稳后进行。

4. **选做检查**
- 血/尿毒物筛查：根据病史及症状，必要时进行。
- 头颅MRI：对于判断颅内组织病变价值很高，但检查过程难于监控支持，需警惕再次抽搐致误吸。
- 脑脊液检查：脑脊液压力、性状、生化、常规、培养等对抽搐患者鉴别诊断非常重要，尤其是怀疑中枢神经系统感染或狼疮脑病者。

5. **抽搐发作的急诊处理**
- 一般处理
  - ✓ 立即将患者移至监护区监护，或至少在床旁进行SpO₂

监测。

✓ 解开衣领、腰带，不要强行固定四肢（否则易导致骨折、脱臼），也不要在抽搐时向患者嘴里硬塞牙垫、毛巾等物。

✓ 紧急建立静脉通路，并检测床旁快速血糖。

- 保护气道

✓ 注意观察呼吸是否通畅。

✓ 尽量留置口咽通气管，如放置困难，可改放鼻咽通气管。

✓ 若患者SaO_2持续＜90%，应紧急气管插管。

- 迅速控制抽搐

✓ 大部分痫性发作，会在数分钟内终止抽搐。但因无法预判其终止时限，建议同时准备药物干预。

✓ 首选地西泮 0.1～0.15mg/kg（每剂不超过10mg）或咪哒唑仑 0.15～0.2mg/kg 缓慢静脉注射，常可迅速止抽。需注意有呼吸抑制风险，应准备简易呼吸器应急呼吸支持。

✓ 若建立静脉通路很困难，肌内注射咪达唑仑（0.2mg/kg，最大剂量10mg）能有效终止痫性发作。儿童常选用水合氯醛（0.3ml/kg）灌肠。

- 其他：注意循环功能，纠正水电解质紊乱及酸碱平衡失调，控制高热及感染等。

6. 发作间歇期的急诊处理

- 宜加用口服或鼻饲抗癫痫药物，以控制痫性发作频率。常用左乙拉西坦 500mg bid；或卡马西平 100mg bid。若口服药物疗效不佳，可进一步加用静脉泵入的丙戊酸钠、丙泊酚等。
- 其他有明确病因的抽搐，应尽早对因治疗。

（杜铁宽）

■ 晕厥

1. 定义

- 一过性全脑血流低灌注所致短暂性意识丧失（TLOC）。
- 发作时患者因肌张力消失不能保持正常姿势而倒地，一般为突然发作，意识恢复迅速且完全，很少持续超过2分钟。

2. 总体思路（图7）

- 第一步：是否为真性晕厥。晕厥易与头晕、痫性发作等混淆。患者常将头晕和晕厥混为一谈，笼统地称为"晕"。因此接诊时应首先确认，是否有明确的意识丧失过程。痫性发作时会伴短暂性意识丧失，若缺少癫痫病史和目击到抽搐体态，易被误认为"晕厥"。
- 第二步：初步评估。50%以上的晕厥患者可以通过基础的病

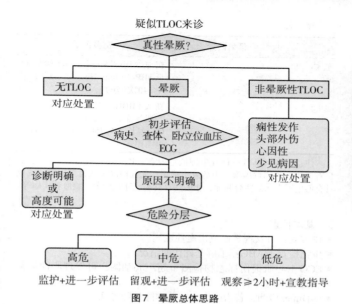

疑似TLOC来诊

真性晕厥?

无TLOC
对应处置

晕厥

非晕厥性TLOC

初步评估
病史、查体、卧立位血压
ECG

痫性发作
头部外伤
心因性
少见病因
对应处置

诊断明确
或
高度可能
对应处置

原因不明确

危险分层

高危

中危

低危

监护+进一步评估　　留观+进一步评估　　观察≥2小时+宣教指导

图7　晕厥总体思路

史、查体、ECG等基本确认病因。
- 第三步：危险分层。初步评估后，至少有1/3患者原因仍不明确，有必要对这部分患者做危险分层（表1），进行对应层级的处理。

表1　晕厥患者的高危因素和低危因素

	低危因素	高危因素
年龄	＜40岁	
晕厥特点	只在站立位时出现	在运动中或仰卧时晕厥
	从仰卧/坐位站起时出现	新发胸部不适
	晕厥前有恶心/呕吐	晕厥前心悸
	晕厥前有燥热感	伴呼吸困难
	由痛苦等不适刺激诱发	
	由咳嗽/排便/排尿诱发	
既往史	多年反复晕厥史，且具有与本次发作相同特征	猝死家族史 器质性心脏病

续　表

低危因素	高危因素
查体、检验	贫血（Hb＜90g/L）、急诊时最低SBP＜90mmHg、心动过缓（＜40次/分）
心电图	新发LBBB、双束支传导阻滞、心肌缺血、非窦性心律（新发）、QTc延长（＞450ms）、Brugada心电图模式

注：低危：具有一种或多种低危因素，且无任何高危因素。高危：具有至少一种高危因素。中危或不确定：无任何高危或低危因素，或仅具有低危因素和某些合并症，如慢性肾衰竭、呼吸衰竭、脑血管疾病等。

3. 基本检查

- 血常规：可发现贫血或出血性疾病。
- 生化检查＋ABG：了解基础代谢情况。
- ECG＋心肌损伤标志物检测＋超声心动图：可发现心律失常和心脏疾病线索。
- D-Dimer检测：若为阴性，可基本除外肺栓塞。
- 尿妊娠试验：适用于有低血容量迹象的育龄期女性。
- 头颅CT：有助于除外颅内出血等。

注意：在急诊留观期间，要优先排查致命性病因（表2）。

表2　致命性晕厥病因

类别	亚类
心肺疾病	心律失常、结构性心肺疾病
脑部疾病	脑卒中、短暂性脑缺血发作
低血容量	失血、脱水
其他	中毒、低血糖

4. 选做检查（图8）

5. 常见晕厥

- 神经介导的反射性晕厥：潜在机制涉及神经系统减慢心率和扩张血管，导致血压降低，因此无足够的血液流向大脑。大多数反射性晕厥通过问诊、查体即可初步拟诊，但还需注意排除其他可能原因。分3种类型：

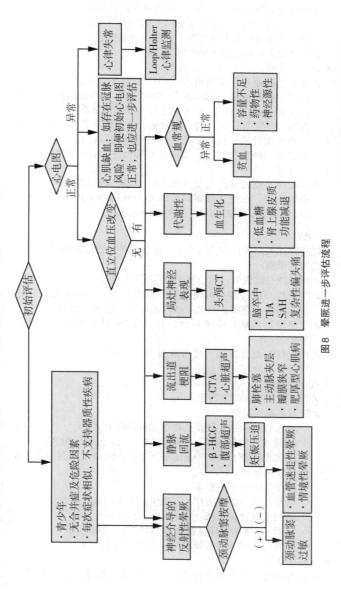

图 8 晕厥进一步评估流程

✓ 血管迷走性晕厥（VVS）：是最常见的反射性晕厥。通常由见到血液、疼痛、情绪紧张或长时间站立引起。

✓ 情境性晕厥：通常由排尿、吞咽或咳嗽引起。

✓ 颈动脉窦晕厥：源于颈动脉窦受压。

- 直立性晕厥

  ✓ 直立性低血压：晕厥出现在卧位变为直立位数十秒或数分钟后，SBP下降 > 20mmHg、DBP下降 > 10mmHg，或SBP降至 < 90mmHg。见于以下情况。①血容量不足：如出血、腹泻、呕吐等；②药物：最常见，如血管扩张药、利尿药、吩噻嗪类药物、抗抑郁药；③神经源性：存在自主神经功能障碍。卧立位试验、倾斜试验和自主神经功能检测可协助诊断。

  ✓ 体位性心动过速综合征（POTS）：是一种特殊类型，发病机制不清。在直立倾斜试验的10分钟内心率较平卧位增加 > 30次/分，同时SBP下降 < 20mmHg。

6. 急诊处理

- 疑有猝死风险者：需进行心电、血压监护，建立静脉通路。

- 心源性晕厥

  ✓ 快速性心律失常：可予胺碘酮等药物治疗。

  ✓ 缓慢性心律失常：可用阿托品提高心率。根据需要安装心脏起搏器、埋藏式自动除颤仪或行导管射频消融术。

  ✓ 肥厚型心肌病：应予药物治疗，如β受体阻断药、维拉帕米等。

  ✓ 梗阻性心血管疾病：通常需要请心内科、心外科会诊，考虑进一步治疗。

- 直立性晕厥

  ✓ 纠正可能存在的血容量不足。

  ✓ 针对药源性晕厥

    ◇ 去除致病药物，调整药物剂量或给药方式。

    ◇ 减量或停用降压药，SBP以140 ～ 150mmHg为宜，降压药优先选择ACEI、ARB和CCB类，避免使用利尿药和β受体阻断药。

  ✓ 针对自主神经功能障碍

    ◇ 给予盐皮质激素治疗（氟氢可的松）或高盐饮食。

    ◇ 戴腹带或穿弹力袜。

    ◇ 使用α受体激动药（盐酸米多君2.5 ～ 10mg tid）。

    ◇ 安装心脏起搏器（频率反应性起搏器）。

- 反射性晕厥

  ✓ 非药物治疗是主要治疗方法，包括健康教育、生活方式改变和倾斜训练。

- ✓ 对发作频繁、不可预测、有外伤风险或高危作业者，需安排进一步治疗。

> 提醒离院患者，未明确病因前，晕厥有复发可能。反复发作和不可预测的发作可能导致伤残。驾驶、高空作业等活动需特别警惕风险。

（杜铁宽）

■ 头晕

1. 概述

- **头晕**：语义十分含混。患者常将虚弱、眼花、头重脚轻、站立不稳、黑矇、天旋地转，甚至晕厥等不适均描述为"晕"。在实践中，需要将"头晕"进一步区分为：眩晕、晕厥前兆、不平衡感和非特异性头晕。
- **眩晕**：眩晕的定义是明确的，指患者在实际未动的情况下，感到自身或周围环境在动。眩晕是患者的位置觉发生异常，常表现为旋转感，也可为下落感，常伴明显的恶心甚至呕吐。病变与负责位置觉的内耳前庭感受器、上传神经通路及相应中枢受损有关。
- **晕厥前兆**：是接近晕厥的表现。患者常描述为"眼前发黑"（黑矇）或"就要昏倒了"，提示弥漫性脑部缺血，但未引起意识丧失。通常持续数秒到数分钟。
- **不平衡感**：常表述为"不稳""控制不住平衡"。主要发生在站立和行走时，坐下或躺下后即可缓解。
- **非特异性头晕**：包括不能明确界定为眩晕、晕厥前兆和不平衡感的头晕感觉。患者描述为头重脚轻的模糊感觉，会用"头沉""头木""脚发飘"等词汇来形容自己的感受。
- 患者常将晕厥过程称作"晕了一下"。而"晕厥"区别于"头晕"的关键在于有无完全性意识丧失。晕厥患者的意识丧失过程虽然短暂，但却有确切的、完全无法回忆的意识空白。
- 接触头晕患者的第一步是进一步追问症状细节，即确认有无完全性意识丧失过程，并根据症状细节，将患者归入上述4类之一。

2. 诊断思路（图9）

- **晕厥前兆**：头晕的4类表现中，最需急诊医师警惕的是晕厥前兆，其潜在的致死风险较高。晕厥前兆的病因和评估思路与晕厥相同，具体详见晕厥章节。

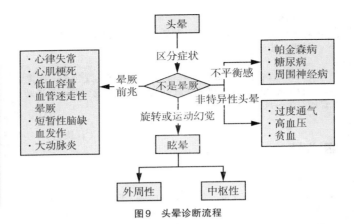

图9　头晕诊断流程

- 不平衡感：见于糖尿病周围神经病变（本体感觉受损），周围神经病，帕金森病，干扰步态的前庭、小脑病变，颈椎病等。通常为慢性症状，不需急诊特殊干预，可建议患者至神经科进一步诊治。
- 非特异性头晕
  ✓ 常由焦虑、恐惧伴发的过度通气导致，可予镇静并限制通气。
  ✓ 严重的高血压或贫血患者也可出现此类症状，予降压、输血等对症治疗后，症状会明显改善。
  ✓ 也可能是与其他3类头晕相同的病因，只不过病变程度相对较轻。
- 眩晕：脑干、小脑神经核以及核上性疾病引起的眩晕称为中枢性眩晕，常由脑部的血管疾病、炎症、肿瘤和药物所致。脑干神经核以下病变则引起周围性眩晕，绝大多数由耳部疾病所致。相对来说，中枢性眩晕的潜在风险更大，甚至可能致死（如脑干或小脑卒中）。因此，急诊医师有必要掌握区分中枢性和周围性眩晕的方法（表3）。

表3　中枢性和周围性眩晕区分

特点	周围性眩晕	中枢性眩晕
发病	突然	逐渐或突然
持续时间	短（通常数秒或数分钟，偶尔断续数天），可自然缓解	较长，常数周甚至数月持续不缓解

特点	周围性眩晕	中枢性眩晕
与头位关系	头位变化可使眩晕加重	无关
程度（恶心呕吐）	重度，伴明显恶心甚至呕吐	轻至中度
耳鸣、听力下降	常见	很少
共济失调	无	可有
神经系统体征	无	常有

✓ 周围性眩晕
  ◇ 良性阵发性位置性眩晕（BPPV）：很常见，又称耳石症。在做Dix-Hallpike动作时，常可诱发眩晕。典型者为20～60秒的旋转性眩晕，并有稍迟出现的衰减眼震。BPPV为自限性，在急诊以安抚和对症治疗为主。本病虽可行耳石手法复位治疗，但需一定经验，可建议患者专科就诊。
  ◇ 急性迷路炎：病因大多为病毒感染，50%患者为上呼吸道感染。治疗重点在于用抗眩晕药物减轻症状。
  ◇ 梅尼埃病：病因是内淋巴积水。限盐和利尿脱水是主要治疗方法。
✓ 中枢性眩晕
  ◇ 椎基底动脉供血不足：脑干、小脑卒中脑干的前庭神经核缺血可致急性眩晕，伴定位性神经功能障碍，如复视、偏瘫、构音障碍、头痛、视物模糊。可由椎基底动脉粥样硬化和颈椎病压迫椎动脉所致。头颅MRI可用于发现血管情况及梗塞灶。
  ◇ 小脑出血或梗死：可能引起突然的、强烈的眩晕。肢体共济失调提示小脑受累。
  ◇ 颈性眩晕：为颈椎病引起的一过性眩晕，与颈部动作相关，尤其是伸颈动作。可有两类表现：①由椎动脉受压致脑部低灌注引起；②由颈部关节和肌肉牵拉感受器的本体感觉反馈异常所致，常与慢性颈椎病有关（如小面关节、骨关节炎压迫脊髓）。

3. **必做检查**
● 快速血糖检测：低血糖患者可出现非特异性头晕、眩晕或晕厥前兆。
● 血常规＋生化检查：了解患者的基础状态。
● ECG：除外心源性因素导致的脑供血不足等情况。
● 头颅CT：对确定病变性质、部位和病变范围很有帮助。

4. 选做检查
- 听力图：有助于评价梅尼埃病和听神经瘤。
- 脑干听觉诱发电位：异常提示可能有听神经疾病，如多发性硬化和听神经瘤。
- 头颅MRI：对于查找肿瘤及评价其状态很有帮助。
- 颈动脉和椎动脉超声多普勒检查：适用于临床表现提示有短暂性脑缺血发作的患者。
- 前庭功能评价：包括眼震电图（ENG）、旋转试验、步态测定仪。ENG通过测量角膜－视网膜电位记录不同动作时的眼球运动。

5. 急诊处理
- 突发前庭功能异常：治疗目标是控制急性的前庭神经和自主神经症状。
  - ✓ 常用以下3类药物：①抗组胺药：西替利嗪10mg qd；②苯二氮䓬类：地西泮1mg q12h；阿普唑仑0.5mg q8h；③止吐药：昂丹司琼（4mg q8h）、甲氧氯普胺（5mg q6h）、多潘立酮（10mg q8h）。
  - ✓ 所有药物均应谨慎使用。患者的眩晕症状和呕吐停止后，应尽快停用上述对症治疗药物，以避免削弱脑部对前庭功能丧失的代偿适应。
- 椎基底动脉供血不足或脑干卒中：因患者常有动脉粥样硬化的危险因素，在排除脑出血和其他禁忌证的情况下，都应予阿司匹林或氯吡格雷等抗血小板治疗，以及前列地尔改善微循环障碍。
- 安排神经科和耳鼻喉专科进一步诊治。

（杜铁宽）

■ 头痛

1. 定义
   额、顶、颞及枕部的疼痛。

2. 病因分类
- 在急诊要能够区分高危、低危头痛。
- 力争做到既不错过危险性病因，又不致在低危头痛上耗费过多资源（表4、表5）。

表4 头痛病因分类

器官系统	危急	急症	非急症
中枢神经系统、血管	蛛网膜下腔出血 颈动脉夹层 脑静脉窦血栓	分流术失败 牵引性头痛 肿瘤/其他肿物 硬膜下血肿	各类偏头痛 三叉神经痛 创伤后/腰穿后头痛
中毒	—	CO中毒	—
环境	—	高原反应	—
结缔组织病	颞动脉炎 （失明）	—	—
眼/耳鼻喉	—	青光眼 副鼻窦炎	牙病 颞下颌关节痛
肌肉骨骼	—	—	紧张性头痛、颈部劳损
变态反应	—	—	丛集性/组胺性头痛
感染	脑膜炎/脑炎	脑脓肿	发热性头痛/非神经源性感染
肺/缺氧	—	缺氧性头痛 贫血	—
心血管	—	高血压危象	高血压
其他	—	子痫前期 特发性颅内压升高	运动依赖性/性交性头痛

表5 高危头痛在病史和查体中的提示

病史	查体
突然暴发，起始就很严重	生命体征异常（体温、血压升高）
过去无类似头痛	神经体征异常
伴感染征象	意识水平下降
意识状态改变或抽搐	脑膜刺激征
与用力相关	毒性面容
免疫抑制状态（如HIV感染、应用糖皮质激素）	视盘水肿等眼部异常
年龄>50岁	
视觉障碍	
妊娠或产后状态	
特殊药物（如抗凝药、毒品）	

- 高危头痛
  - ✓ 蛛网膜下腔出血（SAH）：突发剧烈头痛、呕吐、脑膜刺激征。患者常描述为"生平最糟糕的头痛"。发病6小时内CT检查敏感率性接近100%（需有经验的放射医师）。若CT阴性但高度怀疑SAH，可行腰穿检查确认。
  - ✓ 颈动脉或椎动脉夹层、可逆性脑血管收缩或颅内出血：头痛常于用力后发生，伴颈痛或霍纳（Horner）综合征，常需增强CT确认。
  - ✓ 中枢系统炎症：包括脑膜炎、脑炎、血管炎、脑脓肿等。头痛部位弥散，伴发热、精神行为异常等。查体可见脑膜刺激征、病理征等。
  - ✓ 免疫功能低下患者新发头痛：需警惕其并发感染、淋巴瘤和白血病。
  - ✓ 50岁以上患者新发头痛或头痛逐渐恶化：需警惕肿瘤、出血等，多有神经定位体征、精神状态等改变。
  - ✓ 颞动脉炎：常见于中老年人，多为颞部头痛，头皮颞浅动脉搏动减弱或消失，疼痛部位皮肤红肿，有触痛，可伴视力障碍、间歇性下颌运动障碍、发热、乏力。
  - ✓ 颅内静脉窦血栓形成：较少见，与口服避孕药、妊娠和产褥期、恶性肿瘤、感染、外伤等高凝诱因相关，在中青年女性更常见。可有意识障碍、癫痫发作，局灶性神经功能障碍等。
  - ✓ 眼科疾病：包括青光眼、感染、炎症、眶内肿瘤等。多为单侧额部或眶部疼痛，可有视力下降、眼肌麻痹，眼压升高等。
  - ✓ 妊娠期新发头痛：应警惕子痫前期，发生于妊娠20周以后，伴血压升高、视物模糊、水肿、抽搐等症状。
  - ✓ 高血压急症：严重头痛，可有抽搐、意识障碍，血压明显增高。
  - ✓ CO中毒：发病前处在有CO来源（如锅炉等）的封闭空间，离开所处环境头痛缓解。
  - ✓ 鼻源性头痛：如副鼻窦炎。通常为双侧额部、颌面部钝性疼痛，晨重暮轻，弯腰或咳嗽加重，伴鼻塞、脓涕。查体可发现前额、内眦、上颌等副鼻窦区压痛。
  - ✓ 毒性面容：指头痛患者出现嗜睡、面色苍白、发热或发汗等，提示可能存在累及中枢神经系统的全身性疾病或感染。
- 低危头痛
  - ✓ 常无须行进一步检查，需具备以下所有条件：①既往有同样头痛发作；②病史和检查提示醒觉和认知正常；③颈抵抗阴性（提示无脑膜刺激征）；④体温、血压等生命体征正常；⑤神经系统查体正常或无定位体征；⑥经观察或治疗后头痛缓解。

✓ 常见低危头痛

◇ 偏头痛：多为反复发作的单侧搏动性头痛，伴恶心、呕吐、畏光、畏声，痛觉过敏和触诱发痛。

◇ 紧张性头痛：反复发作的双侧非搏动性头痛，有带状紧压或僵硬感，压迫头皮可增加疼痛感。

◇ 丛集性头痛：反复发作的单侧剧烈疼痛。疼痛部位涉及眼、太阳穴、面、颈部，可有同侧上睑下垂、瞳孔缩小、流泪、流涕、结膜充血。

◇ 牙齿口腔疾病：可伴口干、口臭、牙痛、牙龈肿胀等。

◇ 颞下颌关节疾病：下颌运动时疼痛加剧、弹响。

◇ 颅内压降低：硬膜穿刺后（如腰穿后），或自发性低颅压，表现为站立时头痛加剧。

◇ 病毒性感冒：常伴头痛，发热时尤其明显，应用NSAID可明显减轻。

◇ 自主神经症：包括神经衰弱及癔症性头痛等。特点是症状的出现变化与精神因素有关。可伴失眠、记忆力减退、心悸、胸闷、恐怖感等。

◇ 全身性病变：如尿毒症、中暑等。

• 头痛患者在急诊的初步评估和治疗（图10）。

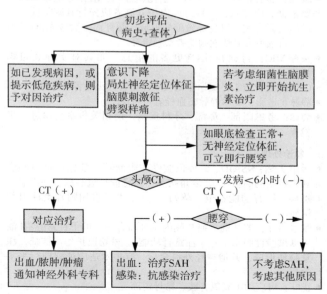

图10 头痛的急诊初步评估和治疗

41

3. **必做检查**

- **病史**：问诊时建议用1～10分的视觉模拟评分（VAS），对患者的头痛程度定量记录。并可以此为基础，对疗效进行动态评估。
- **查体**：建议包括下列项目。
  - ✓ 一般状态（包括意识状态）。
  - ✓ 生命体征（体温、血压等）。
  - ✓ HEENT（头眼耳鼻喉）检查：注意是否有颞动脉触痛伴搏动减弱、眼底（缺少自发静脉搏动或出现视盘水肿、眼底出血）、睫状充血、瞳孔反射迟钝或散大、鼻旁窦区压痛。
  - ✓ 神经系统查体：双侧运动、感觉是否对称，有无病理征或共济失调。
- **头颅CT**：可迅速识别出血、梗死、脓肿、占位等颅内局灶性病变。

4. **选做检查**

- **血常规**：可发现感染性疾病、贫血。
- **ESR**：怀疑颞动脉炎时。
- **ABG**：怀疑CO中毒时检测碳氧血红蛋白（COHb）。
- **腰穿**：脑脊液压力、性状、生化、常规、培养等是诊断的重要依据。应注意，怀疑有颅内压升高者应先行甘露醇脱水降颅压后再穿刺，以免导致脑疝形成。腰穿前一般应先行CT检查。有颅后窝局灶性病变者禁忌腰穿。
- **头颅MRI**：可获得比CT更多的信息，尤其对于神经组织疾病。
- **CTA或血管造影**：疑诊非偏头痛性血管性头痛者可考虑。
- **静脉窦造影**：疑诊静脉窦血栓者可考虑。
- **会诊**：考虑眼部、鼻部、牙科疾病，请相关科室会诊进一步检查。

5. **急诊处理**

- **缓解头痛**：NSAID、5-羟色胺受体阻断药（禁忌证是冠心病和未控制的高血压）、麦角胺类（禁忌证是冠心病、外周血管疾病、肝肾功能不全、孕妇）。严重者可应用阿片类注射剂镇痛。
- **脱水治疗**：若怀疑头痛与颅内压升高有关，可予甘露醇/甘油果糖试验性脱水治疗（注意肾功能）。密切监护生命体征，注意脑疝形成，并请神经外科会诊，有手术适应证立即行手术治疗。
- **止吐**：可应用甲氧氯普胺、昂丹司琼。
- **小剂量镇静药或抗抑郁药**：对伴焦虑和紧张者有效。

- 对因治疗：对其他有明确病因的头痛，应尽早给予对应治疗。

（杜铁宽）

■ 发热

1. 定义

- 口温／腋温＞37.3℃，肛温＞37.6℃，或一日内体温变动＞1.2℃。
- 临床分度（口腔内舌下温度）：低热37.4℃～38.0℃，中度热38.1℃～39.0℃，高热39.1℃～41.0℃，超高热＞41.0℃。
- 原因不明发热（FUO）指发热持续2周以上，体温＞38℃，经完整的病史询问、查体及常规实验室检查不能明确诊断者。在FUO中感染、肿瘤、结缔组织病最常见。

2. 常见病因及临床表现

- 感染性疾病：各种病原体（细菌、病毒、支原体、衣原体、螺旋体、立克次体、寄生虫）引起各种急性或慢性、全身性或局灶性感染。常见的呼吸系统、消化系统、泌尿系统、中枢神经系统感染各有其临床特征，伴发热。
  - ✓ 呼吸系统感染：咽痛、咳嗽、咳痰、喘憋伴发热。查体：可发现咽红，扁桃体肿大化脓，双肺可闻及干、湿啰音，呼吸音减弱消失。
  - ✓ 消化系统感染：恶心、呕吐、腹痛伴发热。查体：可发现腹部压痛，肝大，肝区叩痛。
  - ✓ 泌尿系统感染：尿频、尿急、尿痛、腰痛伴发热。查体：肾区叩击痛。
  - ✓ 中枢神经系统感染：头痛、恶心、剧烈呕吐、神志障碍、抽搐伴发热，查体：神志障碍，脑膜刺激征阳性。
  - ✓ 部分感染可以累及全身各系统。例如，伤寒可有高热，伴腹痛、腹泻、神志异常，查体可发现皮疹、肝脾淋巴结肿大，白细胞正常或减少，嗜酸性粒细胞减少，血培养、骨髓培养阳性，肥达试验、外斐反应阳性。
- 肿瘤：多数肿瘤可以引起低热或中等程度的发热，少数肿瘤可有高热，如白血病、淋巴瘤、恶性组织细胞增多症、弥漫性肝癌、肾上腺肿瘤。
- 结缔组织病：多数结缔组织病可以引起发热，如成人斯蒂尔（Still）病、颞动脉炎、风湿热、类风湿关节炎、结节病、干燥综合征、肉芽肿性血管炎、结节红斑等。
- 药物热：多数在药物使用一段时间后出现，有时是抗感染体温控制后再次发热，或是以前无发热症状，突然出现发热，此时应除外其他导致发热的疾病才能诊断。停药可以使体温正常，有外周血嗜酸性粒细胞增多，无其他器官系统感染征象。

- 甲亢：单纯以发热来急诊的甲亢少见，多数合并有其他主诉，如心悸、手抖、腹泻。
- 环境相关发热性疾病
  - ✓ 热痉挛：高温下强体力劳动时或稍后发生大肌肉群痛性收缩。
  - ✓ 热衰竭：一般体温＜39℃，高热导致血容量耗竭、脱水，以及中枢神经系统紊乱（头痛、头晕、兴奋）和胃肠道功能紊乱（恶心、呕吐、腹泻）。
  - ✓ 热休克：过度暴露于湿热环境，体温＞40℃，多无汗，可累及中枢神经系统（意识障碍、抽搐）、心血管系统（肺水肿、休克、心律失常）和肝脏系统（肝坏死）。

一般来说，感染性疾病起病较急，尤其是细菌和病毒感染。非感染性疾病起病相对较缓慢，但恶性组织细胞增多症、淋巴瘤、噬血细胞综合征等血液系统疾病可以表现为急性起病，且病情凶险。临床上不能以发病急缓作为重要的鉴别诊断依据。

3. 临床问诊要点

应注意热型、伴随症状，发作前周围环境温度和湿度，服药史。

4. 必做检查

- 血常规：WBC升高提示可能存在细菌感染，WBC正常或减少提示病毒感染，或提示细菌感染的风险小。血两系或三系异常提示血液系统疾病、重症感染。
- 炎症标志物检测：如CRP、PCT、ESR，提示感染尤其是细菌性感染的风险。

5. 选做检查

- 尿常规：WBC及亚硝酸盐阳性提示泌尿系感染。
- 粪便常规：腹泻时帮助诊断感染性腹泻，可同时行粪便培养。
- 胸片/CT：可以帮助诊断肺部感染、胸腔积液、脓气胸、肺占位。在发热原因不能通过病史查体明确时应常规检查。
- 肝肾功检测：提示肝功能状态，发现电解质紊乱。
- 血培养：帮助诊断菌血症、导管感染。
- 骨髓培养：帮助诊断伤寒、血行播散性结核。
- 腹部B超/CT：帮助诊断胆囊炎、胰腺炎、肾脓肿、肝脓肿等。
- 骨髓检查：帮助诊断血液系统疾病。
- 腰穿：帮助诊断中枢神经系统感染，可同时留取病原学。
- 超声心动图：帮助诊断感染性心内膜炎。

6. 急诊处理
- 退热治疗：本身不能改善预后，治疗重点应针对导致发热的原发病。
- 物理降温包括饮水、冰袋、酒精擦浴。体温＞38.5℃时可酌情使用退热药物（口服、置肛、肌注、静脉）。
- 退热时大汗可以引起血容量不足，尤其是老年人，需注意补液。尽量避免使用糖皮质激素退热。
- 警惕报警症状：如生命体征异常、高龄、高热、头痛、颈强直、意识障碍，需要紧急对症处理。
- 关注特殊人群：使用免疫抑制药、糖皮质激素及粒细胞缺乏的患者；腹痛合并有外科体征的患者；高龄、孕妇、有心肌缺血症状、体温＞40℃。
- 在急诊，发热患者中急性感染的患者最多见，但应避免盲目使用抗生素（抗生素的使用具体见感染相关章节）。
- 需注意可能的传染性疾病，最常见的是呼吸道传染性疾病。在疫情期间，诊疗患者前需要做好相应防护和隔离。

（黎　波）

■ 腰痛

1. 定义
- 是临床常见的症状，以腰部一侧或两侧器官疾病引起的疼痛为主，常放射至腿部，也可以放射至腹部。
- 除运动系统疾病与外伤以外，腹盆腔器官的疾病也可引起腰痛，如泌尿系炎症或结石、肾小球肾炎、妇科疾病（盆腔炎、子宫后倾等）、妊娠、腰部神经根炎和胆石症等。
- 慢性腰痛最常见于运动系统疾病，如腰椎骨质增生、椎间盘突出症、椎管狭窄、椎管肿瘤、腰肌劳损、强直性脊柱炎等。该类腰痛多为慢性，反复发作，可伴不对称性下肢放射痛、无力、感觉异常等，劳累、久站后可加重，休息后可部分缓解。该类患者均可至门诊就诊。
- 慢性腰痛通常无须至急诊就诊，因为绝大多数是非特异性腰痛，重要的是识别需立即处理的急性腰痛。

2. 常见病因及临床表现
- 泌尿系结石：疼痛常剧烈，难以忍受，伴大汗，辗转反侧，可呈发作性，部分患者伴排尿痛、排尿困难、尿急或血尿。查体肾区叩痛阳性，可有输尿管走行区深压痛。需注意，结石位于输尿管膀胱开口处时可以表现为下腹疼痛，而无典型肾区叩痛体征。

- 肾盂肾炎：患者多合并高热、畏寒、寒战，可无尿路刺激征。查体肾区叩痛阳性，尿白细胞升高。临床拟诊肾盂肾炎应需完善相关检查明确有无尿路梗阻，因合并尿路梗阻者需泌尿外科急诊解除梗阻。

- 腹主动脉夹层：根据撕裂部位不同，临床可表现为腹痛、背痛或腰痛，疼痛多为撕裂样、刀割样、程度剧烈伴大汗，出现相应部位缺血症状。查体可闻及血管杂音，腹主动脉瘤破裂可出现晕厥、休克、猝死、搏动性腹部包块。

- 腰椎骨折：患者可无外伤史，一般有骨质疏松、应用糖皮质激素等危险因素。慢性骨质疏松相关腰椎压缩骨折疼痛可以很轻微，严重急性腰椎压缩性骨折疼痛明显，通常出现在突然弯腰、咳嗽、提举重物后。查体腰椎压痛阳性。

- 带状疱疹：可先出现腰痛，后出现痛性皮疹伴水疱，沿神经走行出现，腹部查体阴性。部分患者可以无皮肤疱疹表现，但皮肤触痛明显。

- 肾梗死：如肾动脉血栓形成、血栓栓塞、肾动脉夹层等。临床少见，但因临床表现与肾结石相似易漏诊或延误治疗。患者除剧烈腰痛外，可伴腹痛、恶心、呕吐、发热等，合并心房颤动（心源性栓子脱落）、血压急性升高（肾素释放增加所致）有一定提示意义。

- 妇科及消化系统疾病：均可以腰痛为主诉就诊，但患者多合并腹部症状及体征，仔细询问病史及查体即可鉴别。

3. 必做检查
- 血常规：明确有无感染及严重程度。
- 尿常规和尿沉渣：明确有无泌尿系感染及血尿等，以及区分血尿来源。
- 泌尿系B超：明确泌尿系有无结石、梗阻等。靠近输尿管膀胱开口处结石可以假阴性。
- 腹盆CT平扫：明确腹盆腔各脏器情况，尤其是有无泌尿系结石、梗阻等。对后腹膜病变、肾上腺占位等少见情况有提示意义。

4. 选做检查
- 腰椎X线检查：明确有无腰椎骨折等。
- 腹盆增强CT/CTA：患者剧烈腹痛持续不缓解，腹盆CT平扫未能明确诊断，临床怀疑腹主动脉夹层、肾梗死等情况时。

5. 急诊处理
- 镇痛：急性腰痛的治疗是短期缓解症状，无证据显示镇痛治疗会延误诊断。轻度疼痛可选用NSAID，如布洛芬、洛索洛芬钠；中度疼痛可考虑中枢性镇痛药物，如曲马多；重度疼痛可选用强阿片类药物，如哌替啶、吗啡等。
- 对因治疗
    - ✓ 泌尿系结石：一般联合使用解痉及镇痛药物，如山莨菪碱10mg im＋哌替啶50mg im，多饮水。直径≤5mm的结石多能自行排出。合并梗阻、出现急性肾损伤时需要请泌尿外科急会诊评估体外碎石、D-J管及肾造瘘指征。
    - ✓ 肾盂肾炎：病情危重或复杂性肾盂肾炎首选碳青霉烯类药物（亚胺培南500mg q6h），同时请泌尿外科解除梗阻。单纯肾盂肾炎首选喹诺酮类（左氧氟沙星0.5g qd）。
    - ✓ 腹主动脉夹层：控制心率在60次/分左右，首选β受体阻断药艾司洛尔；积极控制血压在120/70mmHg以下，可选硝普钠；疼痛剧烈患者可予吗啡皮下注射；尽快联系血管外科手术治疗。
    - ✓ 腰椎骨折：根据疼痛程度选用洛索洛芬钠片60mg po、曲马多50mg po/im，骨科门诊治疗骨质疏松及评估有无椎体手术指征。
    - ✓ 带状疱疹：可予伐昔洛韦抗病毒治疗，可选用布洛芬缓释胶囊缓解疼痛，皮肤科门诊就诊。
    - ✓ 肾梗死：肾动脉夹层治疗同腹主动脉夹层。肾动脉血栓形成若无禁忌可考虑抗凝治疗，静脉使用肝素［初始剂量60～80U/kg，维持剂量12～18U/(kg·h)］，后根据基础INR水平加用口服华法林，目标INR为2～3。合并高血压患者首选ACEI/ARB类降压药物。血管外科评估手术及溶栓取栓指征。

(张潇然)

■ 血尿

1. 定义
- 可以为肉眼可见（称为肉眼血尿），或仅在显微镜下检查时发现（称为镜下血尿）。本章主要讨论急诊常见的肉眼血尿。
- 尿液颜色改变并不一定反映失血程度，因为1L尿液中含有1ml血液即可产生肉眼可见的颜色变化。
- 肉眼血尿：尿液颜色呈红色或褐色时，怀疑为肉眼血尿。
- 镜下血尿：通常被定义为离心尿沉渣镜检红细胞≥3/HPF。单纯镜下血尿通常建议门诊就诊。

47

- 除泌尿道出血，下列情况也可见红色尿液排出：血红蛋白尿或肌红蛋白尿，使用某些药物（如利福平、苯妥英钠），摄入食用色素、甜菜、大黄或番泻叶，急性间歇性卟啉病。

2. 常见病因及临床表现

- 泌尿道感染：包括膀胱炎（膀胱/下泌尿道感染）和肾盂肾炎（肾/上泌尿道感染）。女性膀胱炎常见，发病率高于男性，通常伴尿频、尿急、尿痛、耻骨上疼痛，亦可有脓尿和细菌尿。若有发热、腰痛、肋脊角压痛、全身性疾病的症状（包括畏寒、寒战、明显乏力和不适等），应考虑复杂性泌尿道感染（包括肾盂肾炎）。

- 肾和输尿管结石：急诊常见。患者可表现出肾绞痛和血尿的典型症状，也可无症状或不典型症状，包括程度不一的腹痛或腰痛、恶心、尿急、排尿困难、阴茎疼痛或睾丸疼痛。上输尿管或肾盂梗阻可导致腰痛及压痛，下输尿管梗阻可引起放射至同侧睾丸或阴唇的疼痛，结石排出后可迅速缓解。肾结石可导致持续性肾梗阻，并引起永久性肾损伤。

- 前列腺炎：病原体多由尿道进入前列腺，因此可能合并膀胱或附睾感染。急性前列腺炎通常急性起病，有发热、寒战、尿路刺激征（尿频、尿急、尿痛、尿失禁）、盆腔或会阴疼痛以及混浊尿，前列腺发生肿胀可引起排尿困难，症状范围可从尿滴沥、排尿踌躇至急性尿潴留。查体前列腺通常质硬、水肿、压痛。

- 肾或泌尿道恶性肿瘤、良性前列腺增生：老年患者多见。恶性肿瘤的危险因素包括：男性，年龄 > 35 岁，吸烟史，化学物质或染料（苯类或芳香胺类）的职业暴露，反复肉眼血尿病史，反复尿路刺激征病史，慢性泌尿系感染病史，盆腔放疗史，环磷酰胺暴露史，长期留置异物史，马兜铃酸暴露史，长期滥用镇痛药物史。

- 出血性疾病或抗凝过度或中毒：通常为多部位出血。若接受抗凝治疗的患者仅发生血尿，则评估方式与其他患者无异。

- 其他原因：遗传性出血性毛细血管扩张症、放射性膀胱炎、血吸虫病、动静脉畸形和瘘、胡桃夹综合征。急性创伤和剧烈运动可导致一过性血尿。

- 污染：经期和产后女性尿中的血液可能是污染所致，最好在出血停止后采集尿液，如有必要，可在阴道内塞入卫生棉条，并清洗会阴后再行尿液分析。

- 罕见情况下，血尿是人为制造的。

3. 评估检查

- 大多数情况下，血尿本身并不立即造成危险。需要警惕的情况是复杂泌尿道感染、非肾小球性快速大量出血造成失血性休克，以及产生血凝块阻塞输尿管或阻塞膀胱出口引起尿潴留。

- 血常规＋CRP检测：评估感染情况，评估出血量。
- 尿常规：评估感染情况。
- 尿沉渣：鉴别肾小球源性血尿和非肾小球源性血尿。
- 尿培养：怀疑泌尿系感染的患者。
- 凝血功能检查：评估凝血功能，鉴别凝血异常导致的出血。
- CT尿路造影（CTU）：肉眼血尿伴血凝块者。若不能行CTU，则考虑B超、CT，并需要转诊泌尿外科评估行膀胱镜检查。
- 低剂量腹盆CT：怀疑肾及输尿管结石者。若不能行低剂量CT，则CT平扫或B超，孕妇首选B超。B超诊断肾结石的敏感性低于CT，但能可靠检测肾积水。

4. 急诊处理

- 泌尿系感染：应予抗感染治疗。复杂泌尿道感染有感染性休克的风险，若存在泌尿系梗阻，需积极解除梗阻引流。
- 肾及输尿管结石：控制疼痛可用NSAID和阿片类药物。鼓励患者用力排尿。若结石直径＜10mm、无发热且疼痛能控制，可使用促进排石药物，如α受体阻断药、钙通道阻滞药和解痉药。若结石直径＞10mm、存在明显梗阻、症状不能控制、排石无效，应泌尿外科处理，行震波碎石、输尿管镜。
- 对症处理：出血量大的患者应考虑持续膀胱冲洗，并应用止血药物，如卡络磺钠、氨甲环酸等。血尿伴血凝块患者需完善影像学检查，请泌尿外科会诊评估膀胱镜。已有血块阻塞导致泌尿系梗阻需解除梗阻，以避免损伤肾功能。

（顾　明）

■ 少尿

1. 定义

- 尿量＜0.3ml/（kg·h）或400ml/d。可以为多种疾病的临床表现形式，可伴或不伴肾功能改变。
- 若尿量更进一步减少，可出现无尿（尿量＜100ml/d）。
- 少尿可以是急性疾病的临床表现，也可以是亚急性和慢性疾病的临床表现。

2. 常见病因及临床表现

- 肾前性疾病：主要因肾灌注不足引起少尿。对于生命体征的注重应当置于首位，若患者存在循环休克伴少尿，生命体征能够快速帮助临床医师进行判断。灌注不足原因如下：

- ✓ 容量不足：包括利尿过度、经口摄入减少、腹泻或补液不足。
- ✓ 高容量状态下肾灌注压下降：如心力衰竭时射血分数降低、肝硬化门静脉高压，患者可能存在容量负荷过重，氧合下降、呼吸音减低、移动性浊音（＋）、蛙腹等体征异常。
- ✓ 肾血管自身调节的改变：常见药物为NSAID和ACEI/ARB，病史询问时需要重点寻找服药史，可能导致服药的临床表现，疼痛和发热等。

- **肾血管性疾病**：通常肾脏疾病会影响肾内的大小血管，包括免疫病（硬皮病）、动脉粥样硬化栓子、恶性高血压、微血管病性溶血性贫血、肾梗死、双肾静脉血栓形成。应了解患者是否存在突发腰痛、皮疹、黄疸、系统性病变的其他临床表现。

- **肾小球疾病**：可以为原发性或继发性，继发性疾病常见的是肿瘤性疾病、免疫病和药物诱导。因此在病史中应重点询问上述继发性疾病的临床表现，查体中注重原发病的全身表现，了解患者血尿、蛋白尿以进行鉴别。

- **肾小管及肾间质疾病**：间质性肾炎的常见病因包括药物引起、多发性骨髓瘤等，在病史中关注患者的用药史，最常见的用药为ACEI或ARB联合NSAID，其次为静脉应用阿昔洛韦、碘造影剂和磷盐制剂灌肠治疗。应注意询问肿瘤患者近期化疗情况，注意是否存在溶瘤综合征，对于多发性骨髓瘤患者应询问是否存在贫血、感染、病理性骨折、骨痛等临床表现。

- **肾后梗阻性疾病**：梗阻性肾病可以出现在尿路的各个部位，结石嵌顿、血凝块堵塞、肿瘤压迫、膀胱病变、前列腺病变、腹膜后病变等都可以造成肾后梗阻而导致急性少尿。应注意，单侧输尿管、肾盂梗阻较少引起尿量变化。病史获取时应重点评估是否存在腰痛、手术史、泌尿系结石病史、前列腺增生病史，了解患者是否存在血尿、尿流中断、腰痛、发热等，盆腹腔肿瘤亦可引起少尿，非泌尿系来源肿瘤通常为妇产科、血液系统来源肿瘤。查体应关注肾区叩击痛、输尿管压痛部位、淋巴结肿大情况、是否存在皮下出血等。

3. 必做检查

- **血常规**：是否存在贫血、血液浓缩和稀释状态，是否存在继发感染（白细胞增多或减少），是否存在血小板减少。
- **尿常规**：通过尿比重、尿蛋白、红细胞、白细胞等鉴别肾前性或肾后性因素。
- **肝肾功能检查**：发现肾功能不全、电解质紊乱、蛋白水平、酸碱平衡状态、黄疸水平和原因。

- 泌尿系B超：是否存在肾性病变或肾后梗阻性病变导致的少尿。

4. 选做检查
- 胸片：了解心脏大小、双侧胸腔积液情况。
- 腹盆CT：是否存在肝脏病变、腹膜后病变，是否存在双侧输尿管结石、子宫双附件肿瘤、前列腺病变、腹盆腔积液、门静脉是否增宽等。
- cTnI＋BNP/NT-proBNP检测：了解是否存在心力衰竭。
- 凝血功能检查：寻找出凝血异常导致血栓形成。
- 乳酸测定：判断是否为循环休克所致。
- 钠排泄分数和尿钠浓度：鉴别肾前性或其他原因。
- 尿沉渣：明确是否存在肾小球疾病。

5. 急诊处理
- 肾前性少尿：应在除外心力衰竭后，给予补液扩容治疗。若为心力衰竭或休克所致灌注下降，应尽快纠正原发病，控制容量超负荷。
- 肾后性少尿：应首先解除梗阻。例如，前列腺病变存在尿潴留应急诊行导尿术；压迫梗阻应根据压迫病因选择D-J管置入术或肾盂造瘘术。
- 肾性少尿：若不能尽快纠正原发病，可考虑急诊行肾脏替代治疗。
- 其他治疗：纠正电解质紊乱和酸中毒，纠正严重贫血和凝血功能异常。
- 监测各项指标变化：在进行对症处理后应对必做检查进行有效监测，根据动态变化调整治疗方案。

(史　迪)

■ 急诊常见疾病在症状鉴别中的陷阱

急诊患者多以症状来诊，有部分是以明确诊断的疾病来诊，但都存在很多陷阱。我们时刻要有如履薄冰、如临深渊的高度警惕。下面列举几个急诊科常见的陷阱供大家学习。

1. 上呼吸道感染
上呼吸道感染是临床症状性诊断，并无诊断的金标准，也是回顾性排他性诊断。急性病毒性心肌炎、病毒性脑炎的早期表现与上呼吸道感染类似，难以识别，实际上可能就是上感的一个严重并发症。所有表现为上呼吸道感染的患者均需要警惕心肌炎、脑炎的发生。心肌炎患者除上感症状外，还常伴心悸、低血压、低氧、胸闷、憋气等症状，需要检查心电图和心肌酶，以排除心肌炎；急性病毒性脑炎患者常合并与体温不符合的头痛、头晕、喷射性呕吐、意识淡漠、反应迟钝，甚至昏迷、抽搐、神经系统定位体征。

实际上，上呼吸道感染是一个回顾性排除性诊断，只有当患者已经好转时，才可以真正诊断。

2. 急性胃肠炎

急性呕吐和/或腹泻是急诊常见症状，绝大多数是急性胃肠炎。急性胃肠炎是回顾性临床诊断，主要根据临床表现进行，按急性胃肠炎治疗好转后，才能确诊。临床上还有其他疾病也可以是急性胃肠炎的呕吐、腹泻症状，部分还是急性致命性疾病，极易引起医疗纠纷。

- 急性阑尾炎：早期可表现为呕吐、上腹痛不适，伴发热、血白细胞增多，部分有腹泻，与急性胃肠炎表现一致。但阑尾炎的腹泻是炎症刺激性腹泻，常是里急后重感觉为主，腹泻量很少，与胃肠炎的大量腹泻不一致；阑尾炎的疼痛是炎症性疼痛，与胃肠炎的痉挛性疼痛不一致。仔细询问疼痛部位、性质，腹泻性状、量，可以帮助鉴别。少部分起病第一天的阑尾炎无法鉴别，这时需要向患者或家属交代阑尾炎可能性，关注患者病情变化。

- 异位妊娠：部分患者无阴道流血。出血刺激肠道可引起腹泻，也可能有呕吐和低热，而被误诊为急性胃肠炎。但这种腹泻是刺激性腹泻，里急后重明显，每次量少，与胃肠炎的大量腹泻不同；腹痛也是，与胃肠炎的痉挛性腹痛不同，山莨菪碱不能明显缓解。

3. 短暂性脑缺血发作

短暂性脑缺血发作无特异性检查化验，主要依据临床表现诊断。但很多表现为与一过性脑缺血发作类似的患者也可能是其他疾病，需注意排除，如消化道出血、心肌梗死、恶性心律失常、脑出血、蛛网膜下腔出血、癫痫发作、低血糖症、癔症等。

临床上，对于怀疑短暂性脑缺血发作的患者，尤其是不典型局灶神经系统受损症状发作的患者，需要高度警惕神经症状是其他疾病的继发表现，需要仔细询问病史和查体。

4. 酒精中毒

醉酒是急诊的一大常见就诊原因，一般仅根据病史、满身酒气即可确诊，似乎不存在诊断困难的问题。但酒精中毒的诊断核心并非确认有酒精中毒，而是确认是否合并其他问题。

- 误吸：醉酒后常发生呕吐伴嗜睡等意识障碍，是误吸的两大最核心高危因素，醉酒后呕吐误吸是醉酒患者最常见的并发症和致死原因。误吸可以导致短时间内（数分钟内）突然死亡，有些意识障碍较重的醉酒患者甚至外观上尚无典型呕吐症状，但实际上已经发生"未呕吐出口腔"的胃内容物呕吐，是更加高危的窒息表现，发病突然，甚至来不及抢救或尚未发现时患者已呕吐窒息甚至死亡。因此，对于所有醉酒患者，均要评估气道保护能力，所有意识障碍、气道保护能力差的醉酒患者均应进行监护和密切观察，随时准备清理气道和建立人工气道。必要时可以预防性气管插管，所有醉酒患者均应予止吐治疗。

- 脑梗死/脑出血：醉酒患者大多具有意识障碍，且醉酒后易发生脑出血、脑梗死事件，此时醉酒表现与脑梗死、脑出血的表现重叠，难以区分。所有醉酒患者均需排除急性脑血管病，查体瞳孔不等大、肢体偏瘫、病理征等有助于鉴别，必要时进行头颅CT检查。醉酒可以出现瞳孔缩小、散大、忽大忽小等异常表现，但双侧瞳孔仍对称，不会出现不等大。醉酒可以出现四肢运动、肌力、肌张力异常，但双侧对称，不会出现双侧不对称表现。

- ACS、心律失常：酒精本身会诱发心肌梗死和心律失常，尤其是既往有心血管疾病高危因素的患者，且患者很难像其他ACS和心律失常患者表述心脏症状。因此，需要注意心脏查体和心电图检查，进行心肌酶学检查，尤其是对于有心血管基础疾病的患者。

- 上消化道出血：饮酒会损伤胃肠道，有些醉酒患者本身有胃肠道慢性疾病，如胃十二指肠溃疡、肝硬化等，加上醉酒的刺激、呕吐，会诱发消化道出血。消化道出血的咖啡样呕吐物在醉酒患者中常与饮酒的进食、饮料、红酒等混杂在一起而难以鉴别。需要仔细问诊进食、呕吐物质，注意生命体征，监测血红蛋白，亲自查看呕吐物质，注意排除上消化道出血。

- 急性胰腺炎：饮酒是急性胰腺炎三大高危因素之一，醉酒后意识障碍、呕吐、查体不配合易导致急性胰腺炎漏诊。所有醉酒患者均需要化验检查胰腺功能排除急性酒精性胰腺炎。

- 食管贲门黏膜撕裂、胃破裂：醉酒患者常是饱腹、暴饮暴食，且可能有基础胃食管疾病，醉酒后剧烈呕吐可能导致食管贲门黏膜撕裂、胃破裂。食管贲门黏膜撕裂、胃破裂一般疼痛症状明显，贲门黏膜撕裂会有呕血、失血性休克，胃破裂时还有腹膜刺激征，具有部分意识的患者通过病史、查体可以发现。若患者醉酒较重、昏迷程度重可能无典型表现，且无法行立位腹平片检查，但胃破裂的腹膜刺激征大多仍具有，难以判断时可以行腹部CT检查帮助评估。

- 膀胱破裂：饮酒中的进食进水较多，酒精本身具有渗透性利尿作用，治疗酒精中毒需要输液，同时也增加了尿量来源。轻度意识障碍一般不会导致排尿障碍，但对于昏迷程度较重的患者，可能发生尿潴留甚至膀胱破裂。接诊时查体需要注意膀胱区有无膨隆和压痛，治疗过程中关注排尿情况，及时发现尿潴留并予导尿处理。醉酒患者不应进行利尿处理。

- 食管裂孔疝：是呕吐的一大并发症，有部分意识的患者会表述腹痛等症状，不难发现。昏迷较重的患者难以表述，早期难以诊断，需要待患者意识转好后的自主不适主诉才有助于诊断。对于醉酒患者，需要密切观察症状体征变化，若出现难以解释的呼吸困难、腹痛、胸痛应考虑，可行胸腹部CT帮助诊断。

- 低钾血症：醉酒患者常会导致低血钾，呕吐、排尿进一步加重，低血钾可以导致心律失常甚至心室颤动猝死。对于无高钾血症高危因素的醉酒患者需要常规补充氯化钾，并监测电解质尤其是血钾情况。

- 高血糖/低血糖：饮酒和饮酒的进食常会出现高血糖，对于糖尿病患者会引起高血糖并发症如糖尿病酮症、高渗状态，还可能出现低血糖，与醉酒的意识障碍混杂无法区分。所有醉酒患者均应常规监测血糖。

- 车祸、斗殴、无意碰撞等导致的隐秘致命伤：醉酒患者可能发生无意中的跌撞伤，酒后可能打架、斗殴，开车、骑车等发生车祸，很多时候在病史中难以问出，甚至患者清醒后都问不出病史。这些损伤可能导致隐秘外伤，如颅脑外伤、肝脾肾破裂、刀扎伤等，出现醉酒难以解释的情况，如意识问题、休克、腹部膨隆等，需要警惕这些隐秘病因，不可局限于醉酒的一个病因。

- 其他中毒：一些特殊原因的饮酒，如失恋、失业、离婚等，有可能饮酒同时进行了其他的自杀行为，如服药自杀，需关注饮酒的原因，可疑时需进行毒物检测。一些散装酒、勾兑酒还可能发生假酒中毒，需要询问喝酒的种类和其他人的表现。

（徐胜勇）

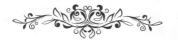

急诊疾病

呼吸系统疾病急诊

■ 慢性阻塞性肺疾病急性加重

1. 定义
- 慢性阻塞性肺疾病全球倡议（GOLD）将慢性阻塞性肺疾病急性加重（AECOPD）定义为"呼吸系统症状的急性恶化，导致需要额外的治疗"。
- 通常包括以下一种或多种主要症状的急性改变：①咳嗽频率及严重程度增加；②痰量增加和/或痰液性状改变；③呼吸困难加重。

2. 危险因素
- 年龄。
- 慢性阻塞性肺疾病（COPD）病史。
- 抗生素治疗史。
- 过去1年内COPD相关住院。
- 慢性黏液高分泌等。
- 有一种或多种共存疾病，如缺血性心脏病、慢性心力衰竭或糖尿病。
- 其他：COPD的严重程度、COPD急性发作的既往史、胃食管反流病、肺动脉高压。

3. 诱因
- 呼吸道感染：可触发约70%的COPD急性发作。大多数是病毒或细菌感染导致，非典型细菌相对少见。
- 其他诱因：如环境污染、肺栓塞或病因不明。

4. 临床表现
- 病史
  - ✓ 主要症状：气促加重，常伴喘息、胸闷、咳嗽加剧、痰量增加、痰液颜色和/或黏度改变，以及发热等。
  - ✓ 其他症状：全身不适、失眠、嗜睡、疲乏、抑郁和精神紊乱等。
- 查体：哮鸣音和呼吸过速，言语困难（呼吸努力所致），使用辅助呼吸肌进行呼吸，反常胸壁/腹部运动（呼吸时胸部与腹部运动不同步）。精神状态差提示高碳酸血症或低氧血症，扑翼样震颤提示高碳酸血症加重。

5. 必做检查
- SpO_2。

- 胸片：以排除肺炎、气胸、肺水肿、胸腔积液等。
- 血常规＋CRP＋PCT：了解感染情况。
- ABG：怀疑有急性或慢加急性呼吸性酸中毒，或预计进行通气支持。
- 肝肾功能检查：监测血糖及电解质情况，同时可辅助指导抗生素治疗方案。

6. 选做检查
- ECG＋cTnI/cTnT检测：评估心动过速或潜在的心肌缺血。
- BNP检测：若患者存在某些特征，如胸部听诊发现湿啰音、外周性水肿、提示性的胸片表现（血管淤血、胸腔积液），则需检测血浆BNP，以评估是否存在心力衰竭。
- 凝血功能检查：检测D-Dimer以评估是否存在血栓栓塞性疾病。
- 痰液检测
  - ✓ 大多数门诊COPD急性发作患者不常规进行痰液革兰染色和痰培养。
  - ✓ 对于住院患者或强烈怀疑细菌感染但初始抗生素治疗无效的患者，建议留取痰培养。
- 病毒检测：大多数患者没有必要评估是否可能存在呼吸道病毒感染，但对住院患者和临床表现提示流感的患者（如流感暴发时出现急性发热、肌痛、鼻卡他）可能有用。快速抗原检测及免疫荧光试验有助于筛查是否感染流感，但敏感性有限。基于聚合酶链反应（PCR）的检查，如流感病毒、腺毒、副流感病毒、呼吸道合胞病毒、人类偏肺病毒、冠状病毒及鼻病毒PCR检测，敏感性和特异性更高。
- 胸部CT：能反映肺组织的实际状况，定量显示肺气肿并准确分级。胸高分辨率CT（HRCT）对辨别小叶中心型和全小叶型肺气肿以及确定肺大疱的大小和数量，有很高的敏感性及特异性。

7. AECOPD的急性加重严重程度分级
- AECOPD I 级：无呼吸衰竭。呼吸频率20～30次/分；未应用辅助呼吸肌群；无精神意识状态改变；低氧血症可以通过鼻导管吸氧或文丘里（Venturi）面罩28%～35%浓度吸氧而改善；无$PaCO_2$升高。
- AECOPD II 级：急性呼吸衰竭－无生命危险。呼吸频率＞30次/分；应用辅助呼吸肌群；无精神意识状态改变；低氧血症可以通过文丘里面罩25%～30%浓度吸氧而改善；高碳酸血症即$PaCO_2$较基础值升高或升高至50～60mmHg。适合普通病房治疗。

- AECOPD Ⅲ级：急性呼吸衰竭-有生命危险。呼吸频率＞30次/分；应用辅助呼吸肌群；精神意识状态急剧改变；低氧血症不能通过文丘里面罩吸氧或＞40%浓度吸氧而改善；高碳酸血症即$PaCO_2$较基础值升高或＞60mmHg或存在酸中毒（pH≤7.25），需要入住ICU治疗。

8. 严重AECOPD的初步急诊评估策略
- 临床特点
  - ✓COPD急性加重的特点：弥漫性哮鸣音，呼吸音减低，桶状胸，呼吸急促，心动过速，吸烟＞20包/年。
  - ✓严重呼吸功能不全的特点：使用辅助肌群进行呼吸，言语简短、不连贯；不能仰卧，大汗，烦躁不安，呼吸时胸腹运动不同步，经初步急救未能改善。
  - ✓即将发生呼吸骤停的特征：无法维持呼吸功能，发绀，血流动力学不稳定，精神状态低落。
  - ✓肺心病特点：颈静脉怒张，左胸骨旁隆起，周围水肿。
- 诊断及检测
  - ✓连续脉搏血氧仪监测血氧饱和度。
  - ✓对所有严重的AECOPD患者进行ABG。
  - ✓AECOPD患者呼气末CO_2监测（$ETCO_2$）与动脉血二氧化碳分压（$PaCO_2$）只有中度相关性。
  - ✓不要评估严重AECOPD患者的呼气峰流量或肺活量，因为结果不准确。
  - ✓胸片：寻找肺炎、急性心力衰竭、气胸的征象。
  - ✓完善血常规、电解质（Na^+、K^+、Cl^-、HCO_3^-）、BUN和Cr检测。若诊断不明确，还应完善cTnI/cTnT、BNP或NT-proBNP检测。
  - ✓在流感季节进行流感感染相关检测。
  - ✓获取ECG：寻找心律失常、心肌缺血、肺心病的征象。

9. 急诊处理
- 患者分流策略
  - ✓门急诊治疗：对于COPD加重早期、病情较轻的患者，可以在门诊治疗，有时是在急诊经初步治疗后在门诊继续治疗。
  - ✓普通病房住院治疗指征：①症状显著加剧，如突然出现的静息状况下呼吸困难；②重度COPD；③出现新的体征或原有体征加重（如发绀、神志改变、外周水肿）；④有严重的合并症（如心力衰竭或新出现的心律失常）；⑤初始药物治疗急性加重失败；⑥高龄患者；⑦诊断不明确；⑧院外治疗无效或医疗条件差。
  - ✓入住监护室的指征：①严重呼吸困难且对初始治疗反应差；

②意识状态改变（如意识模糊、昏睡、昏迷等）；③经氧疗和无创机械通气后，低氧血症仍持续或呈进行性恶化，和/或严重进行性加重的呼吸性酸中毒（pH < 7.25）；④需要有创机械通气；⑤血流动力学不稳定，需要使用血管活性药物。

- 患者处理策略
  - ✓ 治疗原则
    - ◇ 评估患者的气道、呼吸和循环，必要时予以保护。
    - ◇ 控制性氧疗，使SpO_2达到88% ~ 92%，或PaO_2达到60 ~ 70mmHg；文丘里面罩可用于滴定FiO_2；高FiO_2通常不需要，并可能导致高碳酸血症（需要较高FiO_2需考虑其他诊断，如肺栓塞）。
    - ◇ 尽可能根据直接询问或预先声明，确定患者是否插管。
    - ◇ 提供积极的支气管舒张药治疗和呼吸机支持（无创或有创通气）相结合的治疗方案。
  - ✓ 监测
    - ◇ 持续监测血氧饱和度、血压、心率、呼吸频率。
    - ◇ 密切监测呼吸状况，持续心电监护，监测血糖。
  - ✓ 无创通气（NIV）：适用于大多数严重AECOPD患者，除非需要立即插管或NIV另有禁忌。禁忌证包括：严重意识障碍、不能清除分泌物或保护气道、高误吸风险、心血管系统不稳定（低血压、严重心律失常等）。2小时后获取ABG并与基线比较，恶化或未改善和pH < 7.25是有创通气的指征。
- 气管插管与机械通气：适用于急性呼吸衰竭、血流动力学不稳定（如心率 < 50次/分、不能控制的心律失常）、NIV禁忌证患者、NIV和积极药物治疗未能改善的患者。
- 药物治疗
  - ✓ 吸入β受体激动药：沙丁胺醇2.5mg，雾化吸入，根据患者反应可6 ~ 8h雾化1次。
  - ✓ 吸入抗胆碱能药物：500μg异丙托溴铵，雾化吸入，根据患者反应可6 ~ 8h雾化1次。
  - ✓ 糖皮质激素（甲泼尼龙40mg/d，共5天，胃肠道功能正常者可口服）。
  - ✓ 抗生素治疗：适用于大多数严重的AECOPD。根据特定病原体的可能性选择抗生素（如假单胞菌危险因素，既往痰培养，耐药性）。
    - ◇ 无假单胞菌危险因素：头孢曲松1 ~ 2g ivgtt，或头孢噻肟1 ~ 2g ivgtt，或左氧氟沙星500mg ivgtt或po，或莫西沙星400mg ivgtt或po。

◇ 有假单胞菌危险因素：左氧氟沙星750mg ivgtt或po，或哌拉西林/他唑巴坦4.5g ivgtt或po，或头孢吡肟2g ivgtt或po，或头孢他啶2g ivgtt或po。

✓ 抗病毒治疗（疑似流感）：奥司他韦75mg q12h po或帕拉米韦600mg静脉注射一次（无法口服药物的患者）。

（柴晶晶）

■ 哮喘急性发作

1. 定义
- 哮喘的经典症状和体征为间歇性呼吸困难、咳嗽和哮鸣音。
- 哮喘急性发作指哮喘症状突然发作，或原有症状加重，并以呼气流量降低为特征。
- 哮喘急性发作可能是哮喘的首发表现，也可能是已知哮喘患者受到"诱发"所致。
- 诱因包括呼吸道感染、过敏原或刺激物暴露、不依从控制药物等。
- 哮喘急性发作的最佳管理策略是早发现、早干预，以免进展为重度、可危及生命的事件。

2. 致死性哮喘发作的危险因素
- 既往危及生命的发作（如气管插管或收入ICU）。
- 正在使用或最近刚刚停用口服糖皮质激素。
- 过去1年因哮喘住院＞1次。
- 过去1年因哮喘于急诊科就诊≥3次。
- 短效β_2受体激动药（SABA）的用量＞1支/月。
- 共存疾病，如心血管疾病或慢性肺疾病。
- 使用违禁药品、有重大社会心理问题，包括抑郁。
- 哮喘患者出现食物过敏。
- 目前未使用吸入性糖皮质激素。
- 对哮喘症状或急性发作的严重程度感知困难。
- 有过对哮喘药物和/或书面哮喘行动计划依从性差的情况。

3. 临床表现
- 症状
  ✓ 提示哮喘发作的症状：呼吸急促、哮鸣、咳嗽和胸闷，以呼气期呼吸困难最明显。其他包括运动耐量下降和疲劳。
  ✓ 重度发作的症状：胸闷、空气不足感、呼吸困难引起话不成句、平躺时呼吸窘迫恶化，以及烦躁不安。
  ✓ 有些患者表现为咳嗽，称为咳嗽变异性哮喘。
  ✓ 哮喘严重发作通常称为"哮喘持续状态"。

✓ 严重气流阻塞表现：呼吸急促（>30次/分）、心动过速（>120次/分）、使用辅助吸气肌（如胸锁乳突肌）、三凹征、出汗、不能完整地说出句子或短语，因呼吸困难而不能仰卧，奇脉（即在吸气时收缩压下降至少12mmHg）。

✓ 提示病情严重的表现：出现喘息症状频发、持续甚至迅速加剧，心率>140次/分；不能讲话；夜间呼吸困难显著；取前倾位；极度焦虑、烦躁、大汗淋漓，甚至出现嗜睡、意识障碍；口唇、指甲发绀等；肺部广泛哮鸣音等。

● 查体

✓ 发作时两肺呼气相哮鸣音，哮鸣音越强，通常说明支气管痉挛越严重。

✓ 哮鸣音是诊断哮喘的主要依据之一。

✓ 寂静肺是哮喘患者的危重征象，若支气管发生强烈痉挛或广泛黏液栓堵塞支气管，哮鸣音、呼吸音均明显减弱至消失。

4. 必做检查

● 血氧饱和度测定：目前的指南建议使用SpO_2监测，特别是在严重窘迫、FEV_1或最大呼气流量（PEF，又称呼气峰流速）<基线值50%或无法进行肺功能测量的患者。低氧血症提示有生命危险的哮喘和可能的并发症，如黏液堵塞引起的肺炎或肺不张。

● 血常规＋CRP＋PCT：了解是否存在感染因素。

● ABG：有以下情况需检测：①持续性呼吸困难患者，初始支气管舒张药治疗后，PEF仍低于正常值的25%或<200L/min；②PEF为正常值25%～50%的患者，尽管给予积极治疗，但呼吸状况仍在恶化；③病情严重无法进行PEF的患者；④表现高碳酸血症症状或体征的患者，如意识低落、呼吸频率异常缓慢或肌阵挛等。哮喘急性发作期间，进行性高碳酸血症通常是机械通气的一个指标。

● 胸片或胸CT：若怀疑有合并症（如体温>38.3℃、无法解释的胸痛、白细胞增多或低氧血症）、患者需要住院治疗以及诊断不确定，应进行胸部影像学如胸片或胸CT检查。

5. 选做检查

● 肺功能检查：对于即将出现呼吸衰竭症状的患者，不应要求进行此检查。一般情况下，除非常矮或老年人外，峰值流速<100L/min表明大多数成年人严重阻塞。最初支气管舒张药治疗后保持PEF≤60%预测值时，为严重急性加重；若60%<PEF<80%，为中度急性加重。

● 特异性过敏原检测：查找可能过敏因素。

- 外周静脉血 CO_2 浓度（$PvCO_2$）测定：已成为急诊科的一种常用方法。正常或低静脉血 $PvCO_2$ 可靠地预测正常或低 $PaCO_2$，并可用于排除高碳酸血症，尽管 $PvCO_2$ 和 $PaCO_2$ 之间的总体相关性较差。

6. 诊断标准
- 反复发作喘息、气急、胸闷或咳嗽，多与接触过敏原、冷空气、物理性刺激、化学性刺激、病毒性上呼吸道感染、运动等有关。
- 发作时在双肺可闻及散在或弥漫性以呼气相为主的哮鸣音，呼气相延长。
- 上述症状可以治疗缓解或自行缓解。典型哮喘发作3次以上，具有重要诊断意义。
- 症状不典型者（如无明显喘息或体征），至少应具备以下一项试验阳性：
  ✓ 支气管激发试验或运动试验阳性。
  ✓ 支气管舒张试验阳性（FEV_1 增加12%以上，且 FEV_1 绝对值增加 > 200ml）。
  ✓ PEF平均日内变异率或昼夜波动率 > 10%。
- 除外其他疾病所引起的喘息、气急、胸闷或咳嗽。

7. 急诊处理
- 在呼吸窘迫减轻之前，应密切监测患者，包括生命体征、SpO_2 和肺功能（如PEF），以评估对治疗的反应。急性重症哮喘治疗的主要目标是迅速逆转气流限制，必要时纠正高碳酸血症或低氧血症。反复使用吸入性支气管舒张药和早期应用全身性糖皮质激素可迅速缓解气流限制（图11）。
- 吸氧：对于大多数中度或重度哮喘恶化的患者，尤其是低氧血症（SpO_2 < 90%）或无法进行持续血氧饱和度监测的患者，应予氧疗补充氧。目标是成人的 SpO_2 > 92%（妊娠者 > 95%），哮喘-慢性阻塞性肺疾病重叠（ACO）患者，其目标 SpO_2 为88% ~ 92%，通常用鼻导管很容易维持氧合，必要时可使用面罩。
- β_2 受体激动药
  ✓ 短效 β_2 受体激动药（SABA）：如每次吸入200μg沙丁胺醇或500μg特布他林，必要时每20分钟重复1次。方式包括标准雾化、计量吸入器（MDI）、连续雾化、压力型定量手控气雾剂（pMDI）和干粉吸入装置吸入SABA通常不适用于重度哮喘发作。口服如沙丁胺醇2 ~ 4mg、特布他林1.25 ~ 2.5mg tid，通常在服药后15 ~ 30分钟起效，疗效维持4 ~ 6小时。

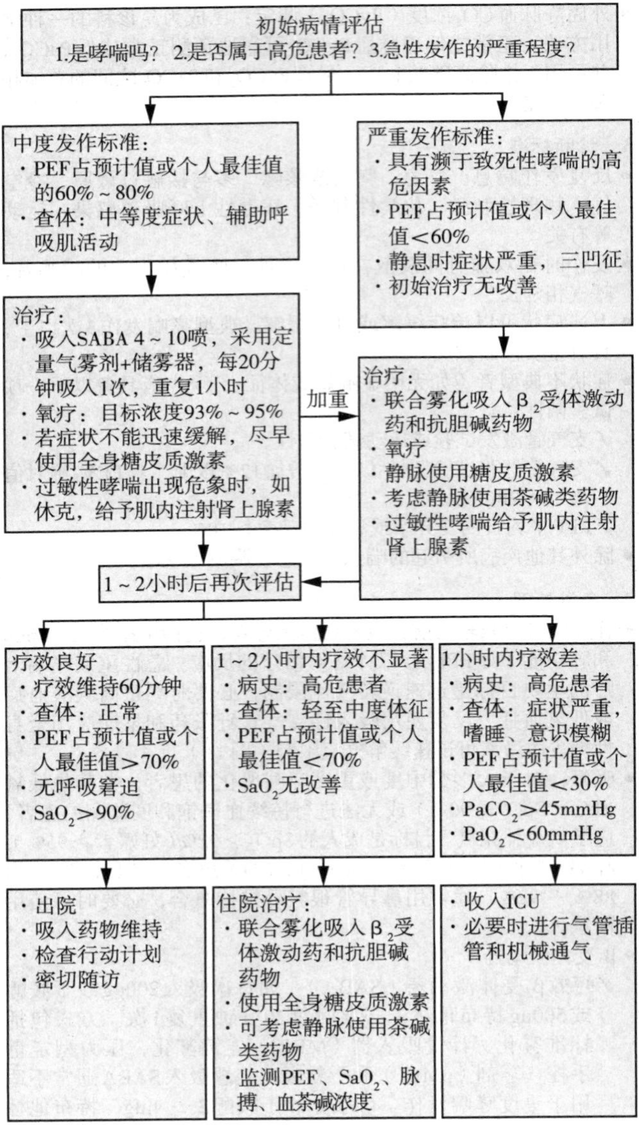

初始病情评估
1.是哮喘吗？ 2.是否属于高危患者？ 3.急性发作的严重程度？

中度发作标准：
· PEF占预计值或个人最佳值的60%～80%
· 查体：中等度症状、辅助呼吸肌活动

严重发作标准：
· 具有濒于致死性哮喘的高危因素
· PEF占预计值或个人最佳值<60%
· 静息时症状严重，三凹征
· 初始治疗无改善

治疗：
· 吸入SABA 4～10喷，采用定量气雾剂+储雾器，每20分钟吸入1次，重复1小时
· 氧疗：目标浓度93%～95%
· 若症状不能迅速缓解，尽早使用全身糖皮质激素
· 过敏性哮喘出现危象时，如休克，给予肌内注射肾上腺素

加重 →

治疗：
· 联合雾化吸入β₂受体激动药和抗胆碱药物
· 氧疗
· 静脉使用糖皮质激素
· 考虑静脉使用茶碱类药物
· 过敏性哮喘给予肌内注射肾上腺素

1～2小时后再次评估

疗效良好
· 疗效维持60分钟
· 查体：正常
· PEF占预计值或个人最佳值>70%
· 无呼吸窘迫
· SaO₂>90%

1～2小时内疗效不显著
· 病史：高危患者
· 查体：轻至中度体征
· PEF占预计值或个人最佳值<70%
· SaO₂无改善

1小时内疗效差
· 病史：高危患者
· 查体：症状严重，嗜睡、意识模糊
· PEF占预计值或个人最佳值<30%
· PaCO₂>45mmHg
· PaO₂<60mmHg

· 出院
· 吸入药物维持
· 检查行动计划
· 密切随访

住院治疗：
· 联合雾化吸入β₂受体激动药和抗胆碱药物
· 使用全身糖皮质激素
· 可考虑静脉使用茶碱类药物
· 监测PEF、SaO₂、脉搏、血茶碱浓度

· 收入ICU
· 必要时进行气管插管和机械通气

图11 哮喘急性发作治疗流程

✓ 长效β₂受体激动药（LABA），如沙美特罗（50μg bid）、福莫特罗（4.5～9μg bid），作用维持12小时以上。

- 全身糖皮质激素
  ✓ 建议对以下患者早期使用：①经过最初的SABA治疗，症状和PEF无持续改善；②每日或隔日口服糖皮质激素治疗，哮喘仍会恶化，这类患者需要在基线剂量以上补充糖皮质激素；③患者在最近停止使用全身性糖皮质激素后，有一个复发性的恶化。
  ✓ 推荐每日单剂量或分次服用泼尼松40～60mg。对于入住ICU的患者，通常选择每12小时注射40～80mg甲泼尼龙，而对于入院但不需要重症监护的患者，则认为较低的初始剂量（每12～24小时40～60mg）足够。推荐可持续应用5～7天。

- 吸入糖皮质激素：建议哮喘控制逐渐恶化的患者增加吸入糖皮质激素的剂量，如布地奈德、丙酸氟替卡松，对于到急诊科就诊伴哮喘发作的患者，不建议使用大剂量吸入性糖皮质激素替代口服糖皮质激素。

- 硫酸镁：对于严重恶化且对初始治疗无反应的患者，建议静脉注射单剂量硫酸镁（2g，20分钟以上注射）。静脉注射硫酸镁在急性哮喘中具有扩张支气管的作用，可能是由于抑制钙离子流入气道平滑肌细胞。

- 抗胆碱能药物：对于哮喘严重发作的患者，建议在吸入SABA的基础上加用吸入异丙托溴铵，如500μg雾化吸入。

- 初始治疗后评估：经过数小时的强化治疗后，症状完全消失的患者可以出院。症状恶化、SpO₂下降的患者需要住院治疗，可能需要重症监护。

- 呼吸机支持
  ✓ 无创正压通气：NIV的可能适用于对药物治疗无反应且不需要立即插管的患者。
  ✓ 机械通气：呼吸频率减慢、精神状态低落、无法维持呼吸功能或无法配合吸入药物的服用、高碳酸血症恶化及相关的呼吸性酸中毒，或在高流量补充氧气的情况下仍不能维持血氧饱和度在92%以上，表明患者需要气管插管。在没有预期插管困难的情况下，首选快速顺序插管。不建议使用鼻插管。

- 体外生命支持：通过人工膜肺进行氧合和CO₂清除，作为一种临时措施，对于常规护理和机械通气有困难的严重哮喘患者可能有益。

（柴晶晶）

■ 肺栓塞

1. 定义

- 肺栓塞（PE）是内源性或外源性栓子阻塞肺动脉引起肺循环障碍的一组疾病或临床综合征。
- 包括肺血栓栓塞症、脂肪栓塞综合征、羊水栓塞、空气栓塞等。不到15%的肺栓塞发生肺梗死。
- 导致肺栓塞的血栓多数来自深静脉血栓形成（DVT），DVT与PE实质上是同一种疾病过程在不同部位、不同阶段的表现，二者合称静脉血栓栓塞症（VTE）。

2. 危险因素

- 强易患因素：大手术、急性心肌梗死、大创伤、恶性肿瘤、脊髓损伤、骨盆骨折。
- 中等易患因素：心力衰竭、PE病史、卧床、肥胖、高龄、凝血功能紊乱、妊娠、应用避孕药物、慢性呼吸功能不全。

3. 临床表现

- 突发呼吸困难：最常见，出现概率为50%～75%，合并胸痛、咯血的"三联征"出现概率仅20%，而至少出现这三者之一占94%。
- 部分患者有咳嗽、晕厥、休克，甚至猝死起病。
- 呼吸、心率加快，P2亢进，下肢水肿是最可能出现的体征。

4. 必做检查

- ECG：$S_I Q_{III} T_{III}$有强烈提示意义，但只在19%患者中出现。电轴右偏、右束支传导阻滞、肺型P波也能提示右心高负荷。
- D-Dimer检测：敏感性高而特异性差。其浓度与PE的位置、血栓大小有密切关系。D-Dimer正常有助于排除PE，但50岁以上患者建议使用年龄矫正的临界值（年龄×10μg/L）代替标的500μg/L临界值。
- 床旁超声：超声心动图可发现右心室高负荷，左心室"D"字征有助于诊断PE。同时可定量估测肺动脉压力。部分情况下可在右心室或肺动脉内看见飘动的血栓。下肢静脉超声可方便且快速地发现可能的下肢DVT。
- CTPA：能快速有效地明确PE的大小和部位，是急诊诊断PE的首选检查。

5. 选做检查

- ABG：提示可能的低氧、呼吸性碱中毒，对诊断帮助不大。
- 胸片：表现无特异性，可能发现肺动脉段突出，少数人可能出现Westermark征（局部肺纹理减少）。

- BNP、cTnI检测：对诊断帮助不大，但升高提示PE预后不佳。
- V/Q显像：理论上可以诊断PE，但因其检查的复杂性，难以在急诊开展。

6. 诊断策略
- PE临床可能性评估：简化版Wells评分（表6）。

表6 简化版Wells评分

危险因素	得分
有DVT症状体征	1分
除PE外，其他诊断可能性小	1分
制动或手术史（过去4周内）	1分
肿瘤活动期	1分
既往DVT/PE病史	1分
咯血	1分
HR≥100次/分	1分

注：评分≥2分，可能是PE，建议做CTPA。反之，PE可能性小，若D-Dimer阴性可除外PE。

- CTPA阳性可诊断PE。
- 需鉴别的其他诊断：急性冠脉综合征、肺炎、主动脉夹层等。
- 诊断PE后，若患者有休克或低血压，考虑为高危，需要尽快溶栓；非高危者参考简化版PE严重指数评分（sPESI）评估患者的严重程度划分中危和低危险（PESI评分过于复杂，不适合急诊使用），sPESI≥1为中危，sPESI＝0为低危（表7）。中危者中，影像学发现右心室功能障碍＋cTnI或cTnT升高者为中高危，需要严密监测可能需要溶栓；否则为中低危，直接开始抗凝治疗。

表7 sPESI赋值表

危险因素	得分
年龄＞80岁	1分
肿瘤	1分
慢性心力衰竭或慢性肺部疾病	1分
HR≥110次/分	1分
SBP＜100mmHg	1分
SaO_2＜90%	1分

7. 急诊处理（图12）

- 心电监护，建立静脉通路，专科会诊。
- 呼吸支持：氧疗，保证$SaO_2 > 95\%$，重症患者需要气管插管、机械通气。
- 循环支持：对于出现低血压的PE患者需要进行液体复苏，但液体量尽量控制在500 ~ 1000ml，警惕右心衰竭加重。可加用血管活性药物，如去甲肾上腺素、多巴胺或多巴酚丁胺。
- 经验性抗凝：高度怀疑PE患者在评估出血风险后尽快开始肝素或低分子肝素足量抗凝。严重肾功能不全（CCr≤30ml/min）、拟直接再灌注或出血风险高者可静脉泵入肝素抗凝，监测APTT，维持到正常值的1.5 ~ 2.5倍，一般5 ~ 10天，后根据情况换口服抗凝药长期抗凝。

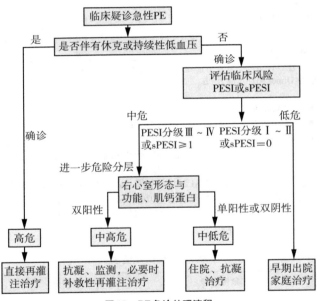

图12 PE急诊处理流程

- 溶栓治疗：对于高危PE患者，除外禁忌证后尽快进行溶栓治疗，之后序贯肝素抗凝。提前签署知情同意书。监测神经系统症状和体征，警惕脑出血。溶栓时间窗一般在14天内。
  ✓ 一般选用rt-PA 50 ~ 100mg ivgtt×2小时，或先用0.6mg/kg iv×15分钟再持续ivgtt。

68

✓ 对引起心搏骤停的确诊或高度怀疑的PE患者，可在心肺复苏同时给予rt-PA 50mg iv，15分钟后无自主循环恢复可再给予1剂。

- 静脉取栓：对于有条件的医疗机构，对血流动力学不稳定的患者可进行导管取栓或开胸取栓术。

（刘业成）

■ 社区获得性肺炎

1. 定义
- 社区获得性肺炎（CAP）指在医疗保健机构之外发生的肺实质急性感染。

2. 危险因素
- 高龄。
- 慢性共存疾病：慢性肺病，如支气管扩张、哮喘、COPD等；慢性心脏病，特别是充血性心力衰竭；脑卒中、糖尿病、营养不良和免疫功能受损疾病。
- 病毒性呼吸道感染。
- 气道保护受损：意识改变，如脑卒中、癫痫、麻醉、药物或酒精使用所致，或吞咽困难，如食管病变或动力障碍引起。
- 吸烟、酗酒及其他生活方式因素（拥挤的生活条件，如监狱、收容所，居住于经济条件较差的地区，以及暴露于环境毒素，如溶剂、油漆或汽油等）。
- 同时存在多种危险因素使风险累加，如有吸烟、COPD和充血性心力衰竭。

3. 临床表现
- 肺部症状：干咳或咳痰、呼吸困难和胸膜炎性胸痛是CAP的最常见症状。
- 肺炎体征：包括呼吸过速、呼吸功增加，以及附加呼吸音，包括湿啰音和干啰音。触觉语颤、羊鸣音和叩诊浊音也提示肺炎。
- 全身症状：绝大多数CAP患者会出现发热。其他全身症状也很常见，如寒战、疲劳、不适、胸痛（可能是胸膜炎性）和食欲减退。
- 全身体征：严重者全身炎症反应还可导致心动过速、低血压、意识障碍、少尿等。

4. 必做检查
- 血常规。
- 胸片：大多数疑似CAP患者，通常需拍摄后前位和侧位胸片。

- 生化检查：包括空腹血糖、血清钠、肝肾功能等。

5. 选做检查
- 胸部CT：适用于胸片阴性但根据临床特征仍怀疑CAP的特定患者，如在免疫功能低下的患者中，胸片可能无法检测到肺浸润；已知接触可导致肺炎的流行性病原体的患者（如军团菌）。
- 微生物学检测
  - ✓ 对于大多数门诊治疗的轻症CAP患者，不需要进行微生物学检测。
  - ✓ 对于大多数入住普通病房的中度CAP患者，需进行血培养、痰革兰染色和培养、肺炎链球菌尿抗原检测和军团菌检测。在呼吸道感染病毒流行季节（如北半球的深秋至早春），还需检测呼吸道感染病毒（流感病毒、腺病毒、副流感病毒、呼吸道合胞病毒和人类偏肺病毒）。
  - ✓ 对于大多数重症CAP住院患者，需进行血培养、痰培养、尿链球菌抗原和军团菌检测。
    气管镜支气管吸入物或肺泡灌洗：需氧菌培养、军团菌培养、真菌染色和培养，以及PCR呼吸道病毒检测。
  - ✓ 其他
    - ◇ 对于已知或可能接触流行性病原体（如军团菌或流感病毒）的患者，可扩大评估范围以包括对这些病原体的检测。
    - ◇ 对于空洞性肺炎患者，可能还要检测结核病、真菌病原体和诺卡菌属。
    - ◇ 对于免疫功能低下的患者，应扩大鉴别诊断，包括条件致病菌（如肺孢子菌）、真菌、寄生虫，以及不常见的病毒病原体（如巨细胞病毒）。
- ABG。
- 炎性指标检测：ESR、CRP、PCT等。
- HIV血清学检查。

6. 诊断策略
- 临床诊断：社区发病、符合以下1～4项中任何1项加第5项，除外肺结核、肺部肿瘤、非感染性肺间质性疾病、肺水肿、肺不张、肺栓塞、肺嗜酸性粒细胞浸润症及肺血管炎等。
  - ✓ 新近出现的咳嗽、咳痰或原有呼吸道疾病症状加重，伴或不伴脓痰、胸痛、呼吸困难、咯血。
  - ✓ 发热。
  - ✓ 肺实变体征和/或闻及湿啰音。
  - ✓ WBC $> 10 \times 10^9$/L或$< 4 \times 10^9$/L，伴或不伴核左移。

✓胸片示片状、斑片状浸润影或间质性改变，伴或不伴胸腔积液。

- 确定严重程度和治疗地点：最常用的严重程度评分是肺炎严重程度指数（PSI）和CURB-65。前者又称PORT评分，准确性高，故通常作为优选。CURB-65评分因为使用更简便，似乎更适合急诊（表8）。

表8　CAP的CURB-65评分标准

危险因素	评分
意识障碍	1
血BUN > 7mmol/L（20mg/dl）	1
呼吸频率≥30次/分	1
SBP < 90mmHg或DBP≤60mmHg	1
年龄≥65岁	1

注：0～1分为低危（死亡风险<3%），院外治疗，2分为中危（死亡风险9%），短期住院或密切观察下院外治疗，3～5分为高危（死亡风险15%～40%），住院或ICU治疗。

- 重症CAP：符合以下任一主要标准，或≥3项次要标准的患者为重症CAP，应收入ICU。
  - ✓主要标准：需要机械通气的呼吸衰竭；需要血管活性药物支持的脓毒症。
  - ✓次要标准：神志改变；SBP < 90mmHg，需要积极的液体复苏；体温< 36℃；呼吸频率≥30次/分；PaO_2/FiO_2≤250mmHg；BUN≥7mmol/L；多肺叶浸润。

7. 急诊处理
- 门诊抗生素治疗
  - ✓对于无重大共存疾病且近期未使用抗生素的患者，初始方案的选择取决于当地肺炎链球菌耐药率。
    - ◇在大环内酯和多西环素耐药率均<25%的地区，使用大环内酯或多西环素治疗，首选大环内酯。
    - ◇在大环内酯和多西环素耐药肺炎链球菌的感染率>25%的地区，采用β-内酰胺类药物加大环内酯或多西环素进行联合治疗，或使用喹诺酮单药治疗。
  - ✓对于有重大共存疾病（如慢性肺、肝、心脏或肾脏疾病，糖尿病，癌症，和/或酒精依赖）和/或近期使用过抗生素的患者，应针对呼吸系统感染的喹诺酮单药治疗，或使用抗肺炎球菌的β-内酰胺类药物加大环内酯或多西环素进行联合治疗。
- 住院抗生素治疗
  - ✓ 对于无MRSA和假单胞菌属感染危险因素的患者，选择β-内酰胺类药物加大环内酯或多西环素联合治疗，或单用针对呼吸系统感染的喹诺酮。
  - ✓ 对于有假单胞菌属感染危险因素的患者，抗假单胞菌β-内酰胺类药物（如哌拉西林/他唑巴坦、头孢吡肟、头孢他啶、美罗培南或亚胺培南）联合抗假单胞菌喹诺酮（如环丙沙星或左氧氟沙星）。
  - ✓ 对于有MRSA感染危险因素的患者，选择上述两种方案之一，并加用具有抗MRSA活性的药物，如万古霉素或利奈唑胺。
- ICU抗生素治疗
  - ✓ 对于大多数无MRSA和假单胞菌属感染危险因素的患者，使用β-内酰胺类药物（如头孢曲松、头孢噻肟、头孢洛林、氨苄西林/舒巴坦、厄他培南），加大环内酯（如阿奇霉素或克拉霉素）或针对呼吸系统感染的喹诺酮（如左氧氟沙星或莫西沙星）进行治疗。
  - ✓ 对于有假单胞菌属感染危险因素的患者，经验性治疗通常采用联合治疗，即抗假单胞菌的β-内酰胺类药物（如哌拉西林/他唑巴坦、头孢吡肟、头孢他啶、美罗培南或亚胺培南）联合抗假单胞菌的喹诺酮（如环丙沙星或左氧氟沙星）。
  - ✓ 对于有MRSA感染危险因素的患者，选择上述两种方案之一，并加用具有抗MRSA活性的药物，如万古霉素或利奈唑胺。
- 糖皮质激素辅助治疗
  有脓毒症或呼吸衰竭（吸入氧浓度需要 > 50%），同时符合以下一个或多个标准：动脉pH < 7.3 的代谢性酸中毒、乳酸 > 4mmol/L，或CRP > 150mg/L，可酌情给予糖皮质激素辅助治疗，疗程为5天。
- 呼吸支持。

（柴晶晶）

■ 医院获得性肺炎

1. 定义
- 医院内肺炎指在医院发生的急性肺实质感染，包括医院获得性肺炎（HAP）和呼吸机相关性肺炎（VAP）。
- HAP指在入院≥48小时后发生的肺炎，且在入院时不存在也不处于潜伏期。

- VAP指在气管插管≥48小时后发生的肺炎。

2. 微生物学

- HAP和VAP的病原体多种多样，且可能为多重感染。
- 常见病原体包括：革兰阴性需氧杆菌，如大肠埃希菌、肺炎克雷伯菌、肠杆菌、铜绿假单胞菌和不动杆菌；革兰阳性球菌，如金黄色葡萄球菌，包括耐甲氧西林金黄色葡萄球菌（MRSA），以及链球菌。

3. 临床表现

同社区获得性肺炎。

4. 必做检查

- 血常规。
- 胸片。
- 生化检查：包括空腹血糖、血清钠、肝肾功能等。

5. 选做检查

- ABG。
- 痰：革兰染色和细菌培养。
- 病毒PCR和培养：根据临床情况决定，对呼吸道合胞体病毒做直接抗原测定。
- 军团菌尿抗原检测、分枝杆菌涂片和培养、真菌培养和涂片、肺孢子菌染色等。
- 评价和排除肺外感染源。
- 血培养。
- 尿液分析和培养。
- 支气管镜保护性毛刷和支气管肺泡灌洗：适用于急性进展性肺炎、气管插管进行机械通气的重症肺炎、应用免疫抑制药及对经验性抗菌药物治疗效果不佳者。
- 胸部CT。
- 诊断性胸腔穿刺：适用于胸腔积液存在者，可行超声检查，并考虑诊断性穿刺。

6. 诊断策略

- 临床诊断标准：①影像学：新出现或进展性肺部浸润影；②浸润是由感染所致的临床证据：新出现的发热，脓痰，白细胞 $> 10 \times 10^9/L$ 或 $< 4 \times 10^9/L$。①加②中两种临床表现是目前的临床诊断标准。VAP患者可能仅表现为呼吸困难、分泌物增多、低氧血症或呼吸力学改变。
- 临床肺部感染评分（CPIS）（表9）：CPIS评分超过6分诊断

HAP。CPIS可用于动态监测，若低度怀疑VAP，经过抗菌药物治疗3天后CPIS仍很低，可以比较安全地停用抗菌药物。

表9　临床肺部感染评分（CPIS）评分标准

项目	CPIS评分		
	0	1	2
气道分泌物	无	非脓性分泌物	脓性分泌物
胸片	无浸润		有浸润（除外CHF和ARDS）
体温（℃）	≥36.5和≤38.4	≥38.5和≤38.9	≥39和≤36
白细胞（×10^9/L）	≥4和≤10	<4或>11	<4或>11，+杆状核≥50%
PaO$_2$/FiO$_2$（mmHg）	>240或ARDS		≤240，无ARDS
气道吸出物细菌培养	≤1+或无生长	>1+	>1+，且与革兰染色结果一致

注：ARDS，急性呼吸窘迫综合征，CHF，充血性心力衰竭。

7. 急诊处理
- 治疗原则
  - ✓一旦临床怀疑HAP或VAP，应尽早开始抗生素治疗。
  - ✓将早期、积极的治疗和早期、积极的降阶梯治疗相结合。
  - ✓抗生素治疗方案选择：应考虑近期抗生素治疗（如果有）、医院或ICU的常居菌群、是否存在基础疾病、疾病严重程度、已有的培养数据，以及患者是否感染多重耐药（MDR）病原体的风险。
  - ✓大多数HAP或VAP患者应接受7天疗程的抗生素，但根据临床指标、放射学指标和实验室指标的改善速度，也可能需要更短或更长的疗程。
- 治疗药物
  - ✓具有抗铜绿假单胞菌活性的抗生素：哌拉西林/他唑巴坦、头孢吡肟、头孢他啶、亚胺培南、美罗培南、氨曲南，其他具有抗革兰阴性杆菌活性的抗生素。
    - ◇ 如果可能有军团菌感染，优选抗假单胞菌的喹诺酮类药物，如环丙沙星或左氧氟沙星。
    - ◇ 氨基糖苷类药物：每日1次的给药方案仅适用于肾功能正常的患者，如阿米卡星、庆大霉素、妥布霉素。

◇ 氨曲南：虽然一般会避免应用两种β-内酰胺类药物，在无其他选择的情况下，在一种β-内酰胺类药物的基础上联合氨曲南作为另一种抗革兰阴性菌药物是可以接受的，因为氨曲南作用于细菌细胞壁内的靶点不同。

◇ 多黏菌素类药物：对于VAP患者，若怀疑或确诊感染高度耐药的假单胞菌属、不动杆菌、肠杆菌科（包括肺炎克雷伯菌），加用另一种药物可能是恰当的，如静脉用多黏菌素或多黏菌素B。

✓ 具有抗MRSA活性的抗生素

◇ 利奈唑胺：当患者能口服药物时可口服给药。

◇ 万古霉素：目标血清谷浓度为15～20mg/L。

◇ 当利奈唑胺和万古霉素均不能应用时，泰拉万星是一个替代选择。

● 经验性治疗：HAP和VAP的经验性治疗应包括具有抗金黄色葡萄球菌、铜绿假单胞菌和其他革兰阴性杆菌活性的抗生素。

✓ HAP经验性治疗

◇ HAP患者中MDR病原体感染和/或死亡的危险因素：①因HAP予以通气支持；②脓毒症休克。

◇ MDR假单胞菌属、其他革兰阴性杆菌和MRSA感染的危险因素：过去90天内用过静脉用抗生素。

◇ MDR假单胞菌和其他革兰阴性杆菌感染的危险因素：①结构性肺病（支气管扩张或囊性纤维化）；②呼吸道标本革兰染色显示有大量处于优势的革兰阴性杆菌。

◇ MRSA感染的危险因素：①接受治疗的病房内有超过20%的金黄色葡萄球菌分离株耐甲氧西林；②接受治疗的病房内MRSA的流行情况未知。

◇ 无MDR危险因素和死亡风险增加，患者应接受一种具有抗假单胞菌属、其他革兰阴性杆菌和MSSA活性的抗生素。可选择的药物包括：哌拉西林他唑巴坦、头孢吡肟、亚胺培南、美罗培南、左氧氟沙星。

◇ 有MDR危险因素和/或死亡风险增加，应接受以下三种药物联合应用：一种具有抗铜绿假单胞菌活性抗生素，一种其他革兰阴性杆菌活性的抗生素，一种具有抗MRSA活性的抗生素。

◇ 患者有MRSA感染的危险因素，但无MDR假单胞菌属和其他革兰阴性杆菌感染的危险因素，应接受两种药物联合：一种具有抗铜绿假单胞菌活性的抗生素，一种具有抗MRSA活性的抗生素。

✓ VAP经验性治疗

◇ VAP患者感染MDR病原体的危险因素包括：①过去90

天内用过静脉用抗生素；②VAP发生时有脓毒症休克；③VAP发生前有ARDS；④VAP发生前住院时间≥5天；⑤VAP发生前进行过紧急肾脏替代治疗；⑥接受治疗的ICU内有超过10%的革兰阴性分离株对考虑作为单药治疗的抗生素耐药；⑦接受治疗的ICU内的药敏率未知；⑧MRSA的危险因素：接受治疗的病房内有超过10%～20%的金黄色葡萄球菌分离株耐甲氧西林，接受治疗的病房内MRSA的流行情况未知。

◇ 无MDR病原体感染的已知危险因素的VAP患者：建议采用下列经验性静脉抗生素治疗方案中的一种：哌拉西林他唑巴坦、头孢吡肟、亚胺培南、美罗培南、左氧氟沙星。

◇ 有MDR危险因素的VAP患者：应接受3种药物联合应用：一种具有抗铜绿假单胞菌的药物，一种其他革兰阴性杆菌活性的药物，一种具有抗MRSA活性的药物。

◇ 若仅存在任何MRSA危险因素，应接受两种药物联合应用：一种具有抗铜绿假单胞菌的药物，一种具有抗MRSA活性的药物。

8. HAP预防
- 积极治疗患者的基础疾病。
- 预防误吸：床头抬高至少30°。
- 只要临床许可，尽早拔除气管插管和胃管。
- 控制医院内感染。
- 定时翻身拍背、呼吸治疗。

（柴晶晶）

■ 气胸

1. 定义
   胸膜腔中存在气体。

2. 分类
- 按病因分类
   ✓ 自发性气胸：无外伤及人为因素致脏层胸膜破裂，气体进入胸膜腔引起的胸膜腔积气。分为原发性和继发性。
     ◇ 原发性自发性气胸：在无诱发性外部事件、无临床肺部疾病情况下出现的气胸。危险因素：胸膜下肺大疱、吸烟、遗传易感性（BHD综合征、高同型半胱氨酸血症、马方综合征等）。
     ◇ 继发性自发性气胸：指作为基础肺病并发症出现的气胸。

病因包括：COPD、肺部恶性肿瘤、肺部感染（细菌、真菌、结核、肺孢子菌等）、肺囊性纤维化、淋巴管肌瘤病、弥漫性朗格汉斯细胞组织细胞增生症等。

✓ 创伤性气胸：指由胸部直接或间接创伤引起的气胸。

- 按病理生理学分类
  - ✓ 闭合性（单纯性）气胸：胸膜破口小，由于肺萎缩或浆液性渗出物致胸膜裂口封闭，不再有空气漏入胸膜腔，胸腔内压力可正可负，抽气后胸腔内压力可为负压。
  - ✓ 开放性（交通性）气胸：胸膜破口大，胸膜裂口因粘连或因周围纤维组织固定而敞开，气体经裂口自由进出，胸腔内压力在大气压上下波动，抽气后胸腔内压力无变化。
  - ✓ 张力性（高压性）气胸：破口形成单向活瓣，吸气时空气进入胸膜腔，呼气时破口关闭空气不能排出，胸膜腔内压力明显升高（常超过大气压 $10cmH_2O$ 以上），患者可出现严重的呼吸循环功能障碍。

3. 临床表现
- 呼吸困难和胸痛是最常见症状。
- 轻者可表现为轻度咳嗽，重症者可出现休克表现，烦躁不安、冷汗、低血压、心动过速等。
- 体征包括气管向健侧移位，患侧呼吸运动减弱，触觉语颤减弱，叩诊呈鼓音，呼吸音减弱或消失等。

4. 必做检查
- 血常规＋凝血功能＋ABG。
- 胸片/CT：显示无肺纹理的均匀透亮的胸膜腔积气，其内侧为呈弧形的线状肺压缩边缘。

5. 选做检查
- 肺部超声：胸膜滑动征消失，出现肺点征。
- 胸腔镜检查：有创性检查，易发现病因。

6. 病情评估
- 气胸容量评估（简易法）：根据后前位胸片判断气胸容量大小（压缩＞50%为大量）。
- 侧胸壁距离肺边缘：2cm以内（小量），2cm以上（大量）。
- 肺尖气胸线距离胸腔顶部：3cm以内（小量），3cm以上（大量）。

7. 鉴别诊断
- 哮喘和AECOPD：常有过敏或长期吸烟、慢性咳嗽史，接触过敏原或受凉后诱发，发作时双肺可闻及哮鸣音，肺部影像学有助于鉴别。

- 急性PE：高危因素（长期卧床制动）＋突发呼吸困难＋低氧血症＋D-Dimer升高。
- 肺大疱：先天性或有COPD肺气肿病史，影像学上病变常局限。
- 急性心肌梗死：突发胸闷或胸痛＋ECG及心肌酶动态变化＋ACS高危因素。
- 其他：如胸膜炎、肋软骨炎、急腹症等。

8. 急诊处理

- 严格卧床休息，吸氧，镇咳，镇痛，保持二便通畅。
- 胸腔闭式引流指征：①患者存在明显呼吸困难；②评估气胸容量＞50%（侧胸壁距离肺边缘2cm以上或肺尖气胸线距离胸腔顶部3cm以上）；③张力性气胸。
- 胸腔闭式引流无效情况下，可考虑胸腔粘连剂使用或外科手术。
- 针对原发病治疗，如肺部感染性疾病使用抗生素。

（桂耀松）

■ 胸腔积液

1. 定义

- 正常胸腔含5～15ml液体，CT上可见肺和胸壁1～2mm厚的线状液体密度影。
- 胸腔积液增多可能提示相关疾病。

2. 病因

- 感染性：细菌、结核分枝杆菌、寄生虫、真菌、病毒、支原体、立克次体。
- 肿瘤性：肺癌、胸膜转移瘤、胸膜间皮瘤、淋巴瘤、白血病。
- 免疫性：系统性红斑狼疮、风湿热、类风湿关节炎。
- 物理性：外伤。
- 其他：心功能不全、低蛋白血症、甲状腺功能减退症等。

3. 胸腔穿刺术适应证

- 积液深度超过1cm。
- 新出现的胸腔积液，为明确其性质及原因。
- 缓解大量胸腔积液患者喘憋症状。
- 典型心力衰竭伴胸腔积液患者一般无须行胸腔穿刺。

4. 必做检查

- 血常规＋CRP＋PCT：了解患者基础情况，评估感染情况。
- 肝肾功能检查：除外低蛋白血症等因素引起的积液。

- NT-proBNP/BNP检测：除外心力衰竭因素引起的胸腔积液。
- 胸片/CT：评估积液量及位置。
- 胸腔积液标本检查：肉眼观察胸腔积液性状有助于得到初始诊断线索（表10），以及积液常规、总蛋白（TP）、乳酸脱氢酶（LDH）、葡萄糖（Glu）检查。

表10　胸腔积液性状诊断提示

颜色	诊断提示
淡黄色清亮	漏出液
红色	肿瘤、创伤、肺梗死、石棉肺
白色	乳糜胸、胆固醇渗出（假性乳糜胸）
棕色	阿米巴脓肿、长期血性胸腔积液
黑色	黑曲霉菌病、恶性黑色素瘤、胰腺炎、滥用可卡因、支气管肺癌、慢性血胸
黄色	细菌感染所致脓性胸腔积液
黄绿色	结核性或风湿性胸腔积液

5. 选做检查
- 结核感染：胸腔积液腺苷脱氨酶（ADA）、抗酸染色、结核分枝杆菌培养、T.SPOT-TB。
- 脓胸：胸腔积液革兰染色、细菌培养。
- 恶性肿瘤：胸腔积液找瘤细胞、癌胚抗原（CEA）检测。
- 乳糜胸、假性乳糜胸：胸腔积液胆固醇（CHO）、甘油三酯（TG）。
- 胰腺炎、食管破裂：胸腔积液淀粉酶。

6. 鉴别诊断（表11）
- 渗出液诊断：依据Light标准（敏感性98%，特异性83%），以下3条中满足任1条者为渗出液：胸腔积液LDH/血清LDH > 0.6；胸腔积液TP/血清TP > 0.5；胸腔积液LDH > 2/3血清LDH正常值上限。
- 若Light标准特异性不够，可联合其他诊断标准：血清－胸腔积液白蛋白梯度≤12g/L或总蛋白梯度≤31g/L考虑渗出液可能性大；胸腔积液胆固醇（CHO） > 1.16mmol/L考虑渗出液可能性大。

表 11　渗出液/漏出液的常见病因

漏出性	渗出性
心力衰竭、窄缩性心包炎	肿瘤
肝源性	肺炎旁积液、结核性胸膜炎
肾病综合征	肺栓塞
低蛋白血症	结缔组织病
上腔静脉阻塞综合征	尿毒症
甲状腺功能减退症	食管破裂、急性胰腺炎

7. 急诊处理
- 寻找病因，对因治疗。
- 漏出性胸腔积液：首选利尿治疗，明显呼吸困难者可穿刺引流。
- 渗出性胸腔积液：感染性胸腔积液尽早充分引流，肿瘤性胸腔积液可穿刺引流缓解症状。

（杨　婧）

■ 急性呼吸窘迫综合征

1. 定义
- 急性呼吸窘迫综合征（ARDS）是一种急性弥漫性炎症性肺损伤，可导致肺血管通透性增加、肺重量增加和肺含气组织减少。
- 临床特征是低氧血症和影像学显示双肺阴影。
- 病理标志是弥散性肺泡损伤（DAD），即肺泡水肿伴或不伴局灶性出血、急性肺泡壁炎症和透明膜形成。

2. 病因
- 直接肺损伤：吸入、各种病原体所致肺炎、外伤所致肺挫伤、溺水、脂肪栓塞、化学物质损伤及肺移植术后再灌注损伤等。
- 间接肺损伤：脓毒症、创伤、输血、胰腺炎、体外循环等。

3. 临床表现
- 在诱发事件发生后出现急性呼吸困难、咳嗽、胸痛、低氧血症和双肺弥漫性湿啰音。
- 呼吸窘迫通常明显，包括呼吸急促、心动过速、出汗和使用辅助呼吸肌呼吸。
- 其他临床表现常与病因有关：如由脓毒症导致ARDS的患者可能有发热、白细胞增多、组织低灌注等休克表现。

4. 必做检查
- 血常规：WBC明显升高可能提示严重细菌感染，病程中可能会出现Hb及PLT下降。
- 肝肾功能、胰功、电解质、心肌酶检测：进行重要脏器功能评估。
- 尿常规：评估肾功能及了解有无泌尿系感染。
- 凝血常规检测：评估出血及血栓形成倾向。
- PCT检测：明显升高，常提示可能存在细菌感染。
- ABG：常显示为低氧血症、急性呼吸性碱中毒及乳酸水平升高。
- 胸部影像学：初始胸片通常显示双侧肺泡浸润影，而CT通常显示广泛的斑片状或融合的气腔高密度影，通常在肺部重力依赖区更明显。

5. 选做检查
- 病原学检查：发热患者常需要进行寻找病原学证据，包括血、尿、粪便、痰、肺泡灌洗液、脑脊液等病原学检查，必要时可选送病原体二代基因测序。
- BNP检测及超声心动图：有助于ARDS与心源性肺水肿鉴别。
- 腹部B超、腹盆CT：对脓毒症休克患者有助于评估潜在感染病灶。

6. 诊断
- 呼吸系统症状必须在已知的临床损伤发生后1周内开始，或在过去1周内患者必须出现新的症状或症状加重。
- 胸片或胸部CT必须存在符合肺水肿的双肺阴影，这些阴影必须不能完全用胸腔积液、肺叶塌陷或肺结节解释。
- 患者的呼吸衰竭必须不能完全用心力衰竭或液体过剩解释。若不存在ARDS危险因素，则需要进行客观评估（如超声心动图）排除流体静力性肺水肿。
- 必须存在中至重度氧合障碍，由动脉氧分压与吸入氧分数的比值（PaO_2/FiO_2）定义。低氧血症的严重程度定义了ARDS的严重程度。
  - ✓ 轻度ARDS：呼气末正压通气（PEEP）或持续气道正压（CPAP）呼吸机参数设置为$\geqslant 5cmH_2O$时，PaO_2/FiO_2 $>200mmHg$但$\leqslant 300mmHg$。
  - ✓ 中度ARDS：呼吸机设置为PEEP$\geqslant 5cmH_2O$时，PaO_2/FiO_2 $>100mmHg$但$\leqslant 200mmHg$。
  - ✓ 重度ARDS：呼吸机设置为PEEP$\geqslant 5cmH_2O$时，$PaO_2/FiO_2 \leqslant 100mmHg$。

注意：ARDS的柏林定义要求满足下列所有条件才能诊断。

7. 鉴别诊断
- 心源性肺水肿：通常为左心室收缩或舒张功能障碍所致，也有可能因液体负荷过重、重度高血压、肾衰竭引起，超声心动图、BNP检测有助于区分心源性肺水肿和ARDS。
- 慢性间质性肺疾病急性加重：患者既往常有间质性肺疾病病史，既往肺部影像学有助于鉴别评估。需注意，在慢性间质性肺疾病基础上并发感染时，常合并ARDS存在。
- 弥漫性肺泡出血：常有基础疾病（如系统性红斑狼疮、抗肾小球基膜病），临床表现为咯血、Hb水平明显下降，支气管镜检查发现整个气道血性分泌物及肺泡灌洗液中红细胞计数明显增多，肺泡灌洗液中发现充满含铁血黄素的巨噬细胞强烈提示弥漫性肺泡出血。
- 肺泡癌：可快速进展，影像学可表现为双肺弥漫性病变，有时与ARDS难以鉴别，痰或肺泡灌洗液中可能发现肿瘤细胞。

8. 急诊处理
- 积极治疗原发病，如脓毒症休克时需积极抗感染及纠正休克治疗，重症胰腺炎患者需要积极液体复苏。
- 对于多数ARDS患者，应行气管插管实施有创机械通气。可采取低潮气量通气策略（初始潮气量设为 $6 \sim 8ml/kg$ 预测体重，气道平台压 $<30cmH_2O$），应避免常规使用开放性肺通气（OLV）、高PEEP和肺复张操作（某些重度ARDS患者可考虑使用）。
- 重度ARDS经低潮气量通气策略通气治疗后未能改善，可尝试俯卧位通气。
- 其他支持治疗
  ✓ 镇静镇痛：早期机械通气时应充分镇静镇痛，必要时应用肌松药。
  ✓ 营养支持：尽早启动肠内营养鼻饲泵入。
  ✓ 血糖控制：若持续血糖 $>10mmol/L$，开始静脉胰岛素治疗，血糖目标为 $7.8 \sim 10mmol/L$。
  ✓ 医院获得性肺炎治疗：积极寻找病原学证据，针对性使用抗生素。
  ✓ 预防DVT：可使用弹力袜、血栓泵及预防性抗凝等措施。
  ✓ 预防消化道出血：早期启动肠内营养，预防性使用质子泵抑制剂（PPI）。
  ✓ 糖皮质激素使用：早期经积极机械通气等措施治疗但 $PaO_2/$

FiO_2 仍＜200mmHg者可考虑使用，注意避免在重症流感患者中使用。

- ✓ 输血支持：有适应征时可酌情输注红细胞、血浆及血小板。
- ✓ 容量管理：保守的液体管理策略。
- 体外膜氧合（ECMO）支持：重度ARDS患者经保护性机械通气策略、俯卧位通气及保守性液体管理策略等措施治疗后，若PaO_2/FiO_2仍＜100mmHg，可考虑予以V-V ECMO支持。

（桂耀松）

循环系统疾病急诊

■ 急性冠脉综合征

1. 定义

- 急性冠脉综合征（ACS）指以冠状动脉内不稳定的粥样硬化斑块破裂或糜烂继发新鲜血栓形成所导致的心脏急性缺血综合征。
- 可分为ST段抬高心肌梗死（STEMI）和非ST段抬高急性冠脉综合征（NSTE-ACS），后者又分为非ST段抬高心肌梗死（NSTEMI）和不稳定性心绞痛（UA）。

2. 危险因素

- 年龄。
- 家族史，尤其是早发性疾病家族史。
- 糖尿病和慢性肾脏病。
- 高血压和血脂异常。
- 生活方式：吸烟、缺乏运动和肥胖。
- 其他：非粥样硬化性冠状动脉疾病如血管炎、冠脉自发夹层等。

3. 临床表现

- 症状
  - ✓ 胸痛或胸闷不适是ACS患者最常见的临床表现，但部分患者尤其老年、女性和糖尿病等患者症状可不典型，应予注意。
  - ✓ 胸痛多表现为缺血性胸痛，其特征为OPQRST：①发作（Onset）：渐进性；②激发和缓解（Provocation and palliation）：增加心脏需氧量的活动激发、干预性治疗后缓解；③性质（Quality）：可能表现为不适，如压榨感、发紧、压迫、烧灼、束缚感、牙痛等；④放射（Radiation）：常放射至上腹（上腹正中）、双肩、手臂（上臂和前臂）、手腕、手指、颈部和咽喉、下颌和牙齿、背部肩胛区；⑤部位（Site）：可能存在难以定位的弥散性不适；⑥持续时间（Time course）：心绞痛通常短暂（2～5分钟），通过休息或服用硝酸甘油可缓解。相比之下，ACS患者胸痛普遍超过30分钟。典型心绞痛持续超过20分钟可提示ACS。

- ✓ 伴随症状：呼吸急促、嗳气、恶心、消化不良、呕吐、出汗、头晕、湿冷、乏力等。

- 查体
  - ✓ 对生命体征和意识状态的判断：反应性、气道、呼吸和循环，患者呼吸骤停或心搏呼吸骤停时，应采取恰当的复苏流程。
  - ✓ 急性心肌梗死时心源性休克，注意全身灌注不足证据：低血压，心动过速，认知损害，皮肤冰凉、湿冷、苍白、晦暗。
  - ✓ 心力衰竭证据：颈静脉怒张，新发或加重的肺湿啰音，低血压，心动过速，新发第三心音奔马律，新发或加重的二尖瓣关闭不全杂音。

有重点的神经系统检查，包括查体及头颅影像学检查，评估有无溶栓禁忌。

4. 必做检查

- ECG：初始ECG应在就诊10分钟以内完成，如初始检查不能诊断，且仍有症状并高度怀疑ACS，应每15～30分钟复查ECG。若有Ⅱ、Ⅲ和aVF导联ST段抬高所证实的下壁缺血证据，应行V_4R、V_5R和V_6R右胸导联ECG检查。
  - ✓ STEMI：两个连续导联的J点新出现ST段抬高的诊断阈值如下：在除$V_2～V_3$的所有导联ST段抬高≥0.1mV（1mm），在$V_2～V_3$导联：≥40岁男性为≥0.2mV（2mm），<40岁男性为≥0.25mV（2.5mm），女性为≥0.15mV（1.5mm）。
  - ✓ NSTEMI或UA相符的表现：在两个连续导联新出现的水平型或下斜型ST段压低≥0.05mV（0.5mm），和/或R波为主或R/S＞1的两个相邻导联T波倒置≥0.1mV（1mm）。
  - ✓ 前壁缺血：2个或2个以上胸导联（$V_1～V_6$）。
  - ✓ 前间壁缺血：$V_1～V_3$导联。
  - ✓ 心尖部或侧壁缺血：Ⅰ和aVL导联。
  - ✓ 下壁缺血：Ⅱ、Ⅲ和aVF导联。
  - ✓ 右心室缺血：右胸导联。
  - ✓ 后壁缺血：后壁胸导联。

- 常规检查：心肌损伤标志物（如 cTnI 或 cTnT、CK、CK-MB）、电解质、凝血功能、肝肾功能、血脂谱；对于已存在或高风险心力衰竭和心源性休克行 ABG 和乳酸等检查。
- 超声心动图：诊断心肌梗死程度、部位、左心室功能，发现器质性并发症。

5. 选做检查

影像学检查如胸片、肺部 CT 对于疑似 ACS 的患者有一定鉴别诊断意义，同时可以协助判断病情的危重程度。

6. 诊断策略
- ACS 分类及诊断标准（表12）。

表12　ACS 分类及诊断标准

ACS分类	诊断标准
STEMI	cTnI/cTnT ＞正常参考值上限或者 CK-MB ＞正常参考值上限；ECG 表现为 ST 段弓背向上抬高，伴下列情况之一或以上者：持续缺血性胸痛；超声心动图显示节段性室壁活动异常；冠状动脉造影异常
NSTEMI	cTnI/cTnT ＞ 99th 正常参考值上限或者 CK-MB ＞ 99th 正常参考值上限，伴下列情况之一或以上者：持续缺血性胸痛；ECG 表现为新发的 ST 段压低或 T 波低平、倒置；超声心动图显示节段性室壁活动异常；冠状动脉造影异常
UA	cTn 阴性；缺血性胸痛；ECG 表现为一过性 ST 段压低或低平、倒置，少见 ST 段抬高（血管痉挛性心绞痛）

- 需鉴别的其他诊断：主动脉夹层、急性肺栓塞、急性心脏压塞、张力性气胸、食管破裂等急重症。

7. 急诊处理（图13）
- 初始评估：对任何有显著 ACS 风险的患者，应完成以下处理。
  - ✓ 评估气道、呼吸和循环。
  - ✓ 开展初步的病史采集：主要确认主诉症状、疼痛特点和重要的相关症状、心血管疾病的既往史或危险因素，以及溶栓治疗的可能禁忌证。
  - ✓ 查体：包括评估血流动力学状态和筛查性神经系统查体，尤其是执行溶栓治疗时。同时注意鉴别可能紧急的非心脏性胸痛的病因。
  - ✓ 解读 12 导联 ECG。
  - ✓ 准备床旁复苏设备。
  - ✓ 心电监护。

急诊疾病

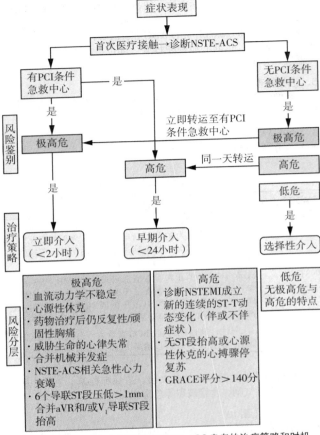

图13 根据初始危险分层选择NSTE-ACS患者的治疗策略和时机

✓ 按需吸氧（$SpO_2 > 90\%$）。
✓ 建立静脉通道并进行血液检查（心肌损伤标志物、电解质、凝血功能、肾功能指标及血脂谱）。
✓ 给予阿司匹林300mg。
✓ 给予硝酸盐类（有禁忌者除外）。
● 一般治疗
✓ 吸氧、心电监护、建立静脉通路。
✓ 必要的镇痛（如使用吗啡）。

- 药物治疗
  - ✓ 抗血小板治疗：无禁忌立即予阿司匹林（负荷量300mg，序贯100mg/d维持）；联合替格瑞洛（180mg负荷量，序贯90mg bid）或氯吡格雷（300～600mg负荷量，序贯75mg qd，对于出血风险高、年龄＞75岁或不能应用替格瑞洛患者）。接受溶栓患者，应尽早在阿司匹林基础上联用替格瑞洛或氯吡格雷。对于有消化道出血高风险的患者，可在双联抗血小板的基础上加用PPI。
  - ✓ 抗凝治疗：ACS或静脉溶栓者，尽快抗凝，可以选用普通肝素；拟行非介入性治疗者，宜先用磺达肝葵钠或低分子肝素。
  - ✓ 抗缺血和其他治疗：无禁忌证在发病后24小时内常规加用β受体阻断药、硝酸酯类药物（血压低、右心室梗死者禁用）、ACEI/ARB、他汀类药物。
- 急诊再灌注治疗
  - ✓ 经皮冠状动脉介入治疗（PCI）
    - ◇ STEMI患者PCI指征：①发病12小时内（包括正后壁心肌梗死）或伴有新出现左束支传导阻滞的患者；②伴严重心力衰竭或心源性休克时（不受发病时间限制）；③发病12～24小时内存在持续性心肌缺血、心力衰竭或致命性心律失常的症状或体征；④对因就诊延迟（发病后12～48小时）并具有临床和/或心电图缺血证据的患者行直接PCI。
    - ◇ NSTE-ACS患者的PCI策略
      - □ 立即介入策略：对极高危者（满足以下任一极高危标准：①血流动力学不稳定；②心源性休克；③药物治疗后仍反复性/顽固性胸痛；④危及生命的心律失常；⑤合并机械性并发症；⑥NSTE-ACS相关急性心力衰竭；⑦6个导联ST段压低＞1mm合并aVR和/或V_1导联ST段抬高），不考虑心电图或心肌损伤标志物检测结果，均应立即（＜2小时）进行血运重建。
      - □ 早期介入策略：对高危患者（满足以下任一高危标准：①cTnI动态变化，NSTEMI诊断成立；②新的连续性ST-T动态演变（伴或不伴症状）；③无ST段抬高或心源性休克的心搏骤停复苏；④GRACE评分＞140分），应尽快（＜24小时）进行血运重建。
      - □ 选择性介入策略：低危患者（无症状复发且不具备以上所列举的所有需要立即或早期介入的患者）被认为短期急性心肌梗死事件风险较低，可择期行介入治疗。建议先行无创性检查（如负荷试验、超声心动图等），寻找缺血证据，再决定是否采用介入策略。

✓ 经静脉溶栓治疗

◇ STEMI患者溶栓指征：发病12小时以内，预期首次医疗接触（FMC）至PCI时间延迟>120分钟，无禁忌者；发病12～24小时仍有持续或反复缺血性胸痛和持续ST段抬高，溶栓治疗仍然有效。

◇ 不推荐溶栓：拟行直接PCI者；左主干"6＋2"现象（aVR和V_1导联ST明显上抬，Ⅰ、Ⅱ、aVL和V_3～V_6导联ST段下移0.1～0.4mV），或者aVR抬高患者；STEMI发病超过12小时，症状已缓解或消失的患者。NSTE-ACS患者不行溶栓。

◇ 绝对禁忌证：既往颅内出血史或未知部位的脑卒中史；近6个月内有缺血性脑卒中发作；中枢神经系统损伤、神经系统肿瘤或动静脉畸形；近2个月出现过重大创伤、外科手术或头部损伤；近1个月内有胃肠道出血；已知原因的出血性疾病（月经除外）；明确、高度怀疑或不能排除主动脉夹层；24小时内接受过不可压迫的穿刺术（如肝穿刺活检、腰穿）。

◇ 相对禁忌证：近6个月内发生短暂性脑缺血发作；口服抗凝药治疗中；妊娠或产后1周；难治性高血压（SBP>180mmHg，DBP>110mmHg）；晚期肝脏疾病；感染性心内膜炎；活动性消化性溃疡；长时间或有创性心肺复苏。

◇ 溶栓后PCI：溶栓后患者应尽早（24小时）内送至PCI中心；即使溶栓成功，也建议溶栓后2～24小时内行CAG并对梗死相关血管行血运重建；溶栓后出现心源性休克或严重急性心力衰竭时，行急诊冠状动脉造影并对相关血管行血运重建；对溶栓治疗失败患者行急诊补救性PCI；溶栓成功后，若出现再发缺血、血流动力学不稳定，以及危及生命的室性心律失常或有再次闭塞证据，行急诊PCI。

✓ 紧急冠状动脉旁路移植术

◇ 指征：ACS合并心力衰竭或心源性休克。

◇ 评估是否存在淤血及外周组织器官低灌注的临床表现，AMI可应用Killip分级（表13）。尽早使用辅助通气治疗，并行超声心动图检查，必要时行血流动力学监测，以评价左心功能变化、指导治疗及监测疗效。

◇ 合并左心衰竭患者，除标准治疗以外，还需积极吸氧、稳定气道、利尿治疗和降低后负荷。

表 13　GRACE 评分

项目	评分	项目	评分
年龄（岁）		内生血肌酐（mg/dl）	
＜40	0	0～0.39	2
40～49	18	0.4～0.79	5
50～59	36	0.8～1.19	8
60～69	55	1.2～1.59	11
70～79	73	1.6～1.99	14
≥80	91	2～3.99	23
心率（次/分）		≥4.0	31
＜70	0	Killip 分级	
70～89	7	Ⅰ级	0
90～109	13	Ⅱ级	21
110～149	23	Ⅲ级	43
150～199	36	Ⅳ级	64
≥200	46	心搏骤停	43
收缩压（mmHg）		心肌损伤标志物阳性	15
＜80	63	ST 段改变	30
80～99	58		
100～119	47		
120～139	37		
140～159	26		
160～199	11		
≥200	0		

（唐晗琪）

■ 急性失代偿性心力衰竭

1. 定义

- 急性失代偿性心力衰竭（ADHF）指心脏在短时间内发生心肌收缩力明显减低或心室负荷急剧加重而致心输出量急剧下降，导致组织器官灌注不足和急性淤血的临床综合征。
- 可能是新发的，也可能是慢性心力衰竭急性发作。

2. 病因

- ACS：为急性心力衰竭的常见原因，急性心肌梗死患者常有胸痛、心电图及心肌酶动态变化。

- 心肌炎：可由病毒感染、免疫治疗（如PD-1）等引起。
- 急性瓣膜综合征：如二尖瓣腱索断裂可引起急性心源性肺水肿。
- 进展性瓣膜病：二尖瓣、三尖瓣重度关闭不全或狭窄均可引起。
- 心肌病：扩张型心肌病、肥厚梗阻型心肌病均可引起。
- 控制不良的高血压：高血压急症时可引起急性心力衰竭、肺水肿。
- 心律失常：快速性心律失常或缓慢性心律失常均可导致心力衰竭。

3. 临床表现
- 轻至中度ADHF（新发或慢性心力衰竭失代偿）：无心源性休克和高血压危象，可能没有肺水肿，或有轻度或中度肺水肿。可出现进行性呼吸困难，体循环淤血症状和体征：腹痛，颈静脉压升高，肝颈静脉回流征阳性，以及肝大有触痛，胸腔积液（右侧多见），双下肢水肿，腰骶部水肿。胸片可能显示有心脏扩大。
- 高血压性ADHF：突发心力衰竭伴收缩压 > 140mmHg，就诊时收缩压常 > 180mmHg，肺循环淤血。
- ADHF伴重度肺水肿：烦躁不安，咳嗽、咳粉红色泡沫痰，端坐呼吸，双肺哮鸣音，低氧血症，心动过速，呼吸频数，意识障碍改变。胸片可能显示有心脏扩大、血流重新分布至肺上野、间质性水肿（血管影模糊、支气管袖套征和小叶间隔增厚）和肺泡水肿（肺门周围和肺下叶气腔填充，中上肺野肺周一般不受累）。
- 心源性休克：SBP < 90mmHg，脉压减小，交替脉，血乳酸水平升高。
- 高输出量性心力衰竭：通常表现为四肢温暖、肺循环淤血、心动过速和脉压增大。基础疾病包括重度贫血、甲状腺功能亢进症、晚期肝衰竭等。
- 右心衰竭：该综合征以右心衰竭为主，常发生于重度孤立性三尖瓣关闭不全、右心室功能不全和慢性肺疾病时，如COPD、间质性肺疾病或长期肺高压。这些患者表现为右心容量超负荷症状和体征，且需要长期吸氧。肺栓塞是呼吸困难和右心衰竭的急性病因。

4. 必做检查
- 血常规：可判断是否存在贫血和感染。
- 肝肾功能、电解质：肝酶及胆红素升高常提示肝淤血，肌酐升高提示存在肾功能不全，电解质异常如低钾血症、高钾血症常与心律失常相关。

- 心肌酶＋NT-proBNP或BNP检测：可评估是否存在心肌梗死及动态评估心力衰竭程度。
- ECG：可判断有无心律失常、心肌缺血、心脏扩大等。
- 胸片：急性肺水肿时常有特征性表现，有时可见到胸腔积液。
- 超声心动图：可评估心肌收缩力、心腔大小及心脏瓣膜功能。
- 腹部超声：肝大常提示肝淤血，心力衰竭患者常存在腹水。

5. 选做检查

- 肺部超声：有助于评估肺水肿、胸腔积液。
- 冠脉CTA或造影：主要判断冠脉是否存在狭窄，协助诊断冠心病。
- 胸部CT：可评估肺水肿情况，判断是否存在胸腔积液、心包积液、肺部感染等。

6. 鉴别诊断

- 肺炎：可表现为急性呼吸急促、低氧血症。可有发热、咳嗽、咳脓痰。影像学可表现为局部或双肺弥漫渗出性病变，部分患者双肺基底段炎症与心力衰竭相同，但肺炎无肺上野血流再分布表现。白细胞和血小板增多常提示细菌感染。
- 肺栓塞：突发呼吸困难、胸膜炎性胸痛和咳嗽，低氧血症，可能提示肺栓塞。常见肺栓塞高危因素，如恶性肿瘤、下肢制动、下肢深静脉血栓形成等。
- 哮喘：反应性气道病可引起急性呼吸急促、咳嗽和乏力。ADHF患者可能出现类似哮喘的喘鸣，胸片可帮助鉴别这两种疾病，哮喘患者胸片通常正常。
- ARDS：属非心源性肺水肿（NCPE）。诱因可能为肺部感染、其他部位感染所致的脓毒症休克、重症急性胰腺炎等。NCPE通常是一种高动力疾病，临床上表现为外周血管扩张、温暖，而心源性肺水肿（CPE）常引起外周出汗和发冷。NCPE或CPE常伴心动过速。出现第三心音或主动脉和二尖瓣关闭不全及主动脉瓣狭窄杂音时，提示肺水肿为心源性。

7. 急诊处理

- 收入抢救室，心电监护，吸氧，建立静脉通路。
- 评估气道以确保充分氧合和通气，按需进行辅助供氧和通气支持（无创通气或气管插管）。
- 镇静（吗啡皮下或肌内注射），保持坐位，下肢下垂。
- 利尿（必要时可放置尿管），记录每小时尿量。利尿效果不佳者可酌情考虑是否启动持续性肾脏替代治疗（CRRT）。
- 严格限制钠盐摄入，避免液体负荷过重。

- 注意血压水平。血压明显升高者使用降压药物（可选用硝酸甘油、硝普钠、尼卡地平、ACEI等）；出现心源性休克患者则需使用强心及升压药物（如去甲肾上腺素、肾上腺素、多巴胺、多巴酚丁胺、米力农等）。
- 使用洋地黄制剂：西地兰适用于快速心房颤动合并心力衰竭患者。
- 难以纠正的心力衰竭，可考虑使用左西孟旦、重组人脑利钠肽。
- 抗心律失常：针对快速性心律失常合并心力衰竭患者，可考虑使用抗心律失常药物纠正，尽量恢复窦性心律。短期无法转复者可考虑使用控制心室率药物。
- 纠正内环境紊乱：如代谢性酸中毒、高钾血症、低钾血症等。
- 必要时输血支持纠正贫血。
- 机械性心脏支持：起搏器、主动脉内球囊反搏（IABP）、体外膜氧合（ECMO）或短期左心室辅助装置等。

（桂耀松）

■ 急性心肌炎

1. 定义
- 心肌炎是一种心肌炎性疾病，通过心内膜心肌活检并按照已制定的组织学、免疫学和免疫组织化学标准进行诊断。
- 心肌炎可以呈急性、亚急性或慢性，心肌受累可为局灶性也可是弥漫性。
- 有症状患者通常表现为急性心力衰竭，但也可能出现类似于急性心肌梗死或快速性心律失常（包括猝死）或高度心脏传导阻滞的综合征表现。
- 心力衰竭症状出现时间不超过3个月者为急性心肌炎，病程＞3个月者为慢性心肌炎。

2. 病因
- 心肌炎可由多种感染性和非感染性疾病引起。
- 病毒性心肌炎是感染性心肌炎最常见的类型。过去以柯萨奇病毒为代表的肠道病毒最常见，现在人类疱疹病毒6型和细小病毒B19是疑似心肌炎患者中最常检测到的病毒基因组。锥虫病是美洲流行地区心肌炎的常见原因。
- 非感染性病因包括药物/毒物（可卡因、锂剂、阿霉素），结缔组织病（系统性红斑狼疮、硬皮病、肉芽肿性疾病）等。

3. 临床表现
- 急性心肌炎特征
  ✓ ACS样急性胸痛，但血管造影检查显示无冠状动脉疾病

（CAD）。
- ✓ 新发心力衰竭或心力衰竭恶化，但无CAD，也无明确的心力衰竭原因。
- ✓ 突发猝死，但无CAD和明确心力衰竭原因。
- 症状
  - ✓ 非特异性表现：肌痛、近期上呼吸道感染或肠炎，不能用发热解释的心动过速。
  - ✓ 心力衰竭：呼吸困难（72%）、乏力、活动耐量下降，可表现为左心衰竭、右心衰竭或全心衰竭。
  - ✓ 胸痛（32%）：类似于心肌缺血或心肌梗死，可能伴心包炎。
  - ✓ 心律失常（18%）：窦速比严重的房性或室性心律失常更常见，而继发于房性或室性期前收缩的心悸亦常见。新发不明原因心脏阻滞引起的缓慢性心律失常和晕厥也可发生于心肌炎中。
  - ✓ 心脏性猝死：推测由室性心动过速或室颤所致。
- 查体
  - ✓ 无特异性表现。
  - ✓ 心力衰竭患者可能发现液体过剩的征象，如颈静脉压升高、水肿等，以及其他心脏功能不全的体征，如第三心音。若心脏扩大，听诊可能闻及二尖瓣或三尖瓣关闭不全的杂音。

4. 必做检查
- 心肌损伤标志物检测：心肌炎患者的血清cTn水平常升高，特别是症状持续时间不长的患者。心肌酶持续升高提示持续性坏死。
- BNP或NT-proBNP检测：若怀疑心力衰竭，应检测BNP或NT-proBNP水平，是心力衰竭敏感的初始检查。
- ECG：诊断心肌炎并不需要做心电图，但一般用于排除心脏症状的其他原因，评估是否存在心律失常。
- 胸片：部分患者心脏不同程度扩大，可见肺淤血或胸腔积液等征象。
- 超声心动图：所有疑似心肌炎患者都应接受超声心动图检查，以评估节段性和全心室功能、瓣膜功能、心腔大小及心功能不全其他可能原因。

5. 选做检查
- 病毒学检查：心肌或心包检出病毒核酸，血清病毒特异性抗体出现或效价改变，可提示病因学诊断。
- MRI：通常可进一步评估心肌水肿和坏死情况，提供支持心肌炎诊断的证据。
- 心导管术：临床表现不能与ACS区分，CAD经内科治疗后仍限制日常生活，或无创性检查显示有缺血性心脏病高风险特征的患者，需行冠状动脉造影检查。

- 心内膜心肌活检：心内膜活检＋组织学检查是诊断心肌炎的金标准，但许多疑似心肌炎患者并不适合行该检查。

6. 诊断策略

满足以下至少1项临床表现和1项诊断标准，或至少2项诊断标准，并除外引起以下临床表现的其他疾病，如缺血性心脏病、应激性心肌病、其他心肌病、瓣膜性心脏病等。

- 临床表现
  - ✓ 急性胸痛。
  - ✓ 新发或加重的呼吸困难或乏力。
  - ✓ 心悸，原因不明的心律失常，晕厥，或心脏性猝死未遂。
  - ✓ 原因不明的心源性休克。
- 诊断标准
  - ✓ 心电图改变：房室、束支或室内传导阻滞，ST-T改变，窦性停搏，室性心动过速或心室颤动，心搏停止，心房颤动，R波波幅显著降低，异常Q波，低电压，频发期前收缩，室上性心动速。
  - ✓ cTn升高。
  - ✓ 心脏影像学检查（超声心动图或MRI）显示有功能性和结构性异常，MRI提示心肌炎的钆剂延迟增强和/或符合水肿的表现。
- 下列辅助特征支持临床怀疑心肌炎
  - ✓ 最近30天发热（体温≥38.0℃），伴或不伴相关症状，如寒战、头痛、肌痛、不适、食欲下降、恶心、呕吐或腹泻。
  - ✓ 既往临床怀疑过或确诊过心肌炎。
  - ✓ 有毒物质暴露。
  - ✓ 合并自身免疫病。

7. 急诊处理
- 心电监护，专科会诊。
- 休息，避免NSAID。
- 治疗以非特异性的支持治疗为主。
- 心肌炎伴心力衰竭的患者应接受标准的急性和慢性心力衰竭治疗。
- 有症状的心律失常患者应给予抗心律失常治疗。
- 对于特定的自身免疫性疾病，如结节病、嗜酸性粒细胞性心肌炎、狼疮性心肌炎，给予原发病的免疫抑制治疗。
- 不推荐对心肌炎患者使用常规抗病毒治疗。糖皮质激素和免疫球蛋白对急性心肌炎的疗效尚不确切，不建议常规使用，在重症患者中可考虑使用。

- 对于经内科治疗难治的心肌炎，如血流动力学不稳定的心力衰竭患者，可考虑机械循环支持（ECMO或心室辅助装置）和心脏移植。
- 所有心肌炎患者均应接受随访。

（刘　洋）

■ 快速性心律失常

1. 定义
- 心室率≥100次/分的心律异常。
- 相关症状和体征可包括休克、低血压、心力衰竭、呼吸急促、胸痛、急性心肌梗死、心悸和/或意识水平下降。

2. 初步评估与诊断
- 进行12导联心电图检查，简要初步评估患者的整体临床情况。
- 患者在临床上（或在血流动力学上）是否存在不稳定。
  - ✓判断患者是否具有与心率快相关的症状和体征。
  - ✓包括低血压、呼吸急促、提示冠状动脉缺血的胸痛、休克和/或意识水平下降。若存在上述任意一种，则称为不稳定状态。
- QRS波是窄还是宽？规则还是不规则？
  - ✓窄QRS波：QRS波＜120ms。
  - ✓宽QRS波：QRS波≥120ms。

3. 临床治疗决策（图14）
- 窄QRS波心动过速：包括心室律规则和心室律不规则两类。
  - ✓规则的窄QRS波心动过速：①窦性心动过速；②房性心动过速；③室上性心动过速；④心房扑动伴等比例下传；⑤交界性异位性心动过速；⑥非阵发性交界性心动过速。
    - ◇窦性心动过速：最常见，应积极查找原因，如呼吸衰竭、低血容量、贫血、发热、疼痛或焦虑等，谨慎应用控制心率药物。
    - ◇阵发性室上性心动过速
      - □新发室上性心动过速，且存在心律失常相关血流动力学不稳定：应立即行同步心脏电复律，推荐首次剂量为50～100J双相波，逐渐递增原则。
      - □伴心动过速所致严重症状（如心绞痛、低血压、心力衰竭或精神状态改变）且有静脉通路：可用腺苷尝试终止心律失常，而非心脏电复律。若不能使用腺苷或使用后无效，则应立即行心脏电复律。

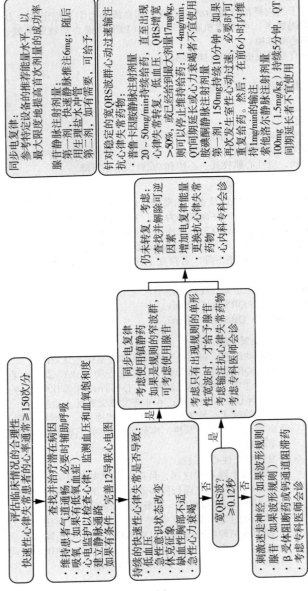

图14 成人有脉性心动过速处理流程

评估临床情况的合理性
快速心律失常患者的心率通常≥150次/分

↓

查找并治疗潜在病因
· 维持患者气道通畅，必要时辅助呼吸
· 吸氧（如果有低氧血症）
· 心电监护以检查心律，监测血压和血氧饱和度
· 建立静脉通路
· 如果有条件，完善12导联心电图

↓

持续的快速性心律失常是否导致：
· 低血压
· 急性意识状态改变
· 休克征象
· 缺血性胸部不适
· 急性心力衰竭

持续的快速性心律失常是否导致 → 是 → 同步电复律
· 考虑使用镇静药
· 如果是规则的窄波群，可考虑使用腺苷

否 ↓

宽QRS波？≥0.12秒

是 → 考虑只有出现规则的单形性宽波时，才给予腺苷
· 考虑输注抗心律失常药物
· 考虑专科医师会诊

否 ↓

· 刺激迷走神经
· 腺苷（如果波形规则）
· β受体阻断药或钙通道阻滞药
· 考虑专科医师会诊

同步电复律后/输注药物后 → 仍未转复，考虑：
· 查找并解除可逆因素
· 增加电复律能量
· 更换抗心律失常药物
· 心内科专科会诊

同步电复律：
参考特定设备的推荐能量水平，以最大限度地提高首次剂量的成功率

腺苷静脉注射剂量：
第一剂，快速静脉推注6mg；随后快速生理盐水冲管
第二剂，如有需要，可给予12mg

针对稳定的宽QRS波群心动过速输注抗心律失常药物：
普鲁卡因胺静脉注射剂量：20～50mg/min持续给药，直至出现心律失常被抑制、低血压、QRS增宽>50%，或总给药剂量达最大剂量17mg/kg。则可以停止维持给药：1～4mg/min。QT间期延长者不宜使用
胺碘酮静脉注射剂量：第一剂，150mg持续注射10分钟。如果发生室性心动过速时，必要时可重复给药。然后，在前6小时内维持持续1mg/min的输注
素他洛尔静脉注射剂量：100mg（1.5mg/kg）持续5分钟，QT间期延长者不宜使用

96

□ 不伴严重症状和血流动力学衰竭，包括无症状者，建议采用以下方法。

迷走神经刺激法：包括颈动脉窦按摩、Valsalva动作（标准或改良技术）、按压眼球（眼心反射）、屏气、做呕吐等。对迷走神经刺激效果不佳者可药物治疗改良的Valsalva动作：①患者体位取半卧位，约45°，使用10ml注射器（压力约为40mmHg）去掉针头，深吸气后口含注射器用力吹起15秒并憋住；②医务人员协助患者立即平卧并抬高双腿至45°～90°，保持姿势45秒不变，观察心率变化，采用心电图判断复律是否成功；③再恢复半卧位，若未成功可反复操作；若反复复律后仍失败，可改为药物复律。

静脉给予腺苷：第一剂，快速静脉推注6mg，随后10ml生理盐水冲管；第二剂，如有需要，可给予12mg。

静脉给予非二氢吡啶类钙通道阻滞药或β受体阻断药：包括维拉帕米、美托洛尔或艾司洛尔。

✓ 不规则的窄QRS波心动过速：①心房颤动；②心房扑动伴不等比下传；③多源性房性心动过速。

◇ 心房颤动：对新发（即首次发现或首次诊断的）快速心房颤动患者的早期处理步骤包括评估是否需要心脏电复律、降低心室率的治疗和抗血栓治疗。具体见相关章节。

◇ 心房扑动：与AF一样，对新发心房扑动患者的早期处理步骤包括评估是否需要心脏复律、减缓心室率的治疗和抗血栓治疗。

● 宽QRS波心动过速：包括心室律规则和心室律不规则两类。

✓ 规则的宽QRS波心动过速：①单形性室性心动过速；②室上性心动过速伴差异性传导、潜在传导延迟或经旁路传导；③室上性心动过速伴心室起搏。

◇ 无反应或无脉搏患者：按照基础生命支持（BLS）和高级心血管生命支持（ACLS）流程处理。

◇ 病情不稳定但有意识的患者：立即进行同步心脏电复律（推荐首次剂量为100J双相波），逐渐递增原则。

◇ 病情稳定患者：可进行针对性诊断性评估，以确定心律失常病因并指导具体治疗。

✓ 不规则的宽QRS波心动过速：①多形性室性心动过速；②不规则的窄QRS波心动过速伴差异性传导或潜在传导延迟（如心房颤动伴右束支传导阻滞）；③预激综合征伴心房颤动。

◇ 多形性室性心动过速：在任何记录的心电图导联中QRS

97

波形态连续改变的不稳定心律，常需紧急除颤。

◇ 预激综合征伴心房颤动：血流动力学稳定的患者，予节律控制而非心率控制，可选药物包括伊布利特和普鲁卡因胺。不推荐房室结阻滞药物，如β受体阻断药、非二氢吡啶类钙通道阻滞药（维拉帕米和地尔硫草）、地高辛等。

（王江山）

■ 心房颤动

1. 定义

- 心房颤动简称房颤，是最常见的心律失常之一，其心电图特点是RR间期不等，即"绝对不齐"，PP间期即使可以确定也不规整，且通常＜200ms（相当于心房率＞300次/分）。
- 房颤分类：阵发性房颤（在7天内自行终止）、持续性房颤、永久性房颤（经医师和患者达成一致不采取措施恢复窦律或维持窦律者）。

2. 高危因素

- 包括但不限于：心脏瓣膜病、心力衰竭、肥厚型心肌病、先天性心脏病、高血压、冠心病、糖尿病、静脉血栓栓塞性疾病（PE或DVT等）、COPD、心肌炎、甲亢以及亚临床型甲亢、既往心脏手术、肥胖、睡眠呼吸暂停综合征、酗酒以及高龄。
- 心房肌的解剖和电生理改变可能对房颤的发生十分重要，常可见心房增大、心房压力增高、心房浸润或炎症。

3. 临床表现

- 典型症状：心悸、心动过速、疲劳、乏力、头晕、运动能力下降、排尿增多或轻度呼吸困难；严重者可引发静息时呼吸困难、心绞痛、晕厥前兆甚至晕厥，也可诱发和加重心力衰竭。
- 询问病史时，除上述临床表现外，还应侧重询问以下内容。
  ✓ 患者起病或察觉发病的日期、发作频率和持续时间、严重程度和定性特征。
  ✓ 是否有诱因：如运动、情绪激动、饮酒或失眠等。
  ✓ 是否同时存在以下疾病：心脑血管疾病、高血压、慢性阻塞性肺疾病、阻塞性睡眠呼吸暂停或其他可能可逆病因（如甲亢、酗酒）。
- 查体可发现患者心律绝对不齐，心音强弱不等、脉搏短绌。

4. 必做检查

- ECG：RR间期不等，即"绝对不齐"，PP间期即使可以确定也不规整，且通常＜200ms（相当于心房率＞300次/分）。

- **血常规＋肝肾功＋心肌酶检测**：以筛查常见诱因和伴发疾病，如电解质紊乱、ACS、心肌炎、血糖升高等。

5. 选做检查

- **超声心动图**：发现可能存在的心脏瓣膜病、心肌病、心包疾病、先天性心脏病、肺动脉高压，初步筛查心房血栓，对下一步对因治疗以及抗凝和是否复律提供依据。
- **基线筛查**：甲状腺功能，尤其是TSH和游离T_4水平，用于筛查甲亢或亚临床型甲亢；糖化血红蛋白，筛查糖尿病。
- **伴发或共存疾病的相关检查**，如急性心力衰竭——胸片、BNP；COPD急性发作——ABG。

6. 急诊处理

- 两个主要治疗目标：控制症状和预防血栓栓塞。
- **紧急情况**：需要送进抢救室进行监护下诊治。
  - ✓ 因快速心室率导致严重难治性低血压、重度急性心力衰竭及持续心肌缺血者，可能需要紧急电复律，双向波50～100J同步电复律。
  - ✓ 电复律前予以吸氧并尽量维持血氧饱和度和电解质（尤其是血钾水平）接近正常。
  - ✓ 紧急复律前抗凝，可选择肝素或低分子肝素。
  - ✓ 使患者处于程序化镇静中，可采用丙泊酚，或依托咪酯，或咪达唑仑等。
  - ✓ 复律期间及之后注意保护气道，必要时予以人工辅助通气。
- **非紧急情况**
  - ✓ 复律：结合急诊具体情况，一般仅限于48小时以内新发房颤者；对发作超过48小时又需要复律的情况可先行经食管超声心动图除外心房血栓，再给予复律。
    - ◇ 适用于症状性房颤而无法自发终止者，但大多数情况下不需早期复律。
    - ◇ 不适宜早期复律者：①无症状或症状轻微，尤其是合并多种疾病、高龄和预后差的患者；②需要抗凝但患者拒绝抗凝的患者，除非发作时间明确小于48小时；③超声心动图发现心房内血栓；④之前复律失败；⑤复律前未控制潜在诱因或估计无法维持窦性心律的房颤，如甲亢等。
    - ◇ 复律方法：①推荐首选电复律；②药物复律，首选普罗帕酮（不推荐用于结构性心脏病患者），还可选胺碘酮或伊布利特。
  - ✓ 控制心室率：大多数情况下，房颤的治疗优选心室率控制，

99

主要药物有β受体阻断药和减慢心律的钙通道阻滞药（维拉帕米或地尔硫草），地高辛为二线用药。

✓ 抗凝：进行房颤脑卒中风险分层评估。

◇ CHA2DS2-VASc评分（表14）：≥2分者，强烈建议抗凝；1分者不确定；0分者不抗凝。

表14　CHA2DS2-VASc评分

危险因素	得分
女性	1
年龄65～74岁	1
年龄＞75岁	2
心力衰竭	1
高血压	1
糖尿病	1
脑卒中史/TIA/血栓栓塞事件	2
血管疾病	1
总分	10

◇ 抗凝药：①可选非维生素K口服抗凝药（NOAC），如达比加群、利伐沙班等，贵且报销受限；②华法林，价格便宜，但需定期监测INR。

7. 注意
- 房颤伴预激综合征患者的初始治疗目的是转复为窦性心律。
- 血流动力学稳定者可使用伊布利特或普鲁卡因胺。
- 血流动力学不稳定者直接电复律。
- 腺苷、胺碘酮、地高辛、维拉帕米、地尔硫草及β受体阻断药等禁用。

（须　晋）

■ 缓慢性心律失常

1. 定义
- 心率低于60次/分以下的心律失常。
- 包括窦性心动过缓、窦性停搏、窦房传导阻滞、房室传导阻滞、病态窦房结综合征等。

2. 病因及高危因素
- 病态窦房结综合征、房室传导阻滞。

- 冠心病、ACS、冠状动脉再灌注治疗过程中、心肌病、心肌炎。
- 高钾血症。
- 甲状腺功能减退症。
- 特殊感染性疾病如莱姆病等。
- 药物过量（如地高辛、β受体阻断药等致缓慢性心律失常药物）。
- 急性颅内压增高。
- 先天性心脏病。

3. 临床表现

- 症状：乏力、头晕、心悸、心前区不适、运动耐量差、晕厥前兆及晕厥，甚至出现休克，或有过不明原因抽搐。
- 查体：心率缓慢（＜60次/分），可能合并心律不齐，可能伴面色发白、低血压、肢端湿冷等表现。

4. 必做检查

- ECG：最好有长Ⅱ导联心电图，症状反复时需要及时复查。
- 血常规＋电解质（血钾水平）＋心肌酶谱检测。

5. 选做检查

- 若怀疑地高辛等药物过量，应完善毒物筛查或此类药物浓度测定。
- 超声心动图＋24小时动态心电图。
- 有临床提示时，可筛查甲功、病原体检测等感染方面指标。

6. 分类

- 诊断缓慢性心律失常并不难，值班过程中需着重鉴别的是心动过缓的类型和病因，后面仅简要介绍病态窦房结综合征、二度Ⅱ型房室传导阻滞、三度房室传导阻滞的诊断。
- 病态窦房结综合征诊断标准
  - ✓ 符合下列心电表现至少一项即可确诊：①窦性心动过缓≤40次/分，持续1分钟以上；②二度Ⅱ型窦房传导阻滞；③窦性停搏＞3秒；④窦缓伴短阵心房颤动、心房扑动、室上性心动过速，发作停止时窦性搏动恢复时间＞2秒。
  - ✓ 下列心电图表现之一可疑：①窦性缓慢心律≤50次/分，但未达到上述标准者；②窦性心动过缓≤60次/分，在运动、发热、剧痛时心率明显少于正常反应；③间歇或持续出现二度Ⅰ型窦房传导阻滞、结性异搏心律；④显著窦性心律失常，多次RR间期超过2秒。
- 二度Ⅱ型房室传导阻滞、三度房室传导阻滞：主要通过心电图确定。
  - ✓ 二度Ⅱ型房室传导阻滞：指间歇P波后无QRS波群，且PR

101

间期固定（图15）。

✓ 三度房室传导阻滞：指所有P波都不能下传至心室，心房和心室都是由各自独立的起搏点控制，PP间期和RR间期基本规则（图16）。

急诊疾病

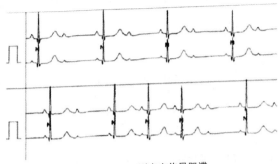

图15　二度Ⅱ型房室传导阻滞

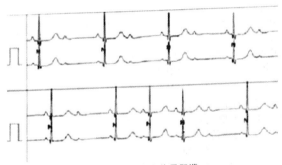

图16　三度房室传导阻滞

7. **重点关注**
- 生命体征方面，主要关注患者的心率和血压。
- 症状方面，关注患者有无晕厥甚至抽搐的发生。
- 若心率＜50次／分，或伴休克，或有过晕厥甚至抽搐（阿-斯综合征发作）的情况，建议送进监护室密切观察。

8. **急诊处理**
- 一般治疗：纠正电解质紊乱，停用可能导致心动过缓的药物；心率＞50次／分，且血流动力学稳定者，可完善相关检查，以去除诱因、纠正电解质紊乱等对症治疗为主，必要时心电监护（观察患者心率的波动范围），血氧饱和度＜95%以下者予吸氧。

- 特殊治疗：心率持续＜50次/分以下者，可使用异丙肾上腺素持续注射泵泵入（1μg/min起泵）；或阿托品1mg静脉注射q4～6h；或口服异丙肾上腺素5mg或阿托品0.3mg q4h；心率最好控制在60～70次/分。
- 以下情况需应考虑实施起搏治疗：①二度Ⅱ型房室传导阻滞；②三度房室传导阻滞；③心率持续＜50次/分；④心率有过低于40次/分或者RR间期超过3秒以上者。
- 危重症治疗：若患者出现阿－斯综合征发作的情况，应立即予心肺复苏，建立静脉通路，持续予以上述特殊治疗手段，并纠正导致心动过缓的病因，请心脏专科医师实施起搏器治疗。

9. 特殊情况

FDA药物妊娠期分级：阿托品C类；异丙肾上腺素C类。

（须　晋）

■ 急性主动脉夹层

1. 定义
- 急性主动脉夹层（AD）指由内膜撕裂导致的主动脉壁血管层分离。不伴血肿的内膜撕裂、穿透性主动脉溃疡、主动脉壁间血肿和主动脉周围血肿是典型主动脉夹层的变异型。
- AD有两种解剖学分类系统，即DeBakey系统和Daily（Stanford）系统。Stanford分类应用更广泛。
- Stanford分类系统将主动脉夹层分为A型和B型。A型累及升主动脉，不论初始内膜撕裂的位置，而B型为其他所有夹层。
- DeBakey分类系统的依据是初始撕裂部位，其中Ⅰ型源于升主动脉并至少进展至主动脉弓；Ⅱ型起源并局限于升主动脉；Ⅲ型源于降主动脉并向远端或近端扩张。
- 升主动脉夹层发生率几乎是降主动脉夹层的2倍。升主动脉右侧壁最常受累。在升主动脉夹层患者中，30%存在主动脉弓受累。
- 急性主动脉综合征的总体发病率为（2～4）/10万。获得性或遗传性疾病都可弱化主动脉壁组织，导致患者易发生急性主动脉综合征。

2. 危险因素
- 高血压（包括可卡因或其他机制导致的高血压）。
- 动脉粥样硬化。
- 既往心脏手术。

- 已知的动脉瘤。
- 已知的结缔组织病，如马方综合征、Loeys-Dietz综合征。
- 二叶式主动脉瓣畸形。
- 既往主动脉手术。

3. 临床表现

- 取决于夹层范围和受累的心血管结构。
- 80%～90%患者急发严重胸痛或背痛。疼痛通常被描述为严重的锐性或撕裂样疼痛。无痛性夹层并不常见。
- 其他症状或体征可提示夹层进展或终末器官灌注不良，如休克、晕厥、急性充血性心力衰竭、心肌缺血、脑卒中、截瘫、肢体缺血及肠系膜缺血。
- 查体：高血压、血压异常、脉搏微弱或消失（包括左右臂之间收缩压差＞20mmHg）、心脏杂音、定位性神经功能障碍。
- 升主动脉夹层患者更常在发病时存在晕厥、低血压及休克。
- 晕厥一般提示心脏压塞或头臂血管受累。
- 临床三联征
  ✓ 突发胸部或腹部疼痛，呈锐痛、撕裂痛和/或撕扯痛。
  ✓ 脉搏变化（无近端肢体或颈动脉搏动）和/或血压差（左右臂之间收缩压差＞20mmHg）。
  ✓ 胸片显示纵隔和/或主动脉增宽。

4. 必做检查

- ECG：胸痛患者的初始评估中通常会采用ECG，不累及冠状动脉口的主动脉夹层通常可与ACS相区分，证据包括胸痛的性质和位置以及ECG无缺血的证据。但夹层导致冠状动脉缺血时，ECG无太大帮助。
- D-Dimer检测：敏感性高而特异性差。＜500μg/L基本可以排除夹层。
- 影像学检查
  ✓ 胸片：最常见的异常是主动脉影增宽，发生率为60%～90%。
  ✓ 全主动脉CTA：对于疑似主动脉夹层，未提示升主动脉受累的临床特征且血流动力学稳定，应作为首选。
  ✓ MRI：适用于碘过敏、严重肾功能损害、妊娠、甲状腺功能亢进症患者。
- 经胸超声心动图：判断有无瓣膜或冠脉开口受累，有无心脏压塞。

5. 选做检查

- CRP：明确有无血管撕裂导致的炎性反应。

104

6. 诊断策略
- 高危临床特征：AD危险评分（表15）：0分为低危，1分为中危，≥2分为高危。

表15 AD危险评分

组别	表现
高危病史	马方综合征等结缔组织病 主动脉疾病家族史 已知的主动脉瓣疾病 已知的胸主动脉瘤 曾行主动脉介入或外科操作
高危胸痛症状	突发疼痛 剧烈疼痛，难以忍受 撕裂样、刀割样尖锐痛
高危体征	新发主动脉瓣杂音 动脉搏动消失或无脉 四肢血压差异明显 局灶性神经功能缺失 主动脉舒张期杂音 低血压或休克

注：表现与某组中至少一个标准相符时得1分，3组都有相符表现时得最高分3分。

- 主动脉CTA诊断证据：内膜瓣从真腔中分隔出假腔，以及相关并发症。
- 需鉴别的其他诊断：ACS、PE、自发性气胸、食管破裂等。
- 慢性夹层患者出现新症状：应详细比较现有的与先前的影像学资料，以判断症状来自于夹层蔓延还是其他病因。

7. 急诊处理
- 原则：治疗取决于受累主动脉水平和病因。局限于降主动脉和/或腹主动脉的夹层（B型主动脉病变）采用内科治疗，除非有灌注不良的证据。
- 一般治疗
  - ✓ 高危患者尽快送入ICU，行心电监护，建立双静脉通路，专科会诊。
  - ✓ 有血流动力学不稳定或气道损害患者行气管插管。
- 内科药物治疗
  - ✓ 镇痛：除外禁忌后，按需静脉注射阿片类药物（吗啡、哌替啶）或患者自控镇痛。

105

  ✓ 控制心率和血压：静脉输注β受体阻断药，控制心率在60次/分左右，目标收缩压100～120mmHg。

  ◇ 艾司洛尔：250～500μg/kg负荷剂量，经1分钟给药，然后以25～50μg/(kg·min)速度输注，最大剂量为300μg/kg。

  ◇ 不能耐受β受体阻断药者：可使用地尔硫䓬或维拉帕米。

  ◇ 降压效果不佳者：可联用多种降压药物（心率尚未控制者不能首选硝普钠）。

- 急性主动脉夹层外科干预（手术或腔内治疗）

  ✓ A型主动脉病变（涉及升主动脉夹层）。

  ✓ B型主动脉夹层且有以下表现：①持续性重度高血压；②持续性或反复性疼痛；③病情进展（成为夹层或夹层扩展）；④动脉瘤扩张；⑤灌注不良导致终末器官缺血；⑥主动脉破裂；⑦马方综合征患者的急性远端夹层。

（唐晗琪）

■ 高血压急症

1. 定义

  血压明显升高（收缩压≥180mmHg和/或舒张压≥120mmHg，或者血压急性升高超过既往正常基线值）＋靶器官（脑、眼、心脏和肾）受损或功能衰竭。

2. 靶器官受累表现

- 脑：头痛、恶心、呕吐、脑卒中（缺血性或出血性）、全身性神经系统症状（易激惹、谵妄、木僵、癫痫发作）。
- 眼：视力下降，眼底检查（出血、渗出、视盘水肿）。
- 心血管：胸痛（心肌缺血或主动脉夹层），双上肢血压不对称（主动脉夹层），呼吸困难（心力衰竭、肺水肿）。
- 肾：颜面部水肿，血尿、蛋白尿、肾衰竭。
- 高血压脑病：高血压视网膜病变＋后循环脑白质病（主要累及顶枕叶脑白质）。
- 其他：妊娠状态（子痫前期或发生子痫）、微血管病性溶血性贫血。

3. 必做检查

- ECG＋心肌酶检测：可协助判断是否存在心肌缺血、心肌梗死等。
- D-Dimer检测：阴性基本上可排除主动脉夹层。
- 肾功能＋尿常规＋尿沉渣：血尿、尿蛋白、管型尿及血肌酐水平升高常提示肾损害。

- 头颅CT：早期可排除脑出血，同时有助于头部外伤的评估。
- 眼底检查：有助于高血压脑病的判断。

4. 选做检查

- 头颅MRI：有助于在病情早期判断是否存在缺血性脑卒中，同时可协助是否存在高血压脑病。
- 胸片：有助于急性肺水肿的判断。
- 主动脉增强CT：有助于主动脉夹层的诊断。
- 超声心动图：节段性室壁运动异常提示可能存在心肌梗死，升主动脉明显扩张提示主动脉夹层或主动脉瘤可能。

5. 急诊处理

- 一般原则：心电监护，卧床休息，尽量使用静脉降压药物。
- 降压目标：最初1～2小时内血压下降不超过最高值的25%，2～6小时内控制血压并稳定于160/100mmHg。
- 特殊情况建议
  - ✓ 缺血性脑卒中急性期降压：溶栓者，血压≥185/110mmHg开始降压；不适合溶栓者，血压≥220/120mmHg开始降压。
  - ✓ 主动脉夹层：20分钟内将收缩压降至100～120mmHg，可考虑联合使用艾司洛尔＋硝普钠＋吗啡。
  - ✓ ACS：硝酸酯类＋ACEI＋β受体阻断药。
  - ✓ 伴血压急性升高的急性左心衰竭：硝酸酯类＋呋塞米＋吗啡。
  - ✓ 硬皮病肾危象：ACEI（如卡托普利），监测肾功能及血钾。
  - ✓ 嗜铬细胞瘤：先用α受体阻断药，避免单用β受体阻断药（因可加重高血压引起心力衰竭、肺水肿）。
  - ✓ 妊娠高血压：硫酸镁、拉贝洛尔、尼卡地平为一线用药。
  - ✓ 拉贝洛尔静脉制剂：可作为一线降压药物，在多种情况中使用。

（桂耀松）

■ 休克

1. 定义

- 休克是各种原因导致机体有效循环血量明显下降，引起组织器官灌注不足，氧输送不能满足组织代谢的需要，细胞代谢紊乱和器官功能障碍的临床病理生理过程，它是一个由多种病因引起的综合征。
- 当氧输送的概念提出后，休克被定义为氧输送的减少不足以满足组织代谢的需求，包括氧运输障碍和组织利用障碍。从循环功能不全到细胞功能障碍，休克表现为一个连续的过程。

- 组织低灌注是休克的血流动力学特征，组织细胞缺氧是休克的本质。

- 休克的血流动力学变化可以表现为不同特征。为区分这些特征，可以将循环系统中主要影响血流动力学的因素分为5部分：①阻力血管：包括动脉和小动脉；②毛细血管；③容量血管；④血容量；⑤心脏。几乎所有类型的休克都是通过对这5部分的不同影响而导致循环功能紊乱。

- 基于血流动力学特征，休克可被分为低容量性、心源性、分布性和梗阻性休克4类。

2. 临床表现分类

- 低容量性休克
  - ✓ 基本机制为循环容量丢失，包括外源性丢失和内源性丢失。外源性丢失指循环容量丢失至体外，包括失血、烧伤或感染所致血容量丢失，呕吐、腹泻、脱水、利尿等原因所致水和电解质的丢失；内源性容量丢失指循环容量丢失到循环系统之外，但仍然在体内，其原因主要为血管通透性增高，循环容量的血管外渗出或循环容量进入体腔内，可由过敏、虫或蛇毒素和一些内分泌功能紊乱引起。
  - ✓ 低血容量性休克时的氧输送下降，其基本原因是循环容量不足，心脏前负荷不足，导致心输出量下降，组织灌注减少。肺循环灌注减少使肺气体交换发生障碍，氧合功能受损，导致氧输送进一步下降。在低容量性休克的早期，机体可通过代偿性心率加快和体循环阻力增高维持心输出量和循环灌注压。
  - ✓ 血流动力学监测可发现中心静脉压下降、肺动脉楔压下降、每搏量减少、心率加快和体循环阻力增高等参数改变。
  - ✓ 若容量丢失的原因可及时去除，容量得以及时补充，低容量性休克可很快得到纠正。

- 心源性休克
  - ✓ 基本机制为泵功能衰竭，其原因主要为心肌梗死、心力衰竭和严重心律失常等。心脏泵功能衰竭而导致心输出量下降，引起循环灌注不良，组织细胞缺血缺氧。所以，心输出量下降是氧输送减少的基本原因。
  - ✓ 血流动力学监测可发现中心静脉压升高、肺动脉楔压升高、心输出量下降、体循环阻力升高等参数改变。
  - ✓ 心输出量下降是心源性休克的基本原因，但多种心脏疾病都可能导致心输出量下降，所以心源性休克时可能会出现不同的血流动力学表现，尤其应注意某些血流动力学参数表现出明显的局限性。不同心室的功能衰竭也会有不同的血流动力学改变和不同的治疗要求。

✓ 右心衰竭时中心静脉压升高，体循环淤血，右心室前负荷增加，但由于右心室输出量减少，而不能为左心室提供足够的前负荷，这时左心室与右心室的前负荷可能处于不同状态。所以，在监测时应注意血流动力学参数的系统性和不同参数的不同意义。

- 分布性休克
  ✓ 基本机制为血管收缩舒张调节功能异常。这类休克中，一部分表现为体循环阻力正常或增高，主要由于容量血管扩张、循环血量相对不足所致。常见原因是神经节阻断、脊髓休克等神经性损伤或麻醉药物过量等。另一部分是以体循环阻力降低为主要表现，导致血液重新分布，主要由感染性因素所致，临床上称为感染性休克。
  ✓ 感染性休克的血流动力学特点为体循环阻力下降、心输出量增高、肺循环阻力增加和心率改变。感染性休克时血压下降主要是继发于阻力血管扩张。导致组织灌注不良的基本原因是血流分布异常。

- 梗阻性休克
  ✓ 基本机制为血流的主要通道受阻，如腔静脉梗阻、心包缩窄、心脏压塞、心瓣膜狭窄、肺动脉栓塞及主动脉夹层动脉瘤等。
  ✓ 血流动力学特点因梗阻部位不同而异，大都是由于血流通道受阻导致心输出量减少，氧输送下降，引起循环灌注不良，组织缺血缺氧。

3. 诊断
- 临床上诊断休克多包括4方面内容：①导致休克的病因；②一定程度的血压下降；③组织灌注不良；④组织缺氧表现、器官功能改变。
- 休克诊断标准
  ✓ 出现低血压：表现为收缩压＜90mmHg或较原基础值下降的幅度＞40mmHg，至少1小时，或血压依赖输液或药物维持。
  ✓ 有组织低灌注的表现：肾［少尿＜0.5ml/(kg·h)超过1小时］，或神经系统（精神改变，典型的包括思维迟钝、定向障碍、意识错乱），或皮肤（皮肤湿冷、血管收缩、发绀，在低血流状态下最显著），以及高乳酸血症（＞1.5mmol/L）。
- 反映指标
  ✓ 混合静脉血氧饱和度（SvO_2）或中心静脉血氧饱和度

（ScvO₂）：在氧输送恒定的情况下可以反映组织对氧的摄取量。

✓ 血乳酸：是临床上已经应用多年的指标，是反映休克早期的隐匿性指标之一，还可作为指导休克复苏的重要指标。

✓ 静脉 - 动脉 CO_2 分压差（gap）。

✓ 黏膜pH：可以直接反映组织本身的代谢情况。

✓ 其他指标：如动脉血pH、碱剩余等，与组织灌注改变的相关性和作为监测指标在方法学上的发展也正在受到越来越多的重视。

4. 急诊处理

● 休克治疗的基本原则：减少进一步的细胞损伤，维持最佳的组织灌注，纠正缺氧。

● 早期复苏

✓ 优化气道，增加氧输送，必要时气管插管和机械通气。但机械通气可能由于胸腔内压的升高而影响静脉回心血量，使心输出量下降。气管插管前应建立可靠的静脉通路，尽可能补足循环容量。

✓ 调整循环容量：当早期的紧急判断建立之后，容量复苏已经开始，应在尽可能短的时间内（如1小时内）将心脏容量负荷恢复到最佳水平。适当的前负荷水平是维持心脏功能和静脉回流的基础。如对心率、血压和甲床的再充盈时间、CVP等进行综合判断可提示心输出量的改变。

✓ 补液试验：包括直腿抬高试验和容量负荷试验。容量负荷试验的输液量和时间在不同患者有极大的区别。通常在怀疑心源性休克时，可采用生理盐水250ml在15～20分钟内静脉输入的方式，也可应用下肢被动抬高的方法增加回心血量。但在低容量性休克或感染性休克的早期进行容量补充，则需要更大剂量、更快的速度才可能观察到循环功能的改善。在容量负荷试验中观察可能导致的副作用也有重要意义，如肺部啰音增多、CVP明显升高、心率加快、肺部弥散功能下降等。

✓ 血红蛋白是保证氧输送的3个因素之一。在循环容量调整的同时，应注意血液中血红蛋白的含量。必要时应补充红细胞，保持血细胞比容不低于30%无论是胶体液和晶体液都可以用于休克的容量复苏。容量调整后如果循环功能趋于稳定，应尽可能在循环功能稳定的前提下保持容量负荷的最低状态，以最大可能地减少由于输液导致的副作用。如果循环功能仍然不稳定，应积极选用正性肌力药物或血管活性药物。

　✓正性肌力药物和血管活性药物：若容量补充仍不能将心输出量维持在足够水平，则提示心脏功能障碍，有指征应用正性肌力药物，如多巴酚丁胺等。

　血管收缩药物由于可以升高血压，可能在临床上被过度应用。在容量负荷不足的情况下应用血管收缩药物可导致外周血管进一步收缩，组织灌注更加减少。同时由于心脏后负荷的增加而使心输出量下降。仅有可能的有利因素是静脉系统的收缩可增加回心血流量，增加心脏前负荷。

　✓复苏目标：休克早期复苏的目标是在最短的时间内改善组织灌注，纠正组织细胞缺氧，恢复器官的正常功能。提高氧输送是实现这些目标的基本方法。血流动力学监测指标为复苏的过程提供反馈性指导，保证具体方法在时间上和程度上的准确实施。

- 病因治疗：休克的病因治疗指对导致休克发生发展原因的去除。通常需要一定的时间过程（如控制感染）或在另一方面对机体造成新的损伤（如手术打击），使得患者没有机会等待病因治疗的完成或无法耐受病因治疗的实施。所以，在治疗休克时，病因治疗一定要与支持性治疗有机的结合在才有可能提高休克的治愈率。

- 延续性支持治疗：紧接在早期复苏达到目标后，在医疗措施的干预下，机体组织灌注一般得以改善，循环稳定后即进入延续性支持治疗。主要组成部分包括：继续维持组织灌注、纠正机体内环境紊乱、纠正早期休克复苏治疗所致再损伤。

　维持组织灌注可在保证组织灌注的前提下，可逐渐降低支持力度，减少血管活性药物剂量，进入降阶梯治疗的阶段。纠正机体内环境紊乱是延续性支持治疗的重要内容。同时，对早期复苏的必要措施所导致的一些后果，需要在后期的治疗中进行一定的调整，纠正早期休克复苏治疗所致再损伤是延续治疗的重要部分，是休克后期治疗方向的转折。应根据患者的具体情况，在血流动力学监测指标的反馈指导下，对循环功能状态进行积极调整。

（戴佳原）

消化系统疾病急诊

■ 急性阑尾炎

1. 临床表现
- 病史：腹痛、食欲减退、恶心、呕吐。

- 典型临床表现：从脐周开始转移至右下腹的疼痛。
- 其他不典型临床表现：消化不良、胃肠胀气、排便不规律、腹泻及全身不适等。
- 阑尾炎症状随阑尾尖部位置不同而变化（表16）。

表16　阑尾位置与急性阑尾炎临床表现

阑尾位置	临床表现
前位	明显、局限性右下腹疼痛
后位	腹部钝痛
盆位	麦氏点下方压痛，可能伴尿频、排尿困难、里急后重、腹泻等

- 查体：早期体征少见，可能出现低热，随炎症进展逐渐出现右下腹局限性压痛及高热（表17）。

表17　急性阑尾炎体征的提示意义

体征	描述	提示
麦氏点压痛	右髂前上棘与脐连线外1/3处压痛	
Rovsing征	左下腹触诊出现右下腹疼痛	右侧局部性腹膜激惹
腰大肌试验	右髋关节被动伸展时出现右下腹痛	后位阑尾
闭孔内肌试验	屈曲右髋及右膝后内旋右髋，出现右下腹疼痛，敏感性＜10%	盆位阑尾

2. 辅助检查
- 血常规：轻度白细胞增多及核左移，若有坏疽或穿孔则白细胞显著增多。
- 肝功能检测：可见血清胆红素水平轻度升高。
- 腹部CT：首选，推荐增强扫描，平扫亦可。提示急性阑尾炎征象：阑尾扩张增粗＞6mm，阑尾壁增厚＞2mm，阑尾周围脂肪索条影，阑尾壁增厚，阑尾结石。
- 腹部超声：准确性较低。提示阑尾炎的超声表现：阑尾不可压缩，且直径＞6mm，压迫阑尾时出现局灶性疼痛，阑尾结石，阑尾周围脂肪回声增强，右下腹积液。

3. 鉴别诊断
- 阑尾穿孔：若患者高热、白细胞显著增多且右下腹积液，则高度提示穿孔。

- 盲肠憩室炎：症状体征几乎与急性阑尾炎相同，鉴别首选CT。
- 梅克尔憩室炎：小肠有可能移动到右下腹，进而出现类似急性阑尾炎的症状。
- 急性回肠炎：急性耶尔森菌病的临床表现可与阑尾炎类似，可见腹泻。
- 克罗恩病：急性发作可类似急性阑尾炎。
- 妇科疾病：包括输卵管卵巢脓肿、盆腔炎性疾病、卵巢囊肿破裂、经期痛、卵巢和输卵管扭转、子宫内膜异位症、卵巢过度刺激综合征、异位妊娠、急性子宫内膜炎等，可依靠病史及CT鉴别。

4. 急诊处理
- 非穿孔性阑尾炎
  - ✓首选手术治疗，以避免后期复发。
  - ✓术前可予单次抗生素：头孢西丁2g或头孢替坦2g或头孢唑啉2g（体重＞120kg时3g）＋甲硝唑500mg。过敏患者可应用克林霉素联合环丙沙星或左氧氟沙星或庆大霉素或氨曲南。
  - ✓术后无须应用抗生素，可从流食开始逐步过渡饮食。
  - ✓应用抗血小板药物并非手术禁忌。
- 穿孔性阑尾炎
  - ✓不稳定或游离性穿孔：患者存在弥漫性腹膜炎，需液体复苏，急诊阑尾切除术，术中需腹腔冲洗及放置引流。
  - ✓稳定的患者：直接手术治疗或保守治疗均可。
    - ◇保守治疗：包括抗生素、补液及胃肠休息。保守治疗好转后应行择期阑尾切除术以排除肿瘤。
    - ◇抗生素选择
      - □轻中度患者：厄他培南，或哌拉西林/三唑巴坦，或替卡西林/克拉维酸，或头孢唑林/头孢呋辛/头孢曲松/头孢噻肟/环丙沙星/左氧氟沙星之一联合甲硝唑。
      - □高危患者：亚胺培南/西司他丁或美罗培南或哌拉西林/三唑巴坦或头孢吡肟/头孢他啶/环丙沙星/左氧氟沙星之一联合甲硝唑。
      - □病情危重或保守治疗失败者：考虑急诊手术。术后常出现肠麻痹，饮食过渡较慢，需应用抗生素3～5天。

5. 特殊人群的阑尾炎
- 孕妇阑尾炎
  - ✓临床表现通常不典型，如孕晚期右中腹/右上腹疼痛。
  - ✓影像学可应用超声及MRI，尽量避免CT。
  - ✓治疗与普通差异不大，抗菌药可选择第二代头孢菌素＋甲

　　硝唑。

- 老人阑尾炎
  - ✓ 临床表现通常不典型，主要表现为炎症反应减弱，导致病史及查体无异常发现，延迟就诊导致穿孔发生率高。
  - ✓ 对保守治疗好转后患者需2个月后复诊，进行结肠镜评估是否有肿瘤。
- 免疫功能受损患者阑尾炎

炎症表现较弱，病史、查体及实验室检查常无阳性发现，CT检查十分必要，若确诊不应推迟手术。

（孙　翰）

■ 急性胰腺炎

1. 定义

- 急性胰腺炎（AP）是多种病因导致胰酶在胰腺内被激活后引起胰腺组织自身消化、水肿、出血甚至坏死的炎症反应。
- 临床以急性上腹痛、恶心、呕吐、发热和血胰酶增高等为特点。
- 根据临床表现和累及脏器分为轻症急性胰腺炎（MAP）、中度重症急性胰腺炎（MSAP）与重症急性胰腺炎（SAP）。
- MAP指患者可有极轻微的脏器功能紊乱，无严重腹膜炎体征和严重的代谢功能紊乱，病情常呈自限性，预后良好。
- SAP指患者有脏器功能障碍或衰竭、代谢功能紊乱或出现胰腺坏死、脓肿、假性囊肿等局部并发症，患者可出现腹膜炎体征、皮下瘀斑等。

2. 病因

- 常见病因（70%以上）：胆石症、酒精、高脂血症。
- 其他病因（10%）：自身免疫性、先天性、医源性、感染性、代谢性、坏死性、梗阻性、中毒性、创伤性、血管源性等。

3. 临床表现

- 症状
  - ✓ 腹痛：多与饱餐和酗酒相关，突然发作的上腹部持续性刀割样疼痛，50%患者可向左背部放射，蜷缩体位可使疼痛缓解。
  - ✓ 发热：多为中度发热，持续3～5天。若发热不退甚至持续升高，需警惕胰腺脓肿。
  - ✓ 恶心、呕吐：见于多数患者，呕吐物为胃内容物，呕吐后症状不缓解。
  - ✓ 黄疸：不一定存在。
- 体征

- ✓ MAP患者有腹部深压痛，但与患者自觉症状不成比例；SAP可出现腹膜刺激征三联征（肌紧张、压痛、反跳痛）。
- ✓ 上腹部扪及块状物：胰腺假性囊肿或胰腺包裹性坏死，多见于起病4周后。
- ✓ 假性肠梗阻：持续24～96小时。
- ✓ Grey-Tuner征：两肋部皮下青紫现象。
- ✓ Cullen征：脐周皮下青紫现象。
- 并发症
  - ✓ 局部并发症
    - ◇ 急性液体积聚→胰腺假性囊肿。
    - ◇ 胰腺坏死：增强CT可诊断，可合并感染。
    - ◇ 上述均可以是无菌性或感染性。
  - ✓ 全身并发症
    - ◇ 低血压、休克：烦躁不安、皮肤苍白、湿冷、花斑、脉搏细弱、血压下降。
    - ◇ 呼吸功能不全或衰竭：最严重的并发症，可发展至ARDS。
    - ◇ 急性肾功能不全。
    - ◇ 消化道出血：应激性溃疡或胰腺坏死穿透消化道，后者预后极差。
    - ◇ 细菌及真菌感染：早期以革兰阴性菌为主，后期多为多重感染，大量广谱抗生素使用易导致真菌感染。
    - ◇ 代谢异常：低钙血症、高脂血症、糖代谢异常。
    - ◇ 心功能不全：严重可发生心力衰竭、恶性心律失常。
    - ◇ 胰性脑病：神经精神异常，脑灰白质广泛脱髓鞘改变相关，常为一过性，可能遗留精神异常。
    - ◇ 血液系统异常：贫血、DIC、门静脉/脾静脉栓塞。
    - ◇ 慢性胰腺炎和糖尿病：胰腺内、外分泌功能不全。

4. 辅助检查

- 实验室检查
  - ✓ 血清酶学
    - ◇ 血淀粉酶：AP起病6小时后血淀粉酶＞500U/L，或12小时后尿淀粉酶＞1000U/L。
    - ◇ 血脂肪酶：升高与淀粉酶平行，但持续时间较长。
    - ◇ 酶学高低与病情严重程度无相关性。
  - ✓ CRP：72小时后＞150mg/L提示胰腺组织坏死。
  - ✓ 血常规：白细胞增多，中性粒细胞比例增高，严重者红细胞比容下降。
  - ✓ 血钙：低钙血症提示广泛脂肪坏死，Ca^{2+}＜1.75mmol/L提示预后不良。

✓其他：肝酶、胆红素上升，白蛋白下降，总胆固醇水平测定。

- 影像学检查
  - ✓超声：可见胰腺结构异常，可用于有无胆道结石和胰腺水肿、坏死的判断，但易受肠道气体的影响。
  - ✓CT：是诊断AP的标准方法，可以全面评估AP是否存在、严重程度、局部并发症等。增强CT对坏死性胰腺炎的诊断有意义。
  - ✓MRI：不优于CT，MRCP可判断有无胆胰管梗阻。
  - ✓EUS：主要用于诊断，可以鉴别恶性肿瘤等。
  - ✓ERCP：主要用于治疗。

5. 诊断

- AP的诊断：满足以下2项。
  - ✓急性发作的持续性剧烈上腹痛，常放射至背部。
  - ✓血清脂肪酶或淀粉酶升至正常值上限的3倍或以上。
  - ✓影像学检查发现急性胰腺炎的典型表现。
- 有以下情况可考虑胆源性AP
  - ✓BUS见胆总管结石或胆总管扩张>6mm（胆囊切除者扩张>8mm）。
  - ✓TBil>40μmol/L。
  - ✓胆囊结石伴ALT>正常值上限的3倍。
- 严重程度分级（表18）
  - ✓MAP：无器官衰竭且无局部或全身性并发症。
  - ✓MSAP：一过性（<48小时）器官衰竭和/或局部或全身性并发症。
  - ✓SAP：可能累及1个或多个器官的持续性（>48小时）器官衰竭。

> 注：局部并发症包括急性胰周积液、胰腺假性囊肿、急性坏死物积聚和包裹性坏死。器官衰竭采用Marshall评分系统（表19），评分>2分为器官衰竭。

表18 AP评分系统

评分系统		标准	提示SAP
Ranson评分	入院时：	年龄>55岁	评分≥3分
		WBC>16×10⁹/L	
		Glu>11.1mmol/L	
		AST>250U/L	

评分系统	标准	提示SAP
	LDH > 350U/L	
	入院后48小时：Hct下降 > 10%	
	体液丢失 > 6L	
	Ca^{2+} < 2.0mmol/L	
	PaO_2 < 60mmHg	
	BUN ↑ > 1.79mmol/L	
	−BE > 4mmol/L	
BISAP	BUN > 8.93mmol/L	评分 > 2
	精神障碍	
	存在SIRS	
	年龄 > 60岁	
	胸腔积液	
CT	A. 正常	级别 > C
	B. 局部或弥散胰腺增大	
	C. B＋胰腺和/或胰腺周围炎症，轻度渗出	
	D. C＋单个液体积聚	
	E. 多个液体积聚，胰腺和脂肪坏死，胰腺肿胀	
CT严重指数	CT等级：A-E＝0-4 坏死等级：无坏死＝0，< 30%坏死＝2，30%～50%坏死＝4，> 50%坏死＝6	总评分＝CT等级＋坏死等级 > 5

急诊疾病

表19 改良的Marshall评分系统

器官系统	得 分				
	0	1	2	3	4
呼吸（PaO_2/FiO_2, mmHg）	> 400	300～400	200～300	100～200	< 100
循环（SBP, mmHg）	> 90	< 90, 可补液纠正	< 90, 不可补液纠正	< 90, pH < 7.3	< 90, pH < 7.2
肾脏（Cr, μmol/L）	< 134	134～169	170～310	311～439	> 439

6. **急诊处理**

- 入监护室治疗指征（符合任何一条）：①HR＞150次/分或＜40次/分；②SBP＜80mmHg，MAP＜60mmHg，DBP＞120mmHg；③RR＞35次/分；④Na^+＜110mmol/L或＞170mmol/L，K^+＜2.0mmol/L或＞7.0mmol/L，Glu＞44mmol/L，Ca^{2+}＞3.7mmol/L；⑤PaO_2＜50mmHg；⑥pH＜7.1或＞7.7；⑦无尿；⑧昏迷。

- 初始治疗
  - ✓ 液体复苏：等张晶体液，5～10ml/(kg·h)，目标导向性液体治疗（根据临床效果、HCT、BUN调整补液速度）。
  - ✓ 镇痛：常用哌替啶、曲马多。
  - ✓ 营养支持：MAP可尽早恢复经口进食（疼痛减轻、发热减退、白细胞及血清酶学降至正常），MSAP及SAP多需置入鼻空肠营养管。
  - ✓ 抗生素：胆源性胰腺炎合并感染者，可予第三代头孢菌素＋甲硝唑或美罗培南抗感染。若无明确感染证据，不推荐应用抗生素。

- 并发症治疗：出现以下情况应引流或清创治疗。
  - ✓ 假性囊肿或包裹性坏死迅速增大。
  - ✓ 继发感染经内科保守治疗无改善并引起全身疾病。

- 病因治疗
  - ✓ 胆源性：胆管结石未排出者，ERCP后行胆囊切除。
  - ✓ 高脂血症：糖＋胰岛素降脂或行血浆置换。

（孙　翰）

■ 急性胆囊炎

1. **定义**

- 急性胆囊炎系由于胆囊管梗阻、化学性刺激和细菌感染引起的胆囊急性炎症性病变。
- 95%以上患者有胆囊结石，称结石性胆囊炎。
- 5%患者无胆囊结石，称非结石性胆囊炎。
- 临床表现可有发热、右上腹疼痛和压痛，恶心、呕吐、轻度黄疸和血白细胞增多等。

2. **临床表现**

- 病史：位于右上腹或上腹正中部的腹痛，可放射至右肩或背部。典型的疼痛稳定而剧烈，常伴发热、恶心、呕吐、食欲减退。常与摄入高脂食物相关，发作时间长达4～6小时。
- 查体：患者常静卧，腹部查体常有肌紧张，Murphy征（＋）。可能还存在弥漫性腹膜炎（穿孔）、腹部捻发音（气肿性胆囊炎）、肠梗阻等相关并发症的体征。

- 并发症
  - ✓ 坏疽：最常见的并发症，表现为患者存在脓毒症样表现，可进一步导致穿孔。
  - ✓ 穿孔：多继发于胆囊坏疽，穿孔多为局限性，导致胆囊周围脓肿。若导致弥漫性腹膜炎则死亡率较高。
  - ✓ 胆囊肠瘘：穿孔穿入肠道或胆结石长期压迫性坏死导致。
  - ✓ 胆石性肠梗阻：胆结石进入肠道导致机械性肠梗阻，多见于回肠末段。
  - ✓ 气肿性胆囊炎：产气微生物引起胆囊壁继发感染，其他如大肠埃希菌、葡萄球菌、链球菌、假单胞菌属、克雷伯菌属亦可见。超声检查可能误报肠道气体，坏疽穿孔等并发症常见。

3. 辅助检查
- 实验室检查：白细胞增多，核左移，单纯胆囊炎少有胆红素升高。
- 影像学检查
  - ✓ 超声：是首选检查，敏感性88%，特异性80%。主要特征包括胆囊结石、胆囊壁增厚（＞4mm）或水肿、超声Murphy征（＋）。
  - ✓ 腹部CT：胆囊壁水肿、胆囊周围条纹征和积液以及高密度胆汁。特异性59%，多用于排除并发症。

4. 诊断
- 疑似诊断：右上腹/中上腹疼痛、发热、白细胞增多。
- 临床诊断：Murphy征（＋）。
- 确定诊断：影像学检查。

> 注意：①应与胆绞痛鉴别，胆绞痛为胆囊收缩导致胆囊内压力增高引起的疼痛，无腹膜刺激征、发热、白细胞增多等炎症表现，胆绞痛常在数小时内逐渐加强，而后完全消失。②10%胆囊炎患者可能为非结石性胆囊炎。

5. 严重程度分级（表20）

表20　急性胆囊炎严重程度分级

严重程度	评估标准
轻度	炎症较轻，未到达中重度标准
中度	WBC ＞ 18×10^9/L 右上腹可触及包块 发病时间＞72小时 局部并发症：坏疽、穿孔、肝脓肿

严重程度	评估标准
重度	低血压，需应用血管活性药物 意识障碍 氧合指数（PaO_2/FiO_2）＜300mmHg INR＞1.5 少尿，Cr＞176.8μmol/L PLT＜$10×10^9$/L

6. **急诊处理**
- 保守治疗
  - ✓ 镇痛：可试用解痉药物或NSAID。若NSAID效果不佳，可应用阿片类镇痛药如哌替啶。所有阿片类药物均会增加Oddi括约肌压力，并无选择性。
  - ✓ 应用抗生素：需预防性使用，应覆盖肠杆菌科。
    - ◇ 轻症低危：第三代头孢菌素类，如头孢他啶、头孢哌酮。
    - ◇ 有严重生理功能紊乱、高龄或免疫功能低下：碳青霉烯、哌拉西林/三唑巴坦、环丙沙星＋甲硝唑、左氧氟沙星＋甲硝唑、头孢吡肟＋甲硝唑。
    - ◇ 院内相关胆道感染：重症高危方案＋万古霉素。
- 介入/手术治疗
  - ✓ 复杂性急性胆囊炎、存在并发症的急性胆囊炎→急诊胆囊切除术。
  - ✓ 既往体健或仅有轻微系统性疾病，暂无定论。
  - ✓ 既往严重系统性疾病或重要脏器功能严重受损，但无急诊胆囊切除术指征的患者处理见图17。

> 注意：若患者需要择期手术，则引流管可持续保留至手术时；若患者无法进行择期手术，移除时间对临床结果无显著影响，暂无定论。

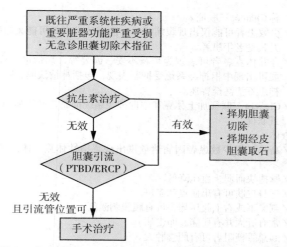

图 17　有严重基础疾病而无急诊手术指征的急性胆囊炎处理流程

（孙　翰）

■ 急性化脓性胆管炎

1. 定义

- 急性化脓性胆管炎（APC）指各种原因导致胆管急性梗阻，胆管内压力升高和细菌感染引起的急性化脓性病变。
- 急性梗阻性化脓性胆管炎（AOSC）是APC的严重阶段，又称急性重症胆管炎。
- APC多数继发于胆管结石和胆道蛔虫。
- 该病具有起病急、发病快、病死率高的特点，导致患者死亡的主要原因是败血症、中毒性休克、胆源性肝脓肿、胆道出血和多器官功能衰竭等。

2. 危险因素

- 胆道梗阻是APC的病因，而引起胆道梗阻的原因则多种多样，其中以胆系结石最常见，占80%以上。
- 其他常见病因：胆道寄生虫、肿瘤尤其是胆道及壶腹周围的肿瘤。
- 多数患者有反复胆道感染病史或有胆道手术史。

3. 临床表现

- 病史
    - ✓ 典型APC临床可表现为发热、寒战，伴腹痛和/或黄疸，又称Charcot三联征。

✓ 少数患者可能仅出现腹痛症状，而有些患者却可能无腹痛，尤其是老年患者。

✓ 合并休克患者可表现为烦躁不安、谵妄等，病情进一步进展可出现中枢神经系统受抑制表现，包括神情淡漠、嗜睡、神志不清甚至昏迷。

✓ Charcot三联征加上休克和中枢神经系统抑制，又称Reynold五联征。

● 查体

✓ 高热，但少数患者因病情危重出现感染性休克，体温可以不升。

✓ 脉搏快而弱，血压降低。

✓ 全身皮肤可有出血点和瘀斑。

✓ 剑突下或右上腹压痛，可有腹膜刺激征。

✓ 常有肝大并有压痛、叩击痛。

✓ 胆总管梗阻者可有胆囊肿大。

4. 必做检查

● 实验室检查

✓ 血常规：可出现白细胞增多伴核左移。

✓ 炎症指标：CRP水平升高，PCT也出现不同程度升高。

✓ 肝生化学检查：血清胆红素、转氨酶、GGT和ALP水平常有异常。尤其在胆管梗阻后的最初72小时内，血清转氨酶会显著升高，若梗阻持续，则ALP和胆红素水平随后逐渐缓慢升高。若在疼痛发作后的最初24小时内肝生化学检查正常，同时超声未发现胆总管扩张者，则存在胆总管结石的可能性较小。

● 影像学检查

✓ B超：为首选方法。可显示肝大，胆囊或胆总管、肝内胆管内结石，肝内外胆管可显示不同程度扩张，胆囊增大，张力高。对肝外胆管结石主要依靠胆管扩张的间接征象，对胆管梗阻的病因及梗阻部位确定有时困难。

✓ CT：分辨率有所提高，不受肥胖、肠道积气等影响，在诊断胆管扩张程度、梗阻部位和病因方面具有优势，但胆固醇结石在CT检查中不显影，因此对确定胆道梗阻的病因具有局限性。

5. 选做检查

● MRI：可以协助确定或排除APC的诊断，在症状不典型的老年患者尤其有意义。磁共振胆胰管造影（MRCP）可无重叠地显示肝内胆管树影像、阻塞部位和范围。是较为理想的无创影像学检查。

- ERCP：对胆总管结石诊断的准确率在89% ～ 98%，是目前诊断胆总管结石准确性最高的方法之一，诊断的同时可以进行内镜下介入治疗。但是ERCP需要插管造影，有造成胆管炎、出血和继发胰腺炎等并发症的风险。
- 超声内镜：对微小结石（直径＜3mm）的诊断优于ERCP，能显示胆管、壶腹部、胰腺的恶性肿瘤及其浸润范围。

6. 诊断策略
- Charcot三联征：右上腹疼痛、有压痛，高热，通常伴寒战，以及黄疸。特异性高但敏感性低，并非所有急性化脓性胆管炎均发生腹痛。
- Reynold五联征：Charcot三联征基础上若出现休克和中枢神经系统抑制表现，则称Reynold五联征阳性。
- 实验室指标：可表现为白细胞增多伴核左移、血清CRP浓度升高；转氨酶活性和胆汁淤积指标通常在疼痛发作后的最初数小时内升高。

- 辅助检查
  - ✓ 腹部超声：常见胆总管扩张。但超声检查对诊断胆总管结石敏感性相对低，且在急性炎症时通过超声检查远端胆管更困难。
  - ✓ 病情稳定者可选择CT、MRCP等影像学检查，有助于进一步发现胆管扩张或狭窄的病因如肿瘤、结石等。
  - ✓ 对需要同时行经皮经肝胆管引流术（PTCD）或经内镜鼻胆管引流术（ENBD）减压者可行PTC或ERCP。

7. 急诊处理
- 紧急处理原则是立即解除胆道梗阻并充分引流。
- 一般治疗
  - ✓ 支持治疗：静脉补液，纠正水电解质紊乱，对症镇痛，密切监测器官功能障碍及脓毒症休克征象。若出现休克等多器官功能障碍者应迅速行抗休克及相应器官支持治疗，如机械通气、血液净化等。
  - ✓ 抗菌治疗
    - ◇ 所有怀疑急性胆管炎的患者应立即使用抗菌药物治疗，同时行血培养，有条件还可送检胆汁培养。
    - ◇ 分层抗感染策略
      - □ 轻度APC：常由单一肠道致病菌如大肠埃希菌引起，应使用单一抗菌药物治疗，首选第三代头孢菌素或喹诺酮类药物。
      - □ 中重度APC：常为多重耐药菌感染，首选含β-内酰胺酶抑制剂的复合制剂、第三代或第四代头孢菌素、单

123

环类药物。若首选药物无效，可改用碳青霉烯类药物，如美罗培南或亚胺培南/西司他丁。若怀疑铜绿假单胞菌感染，推荐使用头孢哌酮/舒巴坦、哌拉西林/他唑巴坦。抗菌治疗应持续 5 ～ 7 天，之后根据症状、体征以及白细胞、CRP 及 PCT 确定停药时间。

- 胆道引流
  - ✓ 初始抗生素治疗对 60% ～ 80% 的急性胆管炎患者有效，对于轻中度胆管炎患者，应在 24 ～ 48 小时内进行胆道引流。
  - ✓ 对于保守治疗 24 小时无效的胆管炎患者，应进行紧急胆道减压。
  - ✓ 手术方式选择：首选内镜下括约肌切开取石/支架置入术。若引流不成功，可进行超声内镜下胆道引流或 PTCD。

（刘　霜）

■ 上消化道出血

1. 定义

- 上消化道出血指 Treitz 韧带以上的消化道包括食管、胃、十二指肠或胰胆等病变引起的出血。
- 患者常表现为呕血（血液或咖啡渣样物质）和/或黑便（黑色柏油便）。
- 急性大量出血时可有头晕、心悸、意识模糊、四肢湿冷等表现。
- 大量失血后的 24 小时内常出现低热。

2. 常见病因及临床表现

- 消化性溃疡：胃、十二指肠溃疡出血是上消化道出血最常见的病因。10% ～ 15% 患者可无溃疡病史而以上消化道出血为首发症状。出血性消化溃疡主要有 4 个主要危险因素：幽门螺杆菌感染、NSAID、生理应激、胃酸过多。
- 门脉高压并发症（食管胃底静脉曲张破裂和门脉高压性胃病）：患者常同时存在严重肝病的表现。
- 重度或糜烂性食管炎：患者通常有胃食管反流病史，NSAID/四环素等药物使用和感染也是其高危因素。食管炎所致出血患者呕血更常见，少见黑便。
- 急性糜烂出血性胃炎/十二指肠炎：炎症相关的黏膜损伤常在内镜检查时发现。患者有腹部不适、烧心、恶心、呕吐等，常见原因有药物、应激、高浓度酒精等。
- 血管病变：包括血管发育异常、Dieulafoy 病变和胃窦血管扩张症（GAVE）。
- 食管贲门黏膜撕裂综合征：远端食管和近端胃黏膜纵向撕裂

（壁内剥离），通常与剧烈干呕等腹压突然增大相关，失血量常较小且自限。

- 胃癌：中老年男性居多。早期胃癌可无症状；进展期胃癌常有上腹痛，伴食欲减退、体重减轻、早饱感，上腹部可扪及肿块伴压痛，有时可扪及 Virchow 淋巴结并出现相关转移症状。早期胃癌典型的呕吐物为咖啡渣样。
- 胆道出血：外伤、炎症、肿瘤或动脉瘤所致肝内或肝外动脉、静脉与胆管或胆囊相通，引起上消化道出血者均属于胆道出血。常有右上腹阵发性绞痛、出血、黄疸。出血有间歇性发作倾向。感染性胆道出血常伴高热、寒战。部分可触及肿大的肝和胆囊。

3. 必做检查

- 血常规：出血早期 Hb 可无明显变化，3～4小时后出现贫血，初期2～8小时监测1次；MCV：急性失血为正细胞正色素贫血。
- 粪便OB：对粪便颜色不能确定是否为出血者，可查粪便OB证实。
- 生化检查：BUN/Cr > 36 : 1 或尿素/肌酐 > 100 : 1 提示出血源自上消化道。比值越高，上消化道出血的可能性越大。
- 肝功能、血型、感染4项等输血前检查。
- 凝血功能检查。
- 腹部B超：以明确是否有肝硬化、门静脉高压等情况。
- 上消化道内镜：是上消化道出血的首选诊断检查，可定位和识别出血灶并止血。若无禁忌，推荐对大多数急性上消化道出血患者行早期内镜操作（24小时内），疑似静脉曲张破裂出血患者应在就诊12小时内进行内镜操作。

4. 选做检查

- 血管造影：可检出活动性出血。
- 结肠镜：上消化道内镜检查阴性的黑便患者通常需行结肠镜检查，以排除右半结肠出血灶。
- 放射性核素扫描。
- 心肌酶测定和24小时动态心电图：适用于有心肌梗死风险的患者。
- 腹盆CT：以除外穿孔，增强CT可用于活动性出血定位。

5. 急诊处理

- 一般支持
  ✓ 卧床、吸氧、禁食水、补液。
  ✓ 密切监测患者生命体征、出血量及尿量。
  ✓ 保持呼吸道通畅。
  ✓ 对活动性出血或大出血者放置胃管，接袋引流。

- 血流动力学不稳定者
  ✓ 建立静脉通路，立即开始液体复苏。
  ✓ 输血：对于大多数患者尽量维持 Hb ≥ 80g/L。
    ◇ 对于不稳定性冠状动脉疾病患者或有持续活动性出血的患者，应维持 Hb ≥ 90g/L。
    ◇ 对于低血容量的活动性出血患者即使 Hb 看起来是正常的，也可能需要输血，必须密切监测 Hb 变化。
    ◇ 对于疑似静脉曲张出血患者，建议的输血目标是维持 Hb 在 70 ~ 100g/L。
    ◇ 对于 PLT ＜ 50×10⁹/L 患者可能需输血小板。
    ◇ 非肝硬化患者 INR ＞ 2 时需输注凝血酶原复合物浓缩剂。
- 药物治疗
  ✓ 应用 PPI 抑酸。
  ✓ 对于静脉曲张出血者，予奥曲肽/生长抑素等药物减少内脏血流。
  ✓ 对肝硬化患者预防性使用抗生素。
- 治疗性操作
  ✓ 首选内镜疗法。
  ✓ 出血 24 ~ 48 小时内若药物＋内镜治疗失败，需考虑介入血管栓塞或外科手术止血。

（孙瑞雪）

■ 急性肝衰竭

1. 定义
- 急性肝衰竭（ALF）指多种因素引起重度急性肝损伤，伴肝性脑病和肝合成功能受损（PT 或 INR 延长）。
- 患者一般无基础肝病或肝硬化，且病程多＜26 周。
- 患者既往有肝硬化或慢性肝病，此次病程＜26 周，应诊断为慢加急性肝衰竭。
- 根据病程，急性肝衰竭分为超急性（病程＜7 天）、急性（病程 7 ~ 212 天）和亚急性（21 天＜病程＜26 周）。
- 引起肝衰竭的基础病因是预后的决定因素。

2. 病因
- 病毒性肝炎：亚洲多见，是成人 ALF 的最常见病因。
  ✓ 肝炎病毒：甲型、乙型、丙型、丁型、戊型肝炎病毒（HAV、HBV、HCV、HDV、HEV）。
  ✓ 其他病毒：巨细胞病毒（CMV）、EB 病毒（EBV）、肠道病毒、水痘-带状疱疹病毒、黄热病病毒等。
- 药物性肝炎：英、美等国家多见，如对乙酰氨基酚、抗结核

126

药物、抗肿瘤药物、部分中草药、抗风湿病药物、抗代谢药物，其中对乙酰氨基酚最常见。

- 肝毒性物质：如酒精、毒蕈、有毒的化学物质等，酒精常引起慢性或慢加急性肝衰竭。
- 细菌及寄生虫：严重或持续感染（如脓毒症、血吸虫病等）。
- 肝其他疾病：肝肿瘤、肝脏手术、妊娠期急性脂肪肝、自身免疫性肝病、肝移植术后等。
- 胆道疾病：先天性胆道闭锁、胆汁淤积性肝病等。
- 代谢异常：肝豆状核变性、遗传性糖代谢障碍等。
- 循环衰竭：缺血缺氧、休克、充血性心力衰竭等。
- 遗传代谢性疾病：多见于儿童肝衰竭。
- 其他：创伤、热射病等。
- 原因不明。

3. 临床表现

- 病史：多为非特异性，包括乏力、嗜睡、食欲减退、恶心、呕吐、右上腹不适、瘙痒、黄疸、腹部膨隆、神志改变（嗜睡或昏迷）。询问病史时容易疏漏的部分，如饮酒史及用药史。
- 查体：黄疸，腹水，直立性低血压（血管内容量不足），皮下瘀点、瘀斑（凝血功能紊乱）。
- 神经系统检查：肝性脑病表现多样，临床分为4期。
  - ✓ Ⅰ期：行为改变、言语不清、睡眠障碍。
  - ✓ Ⅱ期：精神错乱、意识模糊、嗜睡。常出现扑翼样震颤，腱反射亢进，肌张力增高，锥体束征阳性。
  - ✓ Ⅲ期：昏睡期。昏睡为主，患者可被唤醒，可引出扑翼样震颤。
  - ✓ Ⅳ期：昏迷期。对疼痛反应差或无反应。
- 急性肝衰竭患者肝性脑病可能并发脑水肿，颅内压升高（表现包括体循环高血压、心动过缓、呼吸抑制、癫痫发作及脑干反射异常），需关注患者瞳孔变化，警惕脑疝出现。

4. 必做检查

- 实验室检查
  - ✓ 血常规：可能存在贫血，血小板计数减少。
  - ✓ 肝功能检查：转氨酶、直接胆红素和间接胆红素水平均显著升高。若出现胆-酶分离现象，即胆红素水平持续上升，而酶学指标反而下降甚至恢复正常，高度提示预后不良。
  - ✓ 肾功能检查：血清BUN和Cr水平升高（ALF多并发急性肾损伤）。
  - ✓ 生化检查：可有低血糖、低钾血症等。
  - ✓ 凝血功能检查：PT延长，INR ≥ 1.5。

✓ 脂肪酶和淀粉酶检测：可轻度升高。

✓ 血氨测定：水平升高。

✓ 毒物分析＋肝炎病毒测定：确定病因。

- 影像学检查

✓ 腹部B超：首选，易进行、价格便宜且无创，可寻找病因。

✓ 腹部CT或MRI：次选，诊断布-加综合征及肝恶性肿瘤比腹部超声敏感，但注意静脉造影剂有肾衰竭风险。

✓ 胸片或胸部CT：约30%的ALF患者有肺水肿和肺部感染，有助于了解肺部情况。

5. 诊断策略

- 第一步：临床诊断。

＜26周内患者出现神志改变、恶心、呕吐、黄疸或右上腹疼痛等症状＋肝功能异常（转氨酶伴胆红素、碱性磷酸酶显著升高）＋肝性脑病＋PT延长（INR ≥ 1.5）。

- 第二步：病因学诊断，如病毒、药物、酒精、免疫、血吸虫等。

肝衰竭诊断格式：

肝衰竭（分类、分型、分期）疾病＋病因诊断。

例如：慢加急性肝衰竭A型早期乙型病毒性肝炎。

亚急性肝衰竭中期药物性肝炎。

慢性肝衰竭血吸虫性肝硬化。

急性肝衰竭病因待查。

6. 急诊处理

- 原则：早期诊断、早期根据病因进行治疗，积极防治各种并发症。

- 一般支持治疗

✓ 卧床安静休息，减少体力消耗。

✓ 加强病情监护：评估神经状态，持续监测基本生命体征，详细记录24小时出入量，每天监测1次转氨酶和胆红素，酌情复查血常规、凝血功能、动脉血气，警惕低血糖。

✓ 营养支持：纠正水电解质紊乱，补充维生素。首选肠内营养，病情急性期低热卡供能，20 ～ 25kcal/（kg·d），稳定期可增加35 ～ 40kcal/（kg·d）。肠内无法达标者，可静脉额外补充。肝性脑病患者需限制经肠道蛋白摄入，并保持排便通畅。

✓ 积极纠正低蛋白血症，补充白蛋白或新鲜血浆，并酌情补充凝血因子。

✓ 注意消毒隔离，加强口腔护理、肺部及肠道管理，预防医院内感染。

- 对症治疗
  - ✓ 护肝药物：原则上尽可能精简用药。
    - ◇ 抗炎保肝为主：甘草酸制剂类。
    - ◇ 抗自由基为主：还原型谷胱甘肽、N-乙酰半胱氨酸等。
    - ◇ 保护肝细胞膜为主：多烯磷脂酰胆碱。
    - ◇ 促进肝细胞代谢：腺苷蛋氨酸等。
    - ◇ 促进肝细胞修复、再生：促肝细胞生长因子和前列腺素 E1（PGE1）脂质体等药物。
    - ◇ 促进胆红素及胆汁酸代谢：腺苷蛋氨酸、熊去氧胆酸等。
  - ✓ 肠道微生态调节治疗。
- 病因治疗
  - ✓ 去除诱因：如重叠感染、各种应激状态、饮酒、劳累、药物、出血等。
  - ✓ 肝炎病毒感染：对HBV-DNA阳性的肝衰竭患者，推荐立即使用核苷（酸）类药物抗病毒治疗，如恩替卡韦、替诺福韦。
  - ✓ 药物性肝损伤：应停用所有可疑药物，追溯过去6个月服用的所有药物，若为对乙酰氨基酚过量，尽早选用N-乙酰半胱氨酸（NAC）治疗。
  - ✓ 确诊或疑似毒蕈中毒的ALF：考虑应用青霉素G和水飞蓟素。
  - ✓ 妊娠期急性脂肪肝/HELLP综合征所致肝衰竭：建议立即终止妊娠。若终止妊娠后病情仍继续进展，需考虑人工肝和肝移植治疗。
  - ✓ 肝豆状核变性：采用血浆置换、白蛋白透析、血液滤过，以及各种血液净化方法组合的人工肝支持治疗，可以在较短时间内改善病情。
- 并发症治疗
  - ✓ 水电解质代谢异常：常见低钾血症、低钠血症及低血糖。在纠正感染和组织灌注不足后对症处理，注意补钠速度，警惕纠正过快导致渗透性脱髓鞘综合征。
  - ✓ 肝性脑病
    - ◇ 去除诱因，如严重感染、出血及电解质紊乱等。
    - ◇ 限制蛋白饮食。
    - ◇ 应用乳果糖或白醋，口服或灌肠，促进氨排出，减少肠源性毒素吸收。
    - ◇ 视患者电解质和酸碱平衡情况酌情选择精氨酸、门冬氨酸-鸟氨酸等降血氨药物。
    - ◇ 酌情使用支链氨基酸纠正氨基酸失衡。
    - ◇ Ⅲ度以上的肝性脑病患者建议气管插管。
    - ◇ 抽搐患者可酌情使用半衰期短的苯二氮䓬类镇静药物，

不推荐预防性用药。

◇ 人工肝支持治疗。

✓ 脑水肿：脱水降颅内压，甘露醇 0.5 ～ 1.0g/kg 快速 ivgtt，呋塞米 10 ～ 20mg iv。

✓ 顽固性腹水：推荐螺内酯＋呋塞米起始联用。若效果不佳可应用托伐普坦，但需要注意监测血钠水平；若大量腹水造成腹内压明显增高影响腹腔脏器灌注或呼吸功能，可选择穿刺放腹水，但每次量不宜超过800ml；输注白蛋白提高胶体渗透压。

✓ 急性肾损伤（AKI）：纠正低血容量，避免肾损伤药物，积极控制感染，必要时 CRRT。

✓ 消化道出血：包括 H_2 受体阻断药、PPI、生长抑素类似物、维生素 K_1，补充凝血因子，及时内镜或介入治疗。

✓ 肝肺综合征：$PaO_2 < 80mmHg$ 时予氧疗，通过鼻导管或面罩给予低流量吸氧（2 ～ 4L/min）。对于需要氧气量增加的患者，可用加压面罩给氧或气管插管。

（刘　霜）

■ 急性肠梗阻

1. **概述**

● 肠梗阻指任何原因引起的肠内容物通过障碍。

● 肠梗阻不但可引起肠道本身解剖和功能变化，还可引起全身生理紊乱，临床表现复杂多变。

● 肠梗阻主要生理变化有三大类：肠扩张和肠坏死、体液丢失和电解质紊乱、感染和毒素吸收。

● 肠梗阻分类

✓ 按病因分为：机械性肠梗阻、动力性肠梗阻和血运性肠梗阻。

✓ 按肠壁血循环分为：单纯性肠梗阻和绞窄性肠梗阻。

✓ 按肠梗阻程度分为：完全性和不完全性或部分性肠梗阻。

✓ 按梗阻部位分类分为：小肠梗阻和结肠梗阻。

● 闭袢性肠梗阻指一段肠袢两端均受压且不通畅者，该类型的肠梗阻最易发生肠壁坏死和穿孔。

2. **病因**

● 机械性肠梗阻：最常见的类型，源于肠内、肠壁和肠外各种不同机械性因素引起的肠内容通过障碍。

✓ 肠管阻塞：粪块、异物、蛔虫等。

✓ 肠壁病变：肿瘤、炎性病变、先天畸形。

✓ 肠管变形：肠扭转、肠套叠。

✓ 肠外病变：肿瘤压迫、粘连束带压迫、嵌顿疝等。
- 动力性肠梗阻：神经抑制或毒素刺激所致肠道运动功能紊乱，引起肠内容物通过障碍。分为麻痹性和痉挛性两类。
  ✓ 麻痹性：多见，可发生在弥漫性腹膜炎、腹部创伤、腹部手术后、严重电解质紊乱等。
  ✓ 痉挛性：少见，由于肠壁肌肉过度收缩所致，可见于铅中毒、急性肠炎等。
- 血运性肠梗阻：肠系膜血管内血液循环障碍，导致肠蠕动功能丧失，使肠内容物停止运行。
  ✓ 常见情况：肠系膜血管血栓或栓塞。
  ✓ 少见情况：如主动脉夹层。

3. 临床表现
- 症状
  ✓ 腹痛：机械性肠梗阻多为阵发绞痛，腹痛间隔时间缩短或剧烈持续腹痛提示绞窄性肠梗阻。麻痹性肠梗阻多为持续性胀痛。
  ✓ 呕吐：高位梗阻呕吐出现早且频繁，呕吐物为食物、胃液、胆汁等；呕吐粪水提示低位肠梗阻。
  ✓ 排气排便停止：见于多数患者。
  ✓ 发热：通常提示感染或其他并发症（缺血或坏死等），但无发热不能排除感染，尤其对于年龄较大或免疫功能受损患者。
  ✓ 便血：通常提示肿瘤、肠缺血、肠套叠、炎性黏膜损伤等。
- 体征
  ✓ 腹部膨隆、腹部包块、肠型、腹部压痛、腹膜刺激征、腹股沟有无肿物。
  ✓ 直肠指检可以发现直肠肿物或粪块嵌塞。
  ✓ 急性机械性肠梗阻的听诊特征是伴有疼痛的高调"叮当"音。
  ✓ 肠腔严重扩张肠鸣音减弱。
  ✓ 麻痹性肠梗阻肠鸣音减弱或消失。
  ✓ 有无神志改变及脱水体征，如心动过速、直立性低血压和尿量减少。

4. 必做检查
- 血常规、CRP检测：协助评估感染情况。贫血可能提示克罗恩病、肿瘤等。
- 生化检查：发现电解质紊乱、肝肾功能异常。
- 腹平片：可以发现肠袢扩张伴气液平面，膈下游离气体提示消化道穿孔。一般不能明确梗阻部位，但价格低廉、易得。

- 腹部CT：可以识别具体部位（近端肠扩张伴远端肠塌陷）、确定部分病因（肠腔占位、肠扭转等）、识别并发症。"靶征"提示肠套叠，"漩涡征"提示肠扭转。有人认为可取代腹部平片。

5. 选做检查
- 腹部增强CT或CTA：适用于疑诊血管疾病所致肠梗阻。某些情况下协助明确占位性质。
- ABG及乳酸测定：有全身症状患者，如神志改变、低血压、心动过速、尿量减少。
- 尿常规：脱水时尿比重升高。

6. 急诊处理
- 外科会诊：对于症状严重患者，建议立刻外科会诊以帮助确定是否需立即手术。
- 液体治疗：纠正可能存在的容量不足、电解质紊乱、代谢性酸中毒或代谢性碱中毒。
- 饮食：一般机械性肠梗阻患者均应禁食。少数不完全性肠梗阻患者可少量液体摄入。
- 胃肠减压：有腹胀、恶心、呕吐患者建议鼻胃管减压。有条件者可考虑肠梗阻导管减压。
- 抗生素：无并发症的小肠梗阻不需应用抗生素，憩室导致肠梗阻或有穿孔等并发症者需要应用抗生素。发热患者通常提示感染，不发热患者也不能排除感染，须仔细评估。手术探查患者应预防性使用抗生素。
- 疼痛治疗：镇痛药效果一般较差。持续重度疼痛需考虑手术，姑息治疗时可用阿片类或其他药物。
- 手术探查：所有根据临床和放射学检查怀疑存在复杂性肠梗阻（完全性梗阻、闭袢性梗阻、肠缺血、肠坏死、肠穿孔）的患者，均应进行剖腹探查术。非手术治疗无效者应手术治疗。
- 支架置入：近端小肠肿瘤导致梗阻且不适合手术可考虑十二指肠支架置入。结肠支架置入有两个主要用途：作为手术的过渡，为急性机械性梗阻患者进行术前减压；晚期患者的舒缓疗法。

（顾　明）

■ 腹水

1. 常见病因
- 门静脉高压：肝硬化（75%）、酒精性肝炎、急性肝衰竭、肝静脉闭塞（如布-加综合征）、心力衰竭、缩窄性心包炎、血液透析相关、低蛋白血症、肾病综合征、蛋白丢失性肠病、重度营养不良。

- 腹膜疾病：恶性腹水（如卵巢癌、间皮瘤等）、感染性腹膜炎（如结核和真菌感染）、嗜酸性粒细胞性胃肠炎、淀粉肉芽肿性腹膜炎、腹膜透析相关。
- 其他：如胰腺炎、腹腔妊娠、Whipple病和结节病。

2. 评估

- 症状
    - ✓ 腹部症状：腹胀、腹部膨隆、蛙状腹。
    - ✓ 压迫症状：呼吸困难、早饱。
    - ✓ 感染症状：发热、压痛。
- 查体：移动性浊音提示腹水量在1500ml以上。
- 影像学检查
    - ✓ 超声：无创，可检出最少100ml的少量腹水。
    - ✓ CT/MRI：可以寻找病因。
- 腹水穿刺：每一个新发腹水患者均应进行。
    - ✓ 外观
        - ◇ 乳糜性：乳白色不透明，甘油三酯（TG）↑，白细胞（WBC）↑，总蛋白（TP）>30g/L。
            - □ 多见于腹腔内肿瘤、腹膜后肿瘤、腹腔内炎症、胸导管阻塞、外伤或手术。
            - □ 假性乳糜性腹水：多见于慢性腹腔化脓性感染，为卵磷脂、胆固醇以及小量蛋白、脂肪颗粒，乙醚试验阴性。
        - ◇ 血性：大量红细胞，TP>30g/L，多见于实质脏器破裂出血、急性门静脉血栓、急性出血坏死性胰腺炎、腹腔内肿瘤、结核性腹膜炎、Meigs综合征。
    - ✓ 常规：细胞计数分类。
    - ✓ 生化：TP、白蛋白、淀粉酶（AMY）、LDH、胆红素、TG等，腺苷脱氨酶（ADA）>40U/L者应考虑结核。
    - ✓ 病原学：细菌培养出多种菌提示消化道穿孔。
    - ✓ 病理学。
    - ✓ 肿瘤标志物：AFP↑提示肝癌；CEA↑提示胰腺和肠道肿瘤。

注意：SAAG（血清-腹水白蛋白梯度）＝血清白蛋白-腹水白蛋白，≥11g/L提示门脉高压性腹水，腹水成因有静水压力性漏出因素；<11g/L提示非门脉高压性腹水，腹水成因没有静水压因素参与，多为渗出性。具体鉴别流程见图18。

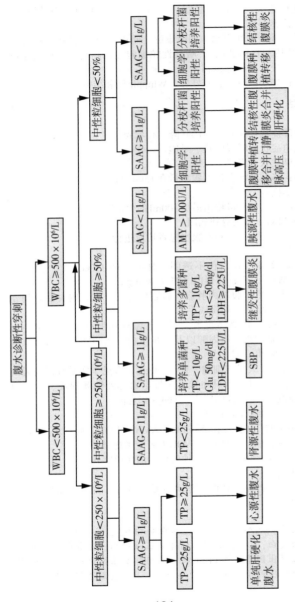

图 18 腹水原因鉴别流程

3. 急诊处理
- 肝硬化性腹水
  - ✓ 改善生活方式：戒酒、限钠（＜2g/d）。
  - ✓ 利尿药：螺内酯＋呋塞米（剂量按照10∶4比例配比，以减少K^+失衡）。
  - ✓ 慎用药物：ACEI、ARB、β受体阻断药、NSAID。
  - ✓ 腹水穿刺：用于张力性腹水，放液＞5L可加用白蛋白（6～8g/L）。
- 肿瘤性腹水：穿刺置管引流，可考虑腹腔内化疗。
- 感染性腹水：自发性细菌性腹膜炎。
  - ✓ 停用非选择性β受体阻断药。
  - ✓ 抗生素使用指征：体温＞37.8℃；腹痛/腹部压痛；精神状态改变；腹水中性粒细胞≥$250×10^6$/L。
  - ✓ 抗生素选择：首选头孢噻肟2g q8h（危重者4g q8h），备选哌拉西林/他唑巴坦3.375g q6h/4.5g q8h/3.375g q8h，或厄他培南1g qd，疗程5天。
  - ✓ 静脉输注人血白蛋白：指征：Cr＞88μmol/L或BUN＞10.7mmol/L或TBil＞46.8μmol/L。第1天1.5g/kg，第3天1.0g/kg。

（孙　翰）

泌尿系统疾病急诊

■ 急性肾损伤

1. 定义
- 根据改善全球肾病预后组织（KDIGO）指南，急性肾损伤（AKI）指：48小时内血清Cr升高≥26.5μmol/L（0.3mg/dl），或血清Cr升高至基线值的1.5倍及以上，且这种升高已知或推测发生在之前7天内，或尿量＜0.5ml/(kg·h)持续6小时。
- 根据KDIGO标准，AKI分期见表21。

表21　AKI分期

分期	血肌酐	尿量
1	基线值的1.5～1.9倍，或≥26.5μmol/L（0.3mg/dl）	＜0.5ml/(kg·h)，持续6～12小时
2	基线值的2.0～2.9倍	＜0.5ml/(kg·h)，持续12小时及以上

135

分期	血肌酐	尿量
3	基线值的3.0倍，或≥353.6μmol/L（4.0mg/dl）	＜0.3ml/（kg·h），持续24小时及以上；或无尿持续12小时及以上；或开始肾脏替代治疗；或对于＜18岁的患者，eGFR下降到＜35ml/（min·1.73m²）

2. 常见病因（表22）

表22 AKI常见病因

肾前性	肾性	肾后性
胃肠道体液丢失	原发或继发性肾小球	结石
过度利尿	肾炎	肿瘤
大出血	HUS/TTP	前列腺肥大
皮肤黏膜体液丢失	DIC	肾乳头坏死
体液向细胞外液转移	恶性高血压	血凝块
有效循环容量不足	先兆子痫	腹膜后纤维化
充血性心力衰竭（心肾综合征）	硬皮病	
感染性休克	高钙血症	
扩血管药物	急性间质性肾炎	
肝硬化失代偿期（肝肾综合征）	药物过敏	
	感染	
肾上腺危象	肿瘤：淋巴瘤、白	
肾动脉狭窄、栓塞	血病	
ACEI/ARB、NSAID	肾前性AKI持续发展	
环孢素	毒素：横纹肌溶解、溶血、造影剂肾病	

3. 并发症

容量超负荷、高钾血症、代谢性酸中毒、精神状态改变、高尿酸血症、高镁血症。

4. 必做检查

● 尿常规＋尿沉渣（表23）。

表23 不同肾脏疾病的尿沉渣结果

病因	尿液检查
肾前性	正常或透明管型
肾性	
小管细胞损伤	棕色颗粒管型、上皮细胞管型

病因	尿液检查
间质性肾炎	白细胞尿、轻度蛋白尿、颗粒管型、上皮细胞管型、嗜酸性粒细胞
肾小球肾炎	血尿、显性蛋白尿、红细胞管型（异型红细胞）、颗粒管型
肾血管性疾病	正常或血尿、轻度蛋白尿
肾后性	正常或血尿、颗粒管型、脓尿

- 血常规：可有轻度贫血。
- 生化检查：血清Cr和BUN进行性升高，还需评估白蛋白、尿酸水平。
- ABG：可评估患者是否出现酸中毒、高钾血症、低钙血症。
- 超声检查：肾大小，肾动脉、深静脉超声，协助区分急、慢性肾功能损伤，协助了解AKI病因。

5. 选做检查
- 血免疫指标检测：ANA、ANCA、抗GBM抗体。
- 逆行性造影：明确有无尿路梗阻。
- 肾动静脉彩超、放射性核素检查、CT或MRI肾血管成像、肾血管造影等。
- 肾活检：除外肾前性及肾后性原因，拟诊肾性AKI需明确病因时，除外禁忌应尽早活检。

6. 急诊处理
- 评估容量
  - ✓ 所有AKI患者：均应进行容量状态评估，及时纠正容量不足或超负荷，逆转或改善AKI。
  - ✓ 存在液体丢失病史、出现低血压或心动过速或少尿患者：除外禁忌后，应静脉补液，也可借此识别肾前性AKI。
  - ✓ 慎用含钾的晶体液。
  - ✓ 容量超负荷患者：应用利尿药缓解，首选袢利尿药（呋塞米），推荐40～80mg呋塞米静脉给药开始，逐渐加量，以评估是否有反应。可加用一种噻嗪类利尿药增强利尿。若患者反应极小，应考虑开始肾脏替代治疗。
- 控制高钾血症
  - ✓ 轻度高钾血症和由已知可逆病因引起的AKI：给予低钾饮食、补液和/或停用ACEI或ARB。环硅酸锆钠对高钾血症有一定作用。
  - ✓ 由不易逆转病因（如急性肾小管坏死）导致的AKI和药物

可充分治疗的高钾血症：初期不进行透析治疗，但应考虑对这类患者进行透析治疗准备（如置入透析管）。

✓ 药物难治性高钾血症：都应接受透析治疗。
- 纠正代谢性酸中毒：包括碳酸氢钠及透析治疗。
- 纠正高磷血症、低钙血症

✓ 治疗取决于高磷血症的严重程度及是否存在低钙血症症状。
✓ 患者无低钙症状但存在高磷血症，应先口服磷酸盐结合剂治疗高磷血症，出血低钙症状应通过静脉补钙纠正。
✓ 若有低钙症状且血清磷水平＞2.6mmol/L，应予透析治疗。

- 急诊透析适应证：AEIOU——严重酸中毒（Acidosis）、电解质紊乱（Electrolytes）、摄入肾毒性物质（Ingestion）、水负荷过多（Overload）、尿毒症相关症状（Uremia）。

（孙瑞雪）

■ 急进性肾小球肾炎

1. 定义
- 急进性肾小球肾炎（RPGN）又称新月体性肾小球肾炎，是一种临床综合征。
- 表现为在急性肾炎综合征基础上（血尿、蛋白尿、水肿、高血压），肾功能迅速恶化，数周至数月达到尿毒症水平，早期可出现少尿和无尿。
- 病理多表现为广泛大新月体形成。

2. 分型
- 分为3型：Ⅰ型为抗GBM抗体型，Ⅱ型为免疫复合物型，Ⅲ型为寡免疫复合物型。
- Ⅰ型的免疫病理特点为IgG和C3沿肾小球毛细血管袢呈线条样沉积，血清中可检测到抗GBM抗体。
- Ⅱ型为免疫球蛋白和补体呈颗粒样或团块样沿肾小球毛细血管袢和系膜区沉积，可在多种肾小球疾病基础上发生，如IgA肾病、过敏性紫癜肾炎、狼疮肾炎和混合性冷球蛋白血症等。
- Ⅲ型无明显免疫球蛋白成分沉积，约2/3患者血清中可检测到ANCA，多数该型患者存在全身症状。

3. 临床表现
- 肉眼血尿隐性发作、尿量减少、高血压和水肿，部分RPGN隐匿起病或以乏力、发热起病。
- Ⅰ型患者可能出现肺泡出血和咯血，寡免疫复合物型患者（无论ANCA阳性还是阴性）常有全身性主诉包括呼吸道、消化道、肌肉骨骼系统、皮肤和神经系统受累。

● 各病理分型的临床特征（表24）。

表24　RPGN各病理分型的临床特征

临床特点	Ⅰ型	Ⅱ型	Ⅲ型
好发年龄	双高峰，20～30岁和60～70岁	中青年	中老年
肾病综合征	±	＋＋	＋
少尿/无尿	＋＋＋	＋	＋
多系统受累	＋	＋＋	＋＋＋
贫血程度	中重度	轻中度	中重度
血清ANCA（＋）	1/3	少数	2/3
血清抗GBM抗体（＋）	＋	偶见	偶见

4. 辅助检查
● 尿液检查：异型红细胞血尿，红细胞和其他管型，不同程度的蛋白尿。
● 肾功能检查：血Cr、BUN明显增高。
● 全血细胞分析：可能存在贫血。
● 免疫学检查：ANCA、抗GBM抗体、补体、ANA。
● 影像学检查：B超可提示双肾增大。
● 肾活检：提示＞50%肾小球有大新月体病变，诊断可成立。

5. 急诊处理
● 需尽早通过血清学检查必要时肾活检明确诊断RPGN分型，已明确免疫学指标阳性者不需要行肾活检，尽早开始血浆置换。
● 初始治疗为甲泼尼龙冲击，即静脉甲泼尼龙冲击治疗（500～1000mg/d，连用3天），过渡为口服泼尼松、口服环磷酰胺或利妥昔单抗。同时考虑血浆置换，尤其是患者存在咯血时。
● 确定分型后，给予特异性治疗。
　　✓ Ⅰ型
　　　◇ 血浆置换：去除循环中的抗GBM抗体和其他炎症介质。建议隔日应用新鲜冰冻血浆置换，可选用单膜或双膜血浆置换，至抗GBM抗体转阴。
　　　◇ 联合泼尼松和环磷酰胺：减少新抗体形成。多数患者予甲泼尼龙冲击治疗后过度足量泼尼松口服，初始环磷酰胺剂量为2mg/(kg·d)。
　　✓ Ⅱ型：治疗原发病。

◇ IgA 肾病：延缓疾病进展的非免疫抑制治疗：控制血压、血管紧张素转换酶抑制药或血管紧张素受体阻断药；免疫抑制治疗：糖皮质激素联合或不联合其他免疫抑制药。

◇ 过敏性紫癜：肾受累严重者可予糖皮质激素治疗。

◇ 狼疮性肾炎：弥漫性或局灶性增生性狼疮肾炎患者推荐使用糖皮质激素＋静脉/口服环磷酰胺或吗替麦考酚酯进行免疫抑制治疗。

✓ Ⅲ型

◇ 未危及脏器和生命者：建议糖皮质激素联合环磷酰胺或利妥昔单抗。

◇ 存在肾功能迅速恶化或肺出血或同时存在抗GBM抗体阳性者：建议在糖皮质激素联合环磷酰胺或利妥昔单抗基础上加用血浆置换。

（孙瑞雪）

■ 泌尿系结石

1. 定义
- 泌尿系统内任何部位的结石都可称泌尿系结石。
- 按部位分为肾和输尿管的上尿路结石，以及膀胱和尿道的下尿路结石。
- 按成分分为钙质结石（草酸钙、磷酸钙结石）和非钙质结石（尿酸盐结石、磷酸镁铵结石、胱氨酸结石等）。

2. 病因
- 疾病：甲状腺功能亢进症，各种原因引起的高钙尿症、高尿酸尿症和高草酸盐尿症，肾小管性酸中毒，海绵肾，痛风，尿路感染、梗阻，尿路异物等。
- 气候、饮食和药物也是可能原因。

3. 临床表现
- 症状
  ✓ 疼痛：疼痛时重时轻，阵发性发作。发作性剧痛常持续 20～60 分钟。疼痛位置与梗阻位置相关，患者常有大汗、面色发白、辗转反侧。
  ✓ 血尿：有症状的肾结石患者大部分存在肉眼或镜下血尿，红细胞正常形态，也可出现在无症状的患者中。
  ✓ 排石：从尿路中排出结石。
  ✓ 其他：恶心、呕吐、排尿困难、尿急。
- 体征：患侧肾区叩击痛。若出现严重肾积水，可在上腹部触及增大的肾脏，输尿管走行区相应部位的压痛。

4. 必做检查

- 血常规＋生化检查：合并感染时血常规见白细胞和中性粒细胞增多；对于多发和复杂性尿路结石患者，应查血尿酸、甲状旁腺素、血钙、血胱氨酸、草酸。
- 尿常规＋尿培养：红细胞、白细胞或结晶，尿 pH 在草酸盐及尿酸盐结石患者常为酸性，磷酸盐结石常为碱性；合并感染者尿液中出现脓细胞，尿培养为阳性。
- 腹部和盆腔CT：能可靠的检测肾积水和肾结石，评估结石大小和位置；首选低剂量CT，对于BMI＞30的患者选择标准剂量CT。
- 超声：儿童与妊娠女性首选超声。

5. 选做检查

- 尿钙＋草酸＋枸橼酸检查：适用于多发和复杂性尿路结石。
- 其他影像学检查：包括尿路平片、静脉尿路造影、逆行或经皮肾穿刺造影。

6. 鉴别诊断

- 肾盂肾炎：常表现为腰痛、高热和脓尿；无并发症的结石患者罕见发热。
- 异位妊娠：可通过月经史、肾脏和盆腔超声查明疼痛原因。
- 卵巢囊肿破裂或扭转：可能出现腰痛，通常急腹症表现突出，可伴腹膜刺激征，超声通常可鉴别。
- 痛经：有些情况下会表现为腰痛，于月经来潮前不久或与月经来潮同时发生。在临床表现合适的情况下，排除其他疾病后可诊断为痛经。
- 急性肠梗阻、憩室炎或阑尾炎：可表现为绞痛，但通常不伴血尿。恶心和呕吐是肠梗阻的特点，腹部压痛是憩室炎和阑尾炎的特征，而非肾结石的特征。
- 胆绞痛和胆囊炎：可伴腰痛，不伴血尿，腹痛、恶心、呕吐症状突出。
- 急性肠系膜缺血：极少数可产生类似肾绞痛的腹痛，肠系膜缺血通常伴代谢性酸中毒，但无血尿。
- 带状疱疹：可能引发腰痛，但通常伴皮疹，而不是血尿。
- 输尿管原发或转移肿瘤：出现肾盂积水者需要考虑。

7. 急诊处理

- 肾绞痛时常先用NSAID控制急性肾绞痛，疼痛不缓解者可联用阿片类药物和解痉药物。解痉药物可选用盐酸消旋山莨菪碱、黄体酮、α受体阻断药和钙通道阻滞药。
- 患者适度运动，选择不同体位排石；多饮水，保证每日排尿

$2 \sim 2.5L$。

- 有条件的单位可以使用体外冲击波碎石、输尿管镜碎石取石或经皮肾镜碎石取石。
- 尝试保守治疗后结石不能排出的患者，需要由泌尿外科根据结石的不同性质、所在部位及合并症，选择不同术式取石。
- 合并感染者予敏感抗生素抗感染。
- 造成无尿合并肾功能严重受损者，应立即放置D-J管或穿刺造瘘引流，必要时手术解除梗阻。
- 代谢异常或甲状旁腺功能异常等造成的结石，应积极治疗原发病。

（孙瑞雪）

血液系统疾病急诊

■ 血小板减少症

1. 定义

- 血小板减少定义为血小板计数低于正常低限，国际上定义为 $PLT < 150 \times 10^9/L$，国内一般为 $PLT < 100 \times 10^9/L$。
- 重度血小板减少国际上定义为 $PLT < 50 \times 10^9/L$，国内一般认为 $PLT < 30 \times 10^9/L$。
- 重度血小板减少导致出血风险升高，意味着患者更有可能需要急诊干预，但血小板计数与出血风险之间的关联因基础疾病不同而异，且可能无法预测。
- $PLT < 30 \times 10^9/L$，尤其是 $< 10 \times 10^9/L$ 者，最可能发生严重的自发性出血。

2. 病因

- 血小板生成减少
  - ✓ 物理化学因素：辐射和药物，抑制巨核细胞生成。
  - ✓ 骨髓浸润性疾病：骨髓转移癌、白血病、淋巴瘤、骨髓纤维化等。
  - ✓ 造血干细胞病变：再生障碍性贫血、阵发性睡眠性血红蛋白尿症、范可尼贫血、骨髓增生异常综合征等。
  - ✓ 感染性疾病：病毒感染、脓毒症。
  - ✓ 血小板无效生成：维生素 B_{12} 缺乏、叶酸缺乏。
- 血小板消耗增加
  - ✓ 免疫性：免疫性血小板减少症、药物性、免疫性疾病、感染性、同种免疫性等。
  - ✓ 非免疫性：血管炎、人工心脏瓣膜、血管内人工装置等。

✓ 血栓形成引起血小板消耗过多：血栓性微血管病（TMA）、肝素诱导的血小板减少症（HIT）、弥散性血管内凝血（DIC）。

- 血小板分布异常

　脾大：脾肿瘤、脾充血、黑热病、脾浸润、原发性脾大。

3. 临床表现

- 病史

　✓ 请患者提供既往的血常规结果判断是否为新出现的血小板减少。

　✓ 若无法提供，则询问既往出血病史，包括各种自发出血及手术外伤出血情况。

　✓ 是否有新近出现的出血。

　✓ 是否有药物暴露（各种新近使用的处方药非处方药、肝素、中草药）。

　✓ 是否有新近感染。

　✓ 是否有流行病学史（近期去过疟疾、登革热、钩端螺旋体病、脑膜炎球菌症、鼠咬热、立克次体感染、汉坦病毒病，以及病毒性出血热（如埃博拉出血热、拉沙热）流行地区。

　✓ 是否存在HIV感染的危险因素。

　✓ 是否有其他可能合并血小板减少的疾病。

　✓ 是否进行可能使血小板减少的治疗（血管内人工装置及相关治疗、放疗）。

- 症状

　✓ 可有皮肤、牙龈、结膜出血表现。

　✓ 可有呕血、血尿等重要脏器出血表现。

- 查体

　✓ 可有皮肤、牙龈、结膜出血表现。

　✓ 若有血栓体征，需警惕HIT、DIC、TMA、PNH及抗磷脂综合征（APS）。

4. 必做检查

- 外周血涂片

　✓ 有无血小板聚集而出现血小板计数较低。

　✓ 有无血细胞形态异常。

　✓ 破碎红细胞提示微血管病变（如DIC、TTP、HUS、药物诱发TMA）。

　✓ 球形红细胞提示免疫介导的溶血性贫血或遗传性球形红细胞增多症。

　✓ 未成熟白细胞或异型增生的白细胞提示白血病或骨髓增生

异常。

✓ 多叶核粒细胞（＞5叶）提示巨幼红细胞性病变（如维生素 B_{12}/叶酸/铜缺乏）。

- 肝功能检查：间接胆红素增高提示有溶血。
- 肾功能检查：血肌酐增高提示可能存在微血管病变引起的肾功能损害，或存在其他引起肾功能异常的重症疾病（如脓毒症）。
- 凝血功能检查：若有显著凝血功能异常，提示可能存在肝病或其他严重全身情况。若合并出血，需优先纠正凝血功能。

5. 选做检查

- 血小板功能评估：血小板聚集试验、体内出血时间、血小板功能分析仪、血栓弹力图、血小板激活检测等。若存在血小板功能障碍，则需积极输注血小板。
- 骨髓涂片＋骨髓活检：适用于血小板减少原因不明或怀疑原发性血液系统疾病者，以明确是否为白血病或骨髓增生异常综合征，或除外骨髓受累的恶性肿瘤。

6. 诊断思路（表25）

表25 血小板减少症可能病因

症状及病史	可能病因
肝病史	肝硬化脾功能亢进
妊娠	妊娠血小板减少症，HELLP综合征/先兆子痫
近3天内有手术史	术后血小板减少
血小板急速下降＋近期用药史	药物介导血小板减少症、HIT
新近输血史	同种免疫破坏，输血后紫癜，病毒感染（HCV、HIV）
近期旅行史	登革热、疟疾
脓毒症	脓毒症相关血小板减少
血管内人工装置	血液净化、心脏辅助装置、ECMO等相关
发热合并肝功能异常	病毒感染（CMV、EBV、HIV、细小病毒B19）相关
凝血功能异常	脓毒症、DIC、肝病
肝大	慢性肝病，急性白血病，感染
脾大	自身免疫病，脾功能亢进，感染，血液病

症状及病史	可能病因
合并肝、肾、胃肠道、中枢神经系统、发热两种或两种以上受累表现	感染、自身免疫病、血液系统肿瘤
血涂片见破碎红细胞	TMA或DIC
大量补液	血液稀释
新发血栓形成	消耗性血小板减少

7. 急诊处理

- 无症状、偶然发现的轻度血小板减少：PLT $> 30 \times 10^9$/L，无紧急出血表现，停用一切可疑药物，建议血液科门诊就诊，无须任何急诊处理。
- 是否需要输注血小板：无论患者为何种基础病因引起的血小板减少，重度血小板减少情况下发生严重出血的紧急处理都需要立即输注血小板。
  - ✓ 出现中枢神经系统的出血或各脏器的伴急性贫血的出血（消化道、肾脏等），或出现脏器或黏膜两处以上的出血均可以认为是严重出血。
  - ✓ 伴血小板减少的活动性出血者，建议立即输注血小板，使其计数维持在 50×10^9/L以上，而中枢神经系统出血时应使其维持在 100×10^9/L以上。
  - ✓ 重度血小板减少者，若急需侵入性操作，应输注血小板。
  - ✓ 无出血表现及无须侵入性操作，输注血小板需慎重。
- 血小板减少伴出血或其他症状：停用抗凝抗血小板药物。
  - ✓ 有单纯性血小板减少和出血的患者，缺少全身疾病征象或其他的全血细胞计数异常，则可能为药物引起的血小板减少或原发性ITP。
    - ◇ 停用所有可疑药物，血小板 $< 30 \times 10^9$/L，进行HIV和HCV检测后，可予口服或静脉足量糖皮质激素，如泼尼松口服1mg/（kg·d）或等量其他激素。
    - ◇ 若患者经济能力足够，可予IVIG 0.4g/（kg·d），3～5天。IVIG可在1～4天内提升血小板计数，疗效持续1～2周，建议联合糖皮质激素使用。
  - ✓ 重症患者合并的血小板减少：除进行原发病治疗与血小板输注外，若存在糖皮质激素使用的顾虑和禁忌，可考虑IVIG合用血小板生成素（TPO）或TPO受体激动药。
- 重度血小板减少不伴出血或其他症状：亦考虑药物引起的血

小板减少或原发性ITP可能性大，治疗旨在预防可能出现的出血。若患者存在以下情况（年龄＞65岁、近3个月内的出血史、合用抗凝抗血小板药物、日常活动有极高的创伤风险），需更积极地升血小板药物治疗。

- 伴严重出血表现者：可合用抗纤溶药物或因子Ⅷ等加强止血治疗。
- 妊娠伴重度血小板减少：若疑似HIT、TTP、HUS、DIC、TMA、急性淋巴细胞白血病、再生障碍性贫血或其他骨髓衰竭综合征，需即刻开始原发病处理，血液科专科会诊。

（杨　惊）

■ 重症溶血性贫血

1. 定义

- 溶血性贫血定义为循环红细胞过早破坏致生存期缩短引起的贫血。
- 溶血重症相关概念
  - ✓ 重型溶血：Hb＜30g/L，溶血指标阳性，或溶血伴严重并发症，如肺炎、心力衰竭、酸中毒、意识状态改变、少尿或无尿。
  - ✓ 再障危象：网织红细胞极度减少，骨髓增生低下。
  - ✓ 镰状细胞贫血危象：镰状细胞贫血在中国少见，多见于黑种人，常出现再障危象、溶血危象或隔离危象。

2. 病因

- 红细胞内和/或其细胞膜（血细胞内缺陷）异常
  - ✓ 先天性异常：如镰状细胞贫血、珠蛋白生成障碍性贫血、葡萄糖-6-磷酸脱氢酶（G6PD）缺乏、遗传性球形红细胞增多症。
  - ✓ 获得性异常：如阵发性睡眠性血红蛋白尿症（PNH）。
- 红细胞环境异常
  - ✓ 免疫性病因：温抗体型和冷抗体型自身免疫性溶血性贫血。
  - ✓ 非免疫性病因：系统性疾病、机械性破坏（即破碎性溶血）、增大的脾内破坏增多（脾功能亢进）以及毒物和药物的作用。

3. 临床表现

- 症状
  - ✓ 乏力、头晕、发热、腹痛等非特异性症状。
  - ✓ 尿色变深，可以为茶色或酱油色等。
  - ✓ 严重者可出现意识状态改变、少尿等。

- 病史：既往有类似发作，可有诱因（药物、理化因素等）。
- 查体：贫血貌，黄疸，可有肝脾大。

4. 必做检查
- 血常规：出现Hb下降。
- 尿常规：尿胆原升高，可有尿OB阳性。
- 网织红细胞计数：明显增高。
- 生化检查：总胆红素升高，以间接胆红素为主；乳酸脱氢酶水平增高。
- 腹部B超：可有脾大。

5. 选做检查
- 红细胞破坏增加证据：除血间接胆红素升高、尿常规、乳酸脱氢酶外。
  - ✓ 尿Rous试验：阳性。
  - ✓ 血浆游离血红蛋白：明显增加 > 50mg/L。
  - ✓ 血浆结合珠蛋白：明显减少。
  - ✓ 外周血涂片：可见破碎红细胞。
- 骨髓红细胞代偿增生
  - ✓ 外周血：网织红细胞计数明显增高。
  - ✓ 骨髓：增生活跃，以红系增生为主，粒/红比倒置。
- 分类证据
  - ✓ 酸化血清溶血试验、糖水试验、蛇毒因子溶血试验、尿OB或尿Rous试验，CD55/59→PNH。
  - ✓ G-6-PD或PK酶活性定性测定→G-6-PD或PK酶缺乏。
  - ✓ 球形细胞增多、红细胞渗透脆性试验阳性或膜蛋白电泳证实有膜骨架蛋白缺少→遗传性球形细胞增多症。
  - ✓ 直接Coombs试验阳性→免疫性溶血性贫血。
  - ✓ 外周血涂片破碎红细胞→机械性溶血；＋疟原虫→疟疾；＋血小板减少→TMA。

6. 急诊处理
- 输血
  - ✓ 指征：出现快速严重溶血，各种溶血危象，或贫血伴明显组织缺氧表现和危及生命的情况。
  - ✓ 可能存在配型困难，难以找到相容性血源。如需紧急输注红细胞，可输注O型洗涤红细胞，Rh阴性患者则输注O型Rh阴性洗涤红细胞。
- 一般支持
  - ✓ 吸氧、补液等。
  - ✓ 有脏器功能不全者进行脏器功能支持。

- 治疗原发病
  - ✔ 自身免疫性溶血性贫血、PNH急性加重者可使用糖皮质激素。
  - ✔ 系统性疾病所致溶血性贫血以治疗原发病为主。

（杨　惊）

■ 急性粒细胞缺乏症

1. 定义

- 急性粒细胞缺乏症指在某种有害因素下，短时间内外周血中性粒细胞绝对值 $< 0.5 \times 10^9/L$ 甚至完全缺乏，伴或不伴发热、严重感染为特征的综合征。
- 多数为药物引起的免疫反应，除因骨髓抑制作用引起粒细胞缺乏的药物，如甲氨蝶呤、环磷酰胺、秋水仙碱、硫唑嘌呤、更昔洛韦等，致粒细胞缺乏的相对危险度最高的是抗甲状腺药（如甲巯咪唑、丙硫氧嘧啶）、柳氮磺吡啶、复方磺胺甲噁唑、氯氮平等药物。

2. 危险因素

- 具有以下因素为高危患者：①发病率随年龄增加而急剧上升；②女性发病率更高；③传染性单核细胞增多症患者风险可能增加；④有基础自身免疫病。
- 具有以下因素为低危患者：①年龄 < 60 岁；②无伴随症状和合并症；③肿瘤缓解期；④实体瘤；⑤无真菌感染史，近期无抗真菌治疗史；⑥体温 $< 39℃$；⑦无呼吸急促和低血压；⑧无意识改变和脱水；⑨中性粒细胞 $> 0.1 \times 10^9/L$，预计中性粒细胞缺乏时间 < 10 天；⑩胸片正常。

3. 临床表现

- 症状
  - ✔ 主要表现为继发性感染的症状，可出现寒战、高热、头痛，常伴口腔黏膜、牙龈、舌、软腭、咽部溃疡，覆以灰色或绿黑色假膜，直肠、肛门、阴道、子宫等黏膜也可出现同样溃疡。
  - ✔ 颌下、颈部淋巴结通常肿大，少数病例有黄疸及肝脾大。
  - ✔ 病情进展可引起肺部或其他部位感染，可迅速发生严重感染，甚至脓毒症，导致死亡。
  - ✔ 感染病灶的炎症浸润可不明显，脓液很少形成。
  - ✔ 约10%患者出现皮疹。
- 查体
  - ✔ 应重点检查最可能被感染的部位，包括皮肤、插管部位、活检及骨髓穿刺部位、牙齿、口咽及牙龈表面、鼻窦、肺、腹部、生殖器及肛周区域。

- ✓ 肺部是化疗诱导中性粒细胞减少患者的常见感染部位，应检查是否存在肺炎体征（如啰音、呼吸过速、呼吸功增加、低氧血症）。
- ✓ 若患者存在腹膜刺激征和/或腹部压痛，提示可能有中性粒细胞减少性小肠结肠炎或艰难梭菌结肠炎。
- ✓ 检查皮肤和黏膜是否有以下体征，如红斑、皮疹、蜂窝织炎、溃疡、疖、水疱、甲沟炎、黏膜炎、牙或扁桃体周蜂窝织炎、肛裂。

4. 必做检查
- 血常规：明确中性粒细胞计数，是否同时存在其他两系减低。
- 尿常规＋粪便常规：寻找泌尿系感染、肠道感染证据。
- 生化检查：转氨酶、胆红素、电解质、血肌酐、血尿素氮、血清乳酸。
- 炎性指标：如CRP、PCT、ESR等，提示是否存在炎症或感染。
- 血清真菌标志物：曲霉菌半乳甘露聚糖抗原、β-D-葡聚糖试验。
- 病原学：若患者发热，需完善血培养、痰培养、尿培养、脑脊液检查等，评估感染灶及病原学。
- 影像学：低危患者可完善胸片；中高危患者建议根据可疑感染部位完善头/鼻窦/胸/腹盆CT。

5. 选做检查

　　骨髓穿刺＋活检：主要用于中性粒细胞缺乏症的鉴别诊断，或不明原因粒细胞缺乏的诊断。

6. 诊断策略
- 突然起病，高热和口咽黏膜坏死等症状，有可致中性粒细胞缺乏症危险因素。
- 白细胞数和中性粒细胞数进行性急速下降，中性粒细胞绝对值 $< 0.5 \times 10^9$/L或缺如。
- 骨髓增生活跃或减低，粒系减少或明显成熟受阻。
- 尽可能在应用抗生素前留取病原学。

7. 急诊处理
- 病因治疗：停用可疑药物或可疑毒物。
- 一般处理
　　✓ 粒细胞缺乏症者需戴好口罩防护。
　　✓ 发热者行心电监护，建立静脉通路，积极补液支持治疗。
- 感染治疗

✓ 完善血培养3套、尿培养、痰革兰染色及培养、皮肤或咽喉等感染部位的病原学检查。

✓ 尽快（就诊60分钟内）、足剂量（根据肾和/或肝功能调整）给予经验性广谱抗生素治疗，且应覆盖假单胞菌。

◇ 单药方案：头孢吡肟、亚胺南南、美罗培南。

◇ 双药方案：抗假单胞菌β-内酰胺类＋氨基糖苷类药物。

◇ 有以下情况建议加用万古霉素：血流动力学不稳定、可疑导管相关性感染、既往MRSA定植、严重黏膜炎、血培养为革兰阳性球菌。

◇ 若发热＞5天，预计粒细胞缺乏症短期内无法缓解，需考虑抗真菌治疗。

• 应用集落刺激因子：可提高中性粒细胞水平，中性粒细胞绝对值计数＞$1.0×10^9$/L时可停用。

• 血管活性药物治疗：适用于循环不稳定者。

（宋　晓）

■ 血友病合并急性出血

1. 定义

• 血友病是一种X连锁遗传性凝血因子病，包括血友病A（FⅧ缺乏）和血友病B（FⅨ缺乏）。

• 表现为不同程度的出血，可能无症状，也可能危及生命。

• 非血友病患者也可产生针对凝血因子的特异性抗体，产生对应的获得性血友病，后者比血友病表现的出血倾向更明显。

• 血友病严重或危及生命的出血包括：中枢神经系统出血；眼出血；髋部出血；深部肌肉出血伴神经血管损害或可能导致神经血管并发症；腹腔内出血；可能影响气道的出血，如喉部或颈部出血；重度出血导致贫血或可能需要输注红细胞；在家处理后无法控制的长时间出血；髂腰肌出血；严重外伤。

2. 临床表现（表26）

• 患者是否有异常出血表现：鼻出血，牙龈出血，皮肤瘀斑，血尿，便血，关节及软组织出血。

• 是否有自发或出血与外伤程度不符。

• 有无家族史。

3. 必做检查

• 血常规：可有Hb下降，血小板一般正常。

• 凝血功能检查：可有PT和/或APTT延长，Fib无下降，D-Dimer不升高。

表26 血友病与获得性血友病临床特点

特点	血友病	血友病合并抑制物	获得性血友病
病因	先天凝血因子缺乏	先天凝血因子缺乏的基础上因输注因子制剂产生相应因子抑制物	后天针对凝血因子的特异性抗体
家族史	有	有	无
既往出血史	有	有	可无
出血表现	关节和内脏出血为主	出血表现同血友病，但输注因子制剂止血效果不佳	皮肤/皮下组织、肌肉或软组织出血多见，出血表现重
正浆纠正试验	PT或APTT（即刻＋2小时）可以被纠正	PT或APTT即刻可以纠正，孵育2小时不纠正	PT或APTT即刻可以纠正，孵育2小时不能纠正
因子水平	↓↓	↓↓	↓↓
抑制物水平	—	↑↑	↑↑，但与因子水平下降不完全匹配

- 正浆纠正试验：若PT或APTT延长，则进行混合血浆PT或APTT纠正试验；若试验显示APTT（即刻＋2小时）可被纠正，则符合某一凝血因子缺乏，而非存在凝血因子抑制物，再测量凝血因子活性水平。
- 凝血因子水平检测：按照血液科专科会诊进行对应凝血因子水平检测。
- 凝血因子抑制物水平测定：正浆纠正试验2小时较即刻明显延长，疑有抑制物时检测。

4. 急诊处理

- 血友病急性出血治疗的短期目标：提高凝血因子活性，达到止血目的。凝血因子的目标活性水平取决于出血部位和严重程度，以及有无相关损伤或是否发生于目标关节。
- 获得性血友病出血治疗的目标：提高凝血因子水平和消除抑制物，治疗目标取决于抑制物水平和出血严重程度。
- 若不能确定出血的严重程度，最好按严重出血治疗（即"怀疑就治疗"）。有什么输什么，没有优选的特定凝血因子则选择次选的凝血酶原复合物或血浆。对于有抑制物或输注凝血因子无法控制出血的患者，其他止血疗法见下文（血友病有抑制物或获得性血友病）。

151

- 严重出血时的凝血因子用法用量：严重出血时，凝血因子的活性水平应始终保持在50%以上。
  - ✓ 有两种选择：①立即输注一剂凝血因子，使峰值水平达到80%～100%，并在活性水平接近50%时再输注一剂，使患者血液循环中的凝血因子水平不低于50%；②给予一剂凝血因子，将水平提高至80%～100%，之后持续输注，以维持稳定的止血水平。如上所述，在等待影像学结果时，应及时给予凝血因子。
  - ✓ 无抑制物的血友病合并严重出血
    - ◇ 方法一：FⅧ初始剂量为50IU/kg，使其水平提高至100%。FⅧ剂量＝患者体重（kg）×期望达到的FⅧ活性水平（取整数，期望水平为100%时取100）×分布容积（FⅧ为0.5）。例如，体重60kg的患者因子水平需要增加至100%，则FⅧ剂量为60kg×100×0.5＝3000IU。第2剂和后续给药的间隔约是制品在患者体内代谢的1个半衰期，取决于峰水平和谷水平。标准FⅧ制品的典型半衰期为8～12小时。长效FⅧ制品的半衰期为10～20小时。这些剂量约为初始剂量的一半，并根据测量的因子水平和期望的峰值水平调整。
    - ◇ 方法二：初始快速给予负荷量，之后持续输注。FⅧ以约4U/（kg·h）持续输注标准FⅧ浓缩物。该方法的优势包括效果稳定、监测频率更低且因子使用量减少。持续输注期间应定期检测凝血因子的活性水平，检测间隔时间由上次检测值、剂量调整和临床出血情况决定。持续输注装置不能带过滤器，凝血因子制品只能与生理盐水混合。
  - ✓ 血友病有抑制物或获得性血友病
    - ◇ 对于抑制物效价≥5BU和效价未知但明确为高反应性的患者，紧急输注凝血因子无法克服循环中大量的抗体，所以很可能无效。
    - ◇ 对于有效价≥5BU的高反应性抑制物、严重出血又需要大手术的患者，使用旁路制品（FⅦ或凝血酶原复合物）。
- 一旦患者病情稳定、出血已停止，或产生抑制物，应清除抑制物/诱导免疫耐受。
- rFⅦa-rFⅦa的剂量常为给药方案：90μg/kg iv，每2～3小时重复，止血后改为每3～6小时1次。
- 凝血酶原复合物：50～100IU/kg，每8～12小时1次，最大剂量＜200IU/（kg·d），输注至止血。

（杨　惊）

■ 血栓性微血管病

1. 定义

- 血栓性微血管病（TMA）是以血管腔内血小板聚集形成微血栓、血管腔内栓塞及红细胞碎裂等微血管系统异常为特征的一系列疾病。
- 可导致微血管病性溶血性贫血（MAHA）、血小板减少及脏器功能损害。
- 血涂片可见异常形态红细胞和红细胞碎片。

2. 分类

- 原发性TMA包括：①血栓性血小板减少性紫癜（TTP）（遗传性或获得性）；②志贺毒素介导的溶血-尿毒综合征（IA-HUS）；③补体介导的TMA（遗传性或获得性，CM-HUS）；④药物诱导的TMA（DITMA）综合征；⑤维生素B_{12}代谢或凝血相关因子有关的罕见遗传性疾病（表27）。

表27 原发性TMA鉴别要点

疾病	肾功能损伤	血小板水平	其他临床表现	病因
TTP	较轻	↓↓	可有发热，中枢神经系统受累	先天性：ADAMTS13基因突变导致ADAMTS13活性↓，无抑制物；获得性：ADAMTS13抗体（抑制物）导致ADAMTS13活性↓
HUS	较重	↓	可有其他脏器受累，可先有腹泻	ADAMTS13抗体阴性，活性正常，补体介导或志贺毒素相关
DITMA	可有	↓	—	奎宁，化疗药，免疫抑制药，VEGF抑制剂，阿片类药物

- 继发性TMA可继发于药物、肿瘤、移植、妊娠、感染、结缔组织病等，治疗均以治疗原发病为主，无须血浆置换。其临床表现在MAHA＋PLT下降基础上多种多样，以妊娠可能合并TMA情况为例（表28）。

表28　妊娠合并TMA的鉴别

特点	TTP	HUS	HELLP	PE	AFLP	Ob-APL
起病时间	任何时期	产后	>20周	>20周	27～40周	任何时期
发热	-/+	-/+	-	-	-/+	-/+
腹部症状	-/++	-/++	-/++	-/+	-/++	-/+
神经系统症状	-/+++	-/+	-/+	-/+	-/+ +	-/++
肾脏	-/++	-/+++	-/+	-/+	-/+	-/+
高血压	-/+	-/+	++	+++	+/+	+/++
MAHA	+++	++	-	-	-	+
血小板下降	+++	++	++	-	-	++
LDH升高	+++	++/++	+++/++	+/+	+/+++	+
心肌酶升高	+/++					
肝酶升高	-/+	-/+	+++/++	-	+++	+
低血糖	-	-	-	-	-/+ +/+	-
蛋白尿	可有血尿	++	++	+++	-	-/++
ADAMTS13活性	<10%	-/↓	-/↓	-		-/↓

注: HELLP综合征 (溶血, 肝酶升高, 血小板下降), PE: 先兆子痫; AFLP: 妊娠期急性脂肪肝; Ob-APL (妊娠期抗磷脂综合征)。

(杨　惊)

■ 血栓性血小板减少性紫癜

1. 定义

- 血栓性血小板减少性紫癜 (TTP) 指由血管性血友病因子 (vWF) 裂解酶金属蛋白酶ADAMTS13活性严重降低导致的一种血栓性微血管病。
- 金属蛋白酶ADAMTS13缺乏, 导致无法裂解vWF多聚体, 使其附着于血管内皮, 导致血小板聚集、纤维蛋白原沉积, 引起微血栓形成。
- 先天性TTP为基因异常在某些诱因 (如感染、妊娠、应激、手术等) 作用下可导致ADAMTS13合成减少。

- 获得性 TTP 为抗 ADAMTS13 抗体存在而导致 ADAMTS13 活性下降，可有结缔组织病（CTD）、HIV 感染、CMV 感染、妊娠、药物等因素。

2. 临床表现
- 经典 TTP 五联征：血小板减少、微血管性溶血性贫血（MAHA）、肾功能不全、发热、神经系统异常（头痛、癫痫、神志改变、脑卒中）。
- 五联征除血小板减少和 MAHA 为必须，其他均为可能出现。

3. 必做检查
- 血涂片：破碎红细胞，明确 MAHA 证据。
- 溶血证据：Hb↓，Ret↑，LDH↑，结合珠蛋白↓。
- 血常规：血小板减少多为重度，中位值（$10 \sim 17$）$\times 10^9$/L。
- 肝功能检查：间接胆红素↑。
- 肾功能检查：肌酐可能↑。
- Coombs 试验：（−）。
- ADAMTS13 活性及抑制物测定：活性＜正常活性的 10%，抑制物阳性提示原发性 TTP。

4. 诊断
- 发现 ADAMTS13 严重缺乏（活性＜正常活性的 10%）和/或存在 ADAMTS13 抑制物可确诊。
- 若暂时无法获得 ADAMTS13 活性，可行 PLASMIC 评分，以预测 TTP 诊断成立可能性。以下每项特征的评分均计 1 分，评分较高（$6 \sim 7$ 分）预测 TTP 可能性大，其敏感性约为 91%；评分较低（$0 \sim 4$ 分）提示 TTP 可能性小，其特异性约为 99%；评分介于上述两个评分之间（$4 \sim 5$ 分），则预测其他疾病，如 DITMA、DIC 或 HUS。
  - ✓ PLT＜30×10^9/L。
  - ✓ 溶血：Ret＞2.5%、结合珠蛋白无法测得或间接胆红素＞34.2μmol/L。
  - ✓ 无活动性癌症。
  - ✓ 无实体器官移植或干细胞移植。
  - ✓ MCV＜90fL。
  - ✓ INR＜1.5。
  - ✓ 肌酐＜176.8μmol/L。

5. 急诊处理
- 血浆置换
  - ✓ TTP 患者应在确诊和/或疑诊的 $24 \sim 48$ 小时内尽快进行血浆置换。

- ✓ 若无条件立即进行血浆置换，可先输注大量血浆直到可进行血浆置换。
- ✓ 有条件应治疗至病情缓解后2天（LDH和血小板正常，Hb上升，精神症状消失）。
- 免疫抑制治疗：用于获得性TTP，抑制ADAMTS13抗体产生。
  - ✓ 一线治疗：泼尼松1～2mg/(kg·d)，必要时可行甲泼尼龙冲击治疗，1000mg×3天。加大糖皮质激素治疗剂量疗效有争议。
  - ✓ 二线治疗：首选利妥昔单抗（美罗华），其他可选择硼替佐米、环磷酰胺等其他免疫抑制药。
- 支持治疗
  - ✓ 对于肾衰竭的患者必要时行CRRT。
  - ✓ 积极呼吸、循环支持治疗，避免感染。
- 输注血小板
  - ✓ 应慎重，因可能增加血栓形成。
  - ✓ 适用于明显出血的重度血小板减少（如PLT＜20×10⁹/L）和需要大型侵入性操作的重度血小板减少（如PLT＜50×10⁹/L）患者。

（杨　惊）

■ 溶血性尿毒综合征

1. 定义
- 溶血性尿毒综合征（HUS）定义为同时出现微血管病性溶血性贫血、血小板减少和急性肾损伤。
- 腹泻相关HUS：多见于儿童，常先有腹泻，后发生急性肾衰竭。大多与血清型O157∶H7为主的大肠埃希菌及痢疾志贺菌感染有关。
- 非典型HUS：成人多见，可伴发热与神经系统表现，预后较差，约50%患者可进展至终末期肾病。多数补体介导的HUS由补体因子的基因突变所致。

2. 临床表现
　　可先有腹泻、血便，后有血小板减少、MAHA，急性肾损伤表现突出，可迅速进展至无尿肾衰竭。

3. 必做检查
- 血常规：Ret↑。
- 血涂片：可见破碎红细胞。
- 尿常规。
- 粪便常规＋粪便培养。

- 肝肾功能：LDH水平增高。
- ADAMTS13活性及抑制物测定：活性正常，抑制物阴性。

4. 选做检查

补体（如C3、C4、CH50）下降、抗补体蛋白抗体阳性、补体基因突变。

5. 诊断
- MAHA、血小板减少和急性肾损伤的三联征。
- 腹泻相关HUS常有不洁饮食及腹泻病史。
- 补体介导的HUS常无法证实存在由补体蛋白基因突变或补体因子抗体导致的补体调节异常。

6. 鉴别诊断（表29）

表29　HUS和TTP的鉴别诊断

ADAMTS13活性<10%	PEX反应好	提示
Yes	Yes	TTP
No	Yes	HUS可能
No	Yes且合并肾衰竭	HUS
No	No	高度怀疑HUS，可予依库珠单抗

7. 急诊处理
- 大部分HUS血浆置换无效，可抗补体治疗（依库珠单抗）。
- 支持治疗：肾脏替代治疗，避免感染。

（杨　惊）

■ 弥散性血管内凝血

1. 定义
- 弥散性血管内凝血（DIC）又称消耗性凝血病或去纤维蛋白综合征，是可导致血栓形成和出血的全身性疾病。
- 可表现为急性、危及生命的急症，也可表现为慢性、亚临床病程，这取决于疾病的严重程度、进展速度及基础病因对发病的影响。
- 识别DIC及其基础病因是正确处理DIC的关键。

2. 常见病因
- 脓毒症：由各种病原体引起（细菌、真菌、病毒和寄生虫）。

- 恶性肿瘤：尤其是急性早幼粒细胞白血病、黏液性肿瘤（如胰腺、胃和卵巢肿瘤）和脑肿瘤。
- 创伤：尤其是中枢神经系统创伤。
- 产科并发症：包括子痫前期、滞留死胎及妊娠期急性脂肪肝。
- 血管内溶血：通常是由于ABO血型不合输血引起的急性溶血性输血反应，但也可为其他形式的溶血，如重症疟疾。

3. 临床表现
- 创伤、脓毒症、恶性肿瘤（尤其是急性早幼粒细胞白血病）或ABO血型不合输血的近期病史。
- 出血，尤其是创伤、导管或引流部位渗血。
- 血小板减少症。
- PT和APTT延长。
- 血浆纤维蛋白原水平降低。
- 血浆D-Dimer水平升高。
- 其他凝血试验结果异常：凝血酶时间延长；促凝血因子水平下降，如因子Ⅶ、因子Ⅹ、因子Ⅴ和因子Ⅱ（凝血酶原）；凝血抑制剂因子水平下降，如抗凝血酶、蛋白C和蛋白S。
- 外周血涂片：显示微血管病性溶血相关表现。
- 可出现出血、肝肾功能不全、呼吸功能障碍、休克、血栓栓塞、中枢神经系统受累等。

4. 诊断标准
- 一般诊断标准
  ✓ 临床表现
    ◇ 存在易引起DIC的基础疾病。
    ◇ 有下列2项以上的临床表现：①多发性出血倾向；②不易用原发病解释的微循环衰竭或休克；③多发性微血管栓塞的症状、体征，如皮肤、皮下、黏膜栓塞坏死及早期出现的肾、肺、脑等脏器功能不全；④抗凝治疗有效。
  ✓ 实验室指标
    ◇ 主要诊断标准同时有以下3项以上异常：①PLT $< 100 \times 10^9$/L和/或进行性下降；②血浆纤维蛋白原含量< 1.5g/L（白血病和其他恶性肿瘤< 1.8g/L，肝病< 1.0g/L）或进行性下降；③3P试验阳性或血浆FDP > 20mg/L（肝病FDP > 60mg/L），或D-Dimer水平升高（阳性）；④PT缩短或延长3秒以上或呈动态变化（肝病PT延长5秒以上）；⑤纤溶酶原含量及活性降低；⑥AT-Ⅲ含量及活性降低（不适用于肝病）；⑦血浆因子Ⅷ:C活性$< 50\%$（肝病必须具备）。
    ◇ 疑难病例有下列1项以上异常：①血浆因子Ⅷ:C降低，

vWF：AG升高，Ⅷ：C/vWF：AG比值降低；②血浆ATA浓度增高，或F1＋2水平增高；③血浆纤溶酶与纤溶酶抑制复合物（PIC）浓度升高；④尿纤维蛋白肽A水平增高。

✓ 实验室诊断最低参考标准：同时有下列3项以上异常：①PLT＜100×10⁹/L和/或进行性下降；②血浆纤维蛋白原含量＜1.5g/L或进行性下降；③ 3 P试验阳性或血浆FDP＞20mg/L；④PT缩短或延长3秒以上或呈动态变化；⑤周围血破碎红细胞＞2%。

✓ 白血病合并DIC的实验室诊断标准：PLT＜50×10⁹/L或进行性下降，其他同上，或有2项以上血浆血小板活化产物升高。

✓ 肝病合并DIC的实验室诊断标准
  ◇ PLT＜50×10⁹/L或有2项以上血浆血小板活化产物升高：ß-TG；PF4；TXB2；GMP-140。
  ◇ 血浆纤维蛋白原含量＜1.0g/L。
  ◇ 血浆因子Ⅷ：C活性＜50%。
  ◇ PT延长5秒以上或呈动态变化。
  ◇ 3P试验阳性或血浆FDP＞60mg/L，或D-Dimer水平升高（阳性）。

5. 必做检查
- 血常规。
- 出凝血时间测定。
- 尿常规。
- DIC初筛：APTT、TT、纤维蛋白原半定量、3P试验、优球蛋白溶解时间、FDP半定量测定或D-Dimer水平。

6. 选做检查
- 必要时检测因子Ⅷ：C、因子Ⅴ、AT-Ⅲ，具体见诊断标准，用于疑难病例的诊断。
- 肝肾功能、心肌酶、ABG和各部位CT检查：用于明确脏器功能受累情况。

7. 急诊处理
- 积极治疗原发病及替代治疗是治疗DIC最基本措施。
- 原则上肝素适用于早期、以高凝为主症者；并发血栓者肝素抗凝同时积极替代性输注血浆。
- 纤溶抑制剂慎用：纤溶抑制剂阻断DIC代偿功能，妨碍组织灌注恢复。某些易伴纤溶亢进的疾病（如AML-M₃、羊水栓塞、前列腺癌）伴严重出血者可在肝素抗凝基础上给予小剂量氨甲环酸。

（杨　惊）

■ 过敏性紫癜

1. 定义
- 过敏性紫癜又称Henoch-Schönlein紫癜（HSP）、IgA血管炎（IgAV），是儿童中最常见的系统性血管炎。
- 主要发生于3～15岁儿童，绝大多数病例为自限性。
- 多发于男性，春、秋、冬季发病率高。

2. 危险因素
感染后（特别是上呼吸道感染）、某些药物、食物、疫苗接种、虫咬伤。

3. 临床表现
- 临床特征是四联征：①既无血小板减少也无凝血功能障碍的患者出现可触性紫癜；②关节炎/关节痛；③腹痛；④肾病。
- 皮肤
  ✓ 约3/4患者主诉体征为皮疹。
  ✓ 皮疹开始时常表现为红斑、斑疹或荨麻疹性风团，可融合并演变为典型的瘀斑、瘀点和可触性紫癜。
  ✓ 皮疹通常成群出现，呈对称分布，主要位于重力/压力依赖区，如下肢。
  ✓ 可能伴瘙痒，但很少伴疼痛。
- 关节炎/关节痛
  ✓ 关节炎常为一过性或游走性，常为少关节型（1～4个关节）和非变形性。
  ✓ 通常累及下肢大关节（髋、膝和踝），有时累及上肢（肘、腕和手）。
  ✓ 常存在明显的关节周围肿胀和压痛，但一般无关节积液、发红或皮温升高。
  ✓ 可有明显疼痛和活动受限。
- 消化道症状
  ✓ 轻者恶心、呕吐、腹痛和短暂的麻痹性肠梗阻。
  ✓ 重者消化道出血、肠缺血和坏死、肠套叠和肠穿孔。
  ✓ 成人少见肠套叠。
- 肾损伤
  ✓ 血尿、蛋白尿、肌酐升高、高血压等。
  ✓ 成人发生严重肾脏受累的风险增加。

4. 必做检查
- 血清IgA测定：50% ~ 70%患者血清IgA水平升高，较高的水平与肾脏受累相关。
- 血常规：患者可能因隐匿或显性消化道出血而出现正色素性贫血；血小板计数通常正常。
- 凝血功能检查：凝血酶原时间（PT）、活化部分凝血活酶时间（APTT）和出血时间通常正常。
- 活检：皮肤活检或肾活检。

5. 选做检查
- 炎性指标检测：通常反映触发因素，细菌感染后HSP更可能表现为白细胞增多和ESR升高；病毒感染后HSP常无急性期反应物升高。
- 尿常规＋尿沉渣：最常见的表现为血尿，伴或不伴红细胞管型，以及轻度蛋白尿或无蛋白尿。
- 粪便常规＋OB：多达半数患者粪便OB（＋），即使无胃肠道症状的患者也常出现。
- 内镜：消化道出血者可经胃镜或结肠镜协助诊断。内镜检查可见紫癜性病变，通常位于十二指肠降部、胃和结肠，回肠末段也可受累。
- 腹盆CT：出血消化道穿孔、肠套叠、肠梗阻等时需评估，必要时需完善增强CT。

6. 诊断策略
- 通常根据临床表现诊断
  - ✔ 可触性紫癜不伴血小板减少和凝血功能障碍；以及关节炎/关节痛、腹痛和肾病临床特征中至少出现两种。
  - ✔ 对于有不完全或不常见表现的患者，若受累器官（如皮肤或肾脏）活检证实白细胞分裂性血管炎伴以IgA沉积为主，即可确诊HSP。
- 需鉴别的其他诊断
  - ✔ 瘀点和紫癜性皮疹可能与败血症、免疫性血小板减少症、溶血性尿毒综合征、白血病和凝血功能障碍（如血友病）有关，正常的血小板计数和凝血功能检查可鉴别。
  - ✔ 出现HSP的典型紫癜前出现关节炎/关节痛，需与自身免疫病、化脓性关节炎、反应性关节炎及暂时性滑膜炎等鉴别。

7. 急诊处理
- 支持治疗：包括充分补液、休息及缓解疼痛症状。
- 药物治疗
  - ✔ NSAID：缓解腹痛、关节痛等症状，消化道出血、肾功能

　　　　不全患者慎用。

　✓糖皮质激素

　　　◇ 适应证：①症状严重致影响经口摄食；②关节炎/关节痛影响离床活动能力和日常生活；③有明显消化道出血，尿蛋白＞750mg/d或肾病综合征。

　　　◇ 口服泼尼松 1 ～ 2mg/(kg·d)，最大剂量60 ～ 80mg/d。

　　　◇ 不能耐受口服药物的患者，通过肠外途径予等效剂量甲泼尼龙，0.8 ～ 1.6mg/(kg·d)，最大剂量64mg/d。

　　　◇ 若有急性进展性肾损伤（新月体性肾小球肾炎等），可使用糖皮质激素冲击治疗。

　　　　　　　　　　　　　　　　　　　　　　　（宋　晓）

■ 急性卟啉病

1. 定义

● 卟啉病是由于血红素生物合成途径中的酶活性缺乏，引起卟啉或其前体［如δ-氨基乙酰丙酸（δ-ALA）和卟胆原（PBG）］浓度异常升高，并在组织中蓄积，造成细胞损伤而引起的一类代谢性疾病（图19）。

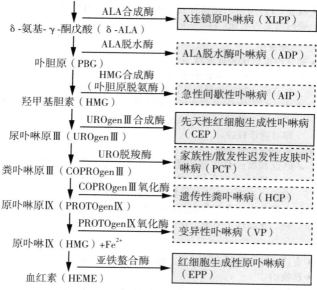

图19　卟啉病机制和分类

- 卟啉病属罕见病，不同类型的卟啉病发病率不一，成人以PCT、AIP和EPP最常见。
- 急性卟啉病包括ADP、AIP、HCP及VP，这4个类型急诊可能遇到。AIP和ADP主要表现为神经症状；HCP和VP可同时具有皮肤表现和神经精神症状。

2. 临床表现
- 皮肤光敏性
  ✓ 大疱性皮肤卟啉病CEP、PCT、VP、HCP和HEP患者的皮肤光敏性表现为慢性发疱性病变，手部、面部和其他日光暴露区的表皮脆性增加和形成水疱。
  ✓ 水疱含有浆液且易发生破裂和感染。
  ✓ 这些区域可能会结痂，进展为瘢痕和皮肤增厚，伴色素沉着减少区和色素沉着过度区。
  ✓ 光毁损和畸形通常是部分细菌感染的结果。
  ✓ 严重病例可伴手指、眼睑、鼻和耳缺失。
- 神经内脏症状
  ✓ 间歇性急性发作，由一种或多种因素引起，如药物、吸烟、性激素、热量和糖类摄入减少（特别是禁食）及应激，严重者可能危及生命。
  ✓ 急性腹痛：最常见，可表现为肠梗阻，也可表现为腹泻和肠鸣音增加。
  ✓ 感觉和运动神经病：累及脑神经可能导致延髓麻痹、呼吸功能受损和死亡，严重运动神经病可导致四肢瘫痪。
  ✓ 自主神经系统受累：表现为心动过速、高血压、出汗、躁动和震颤等。神经源性膀胱功能障碍可能引起尿痛、排尿困难、尿潴留和尿失禁。
  ✓ 急性神经精神表现：包括失眠、焦虑、躁动、激越、幻觉、癔症、定向障碍、谵妄、情感淡漠、抑郁、恐惧症和意识改变，意识改变从嗜睡到昏迷程度不一。
  ✓ 中枢神经系统受累：可引起癫痫发作。下丘脑受累可导致抗利尿激素不适当分泌综合征，引起低钠血症（与消化道或肾脏丢失钠也有关）导致癫痫发作。
- 溶血
  ✓ 急性发作期间患者的尿液可能呈棕色或淡红色。
  ✓ 严重溶血常导致贫血。

3. 必做检查（病因检查，视各医院条件完成）
- 尿卟胆原日晒检测：将患者新鲜尿液置于阳光下数小时可呈棕红色。
- 尿PBG定性或定量检测：为疑诊卟啉病的重要筛查实验，急性卟啉病中 ADP 为阴性，AIP、HCP、VP 为阳性。

- 血尿 ALA 检测：急性卟啉病均升高。
- 尿卟啉检测：急性卟啉病可升高。
- 红细胞内原卟啉检测：ADP 可升高。
- 血清羟甲基胆素合成酶（HMBS）检测：AIP 急性发作期 HMBS 活性下降（平均下降程度达 50%）。
- 血浆荧光发射峰检测：根据荧光波长的差异可协助判断卟啉衍生物的类型。在中性 pH 环境下稀释时，VP 峰值在接近 626nm 处，AIP、HCP、PCT 和 CEP 的峰值在接近 620nm 处。
- 基因检测：基因测序可明确具体突变，确定卟啉病类型，如 AIP 的 HMBS 基因位于 11 号染色体，对 HMBS 基因进行 DNA 测序、分析可确定 AIP 的诊断。

4. 选做检查（受累系统检查，对诊断无特异性）
- 肝肾功能检查：常有低钠血症，多认为由 SIADH 引起；可能存在氨基转移酶长期升高较常见，但其他肝功能检查（如胆红素）通常正常，晚期可能出现肝硬化表现。
- 腹部影像学检查：可能显示肠蠕动消失引起的小肠和/或结肠扩张。
- 头颅 CT 或 MRI：可有可逆性后部白质脑病、卟啉病脑病或脱髓鞘脑病等的异常表现。

5. 急诊处理
- 静脉输注氯高铁血红素治疗
  - ✓ 是急性卟啉病发作的首选治疗，抑制 ALAS1 减少血红素前体及其副产物的累积，表现为血浆和尿液 PBG 和 ALA 快速显著降低。
  - ✓ 及时给药通常能在 4～5 天内迅速缓解发作。
  - ✓ 给药方案是使用 25% 人血白蛋白复溶，中心静脉导管予 3～4mg/(kg·d)，连用 4 天。
- 碳水化合物负荷治疗
  - ✓ 适用于不能获得血红素治疗者。
  - ✓ 口服或静脉予葡萄糖，剂量为 300～400g/d。
  - ✓ 需注意静脉输注葡萄糖可能增加低钠血症风险，限液量在 2000～2500ml。
- 避免使用诱发加重药物。
- 低钠血症：限液，可使用托伐普坦，注意避免血钠急速升高引起脱髓鞘病变。
- 支持治疗：必要时予静脉营养支持、机械通气治疗，出现呼吸肌受累者需要长时间机械通气支持，2～3 个月后可逐渐康复脱机。

（杨 惊）

神经系统疾病急诊

■ 缺血性脑卒中

1. 定义
- 缺血性脑卒中指部分或全部脑血流减少导致脑组织的急性梗死。
- 临床常用TOAST分型对脑卒中病因进行分类：①大动脉粥样硬化型；②心源性栓塞型；③小动脉闭塞型；④其他原因型；⑤不明原因型。

2. 病因
- 局部血栓形成、脱落，堵塞原位或远端动脉，如动脉粥样硬化、动脉夹层、血管炎或纤维肌性发育不良。
- 栓子来源于身体其他部位，如心脏、主动脉弓甚至静脉系统，以及少见的菌栓、脂肪栓塞、空气栓塞、异体物质或肿瘤栓塞等。
- 系统性低灌注导致脑灌注不足。
- 血液系统疾病是一种不常见的原发性病因。

3. 临床表现
- 脑卒中的识别：若患者突然出现以下任一症状，应考虑脑卒中可能。
  - ✓ 一侧肢体（伴或不伴面部）无力或麻木。
  - ✓ 一侧面部麻木或口角歪斜。
  - ✓ 说话不清或理解语言困难。
  - ✓ 双眼向一侧凝视。
  - ✓ 单眼或双眼视力丧失或视物模糊。
  - ✓ 眩晕伴呕吐。
  - ✓ 意识障碍或抽搐。
- 查体：不同的血管供血区缺血可表现为特定的综合征。
  - ✓ 评估意识水平，多采用GCS评分。
  - ✓ 评估脑神经受累情况。
  - ✓ 评估四肢肌力、肌张力情况，检查有无病理征。
  - ✓ 评估语言、认知等高级皮质功能。
  - ✓ 评估颈部和眶后区域的血管杂音，触诊颈部、上肢和下肢脉搏，评估其血管搏动是否消失、不对称或不规律，测双侧上臂血压。
  - ✓ 听诊心脏是否存在杂音。
  - ✓ 检查皮肤有无心内膜炎、胆固醇栓子、紫癜和瘀斑征象。
  - ✓ 有无最近手术或其他侵入性操作的病史。
  - ✓ 眼底镜检查可能有助于发现胆固醇栓子或视盘水肿。

   ✓ 检查头部有无创伤。

   ✓ 检查有无舌咬伤，如存在可能提示癫痫发作。

   ✓ 神经系统检查应尽量确认病史采集中的发现，同时提供可量化的检查，为进一步评估做准备。最常采用美国国立卫生研究院脑卒中量表（NIHSS），通常将NIHSS评分≤3分定义为轻型卒中。

4. 必做检查

- 即刻实验室检查：对于所有突发神经功能恶化或急性脑卒中的患者，务必进行紧急头颅CT或MRI。
- 所有疑似脑卒中的患者还应紧急接受以下检查。

   ✓ 平扫头颅CT或MRI（含DWI）。

   ✓ 快速血糖检测。

   ✓ 氧饱和度检测。

   ✓ ECG。

   ✓ 全血细胞计数（含血小板）。

   ✓ 血清电解质、尿素氮和肌酐检测。

   ✓ 肝功能检查。

   ✓ cTn检测。

   ✓ PT和INR检测。

   ✓ APTT检测。

5. 选做检查

- 毒理学筛查。
- 血乙醇水平检测。
- 血、尿HCG测定：适用于育龄期女性。
- ABG：疑似缺氧患者。
- 胸片：疑似肺部疾病患者。
- 脑电图：疑有癫痫发作。
- 若患者出现发热，需行胸片检查、尿液分析和血培养。
- 心电监护：以发现慢性或间歇性心律失常（如心房颤动）。
- 经胸壁和经食管超声心动图：可充分评估脑栓塞的其他心源性和主动脉源性原因。

6. 急诊处理

- 第一时间请神经科会诊。
- 初期目标

   ✓ 确保病情稳定的同时特别关注气道、呼吸和循环。

   ✓ 迅速逆转任何促成患者病情的因素。

   ✓ 确定急性缺血性脑卒中患者是否适合静脉溶栓治疗或血管内取栓术。

✓ 逐步找到患者神经系统症状的病理生理学基础。

- 溶栓疗法
  - ✓ 及时实现血管再通：是挽救尚未梗死的缺血脑组织最有效的方法。
  - ✓ 静脉用重组组织型纤溶酶原激活剂（rt-PA）：需在症状发作后4.5小时以内进行。
  - ✓ 血管内治疗：需在前循环症状发生后6小时内、后循环症状发生后24小时内进行，但对于多模态影像学证实存在可挽救的缺血半暗带脑组织的患者，可考虑适当延长时间窗。
  - ✓ 抗凝治疗
    - ◇ 对于大多数未接受口服抗凝药治疗的急性缺血性脑卒中患者，推荐早期阿司匹林治疗（160～325mg/d），而非采用胃肠外抗凝治疗。
    - ◇ 确诊缺血性脑卒中后，应尽早开始阿司匹林治疗，最好是在脑卒中发病的48小时内。在静脉或动脉内溶栓治疗后的24小时内，不应予阿司匹林。
    - ◇ 对于颅内大动脉狭窄所致缺血性脑卒中，建议使用阿司匹林＋氯吡格雷进行90天的双联抗血小板治疗。
    - ◇ 缺血性脑卒中急性期后，应继续使用阿司匹林、氯吡格雷或阿司匹林/缓释双嘧达莫长期抗血小板治疗，进行脑卒中二级预防。不推荐使用阿司匹林和氯吡格雷进行长期双联抗血小板治疗。
    - ◇ 对于心源性栓塞的脑卒中患者，建议在发病4～14天开始胃肠外抗凝治疗。
- 其他治疗
  - ✓ 预防深静脉血栓形成和肺栓塞。
  - ✓ 采用强化他汀类药物治疗。
  - ✓ 降压治疗
    - ◇ 对于采用静脉溶栓的患者，溶栓前血压应＜180/100mmHg。
    - ◇ 对于不溶栓的患者，建议急性期血压不超过200/110mmHg。
    - ◇ 若合并主动脉夹层、高血压脑病、严重心功能不全、子痫或子痫前期，可考虑进一步降压。发病24小时后可逐步将血压降至140/90mmHg以内。
  - ✓ 行为和生活方式改变：包括戒烟、锻炼、肥胖患者减轻体重及低盐低脂饮食。
- 预防并发症
  - ✓ 脑梗死后出血转化。
  - ✓ 心肌梗死。
  - ✓ 心力衰竭。
  - ✓ 吞咽困难。

✓ 吸入性肺炎。

✓ 泌尿道感染。

✓ 深静脉血栓形成。

✓ 肺栓塞。

✓ 营养不良。

✓ 压疮。

✓ 骨科并发症和挛缩。

（崔庆宏）

■ 脑出血

1. **定义**

● 脑出血（ICH）指原发性非外伤性脑实质出血。又称自发性脑出血。

● 是脑卒中的第二常见原因，其发生率仅次于缺血性脑卒中。

2. **常见病因**

● 高血压：自发性ICH的最常见病因，常发生于壳核、丘脑和脑桥。

● 脑淀粉样血管病：通常无症状，其特征为大脑皮质及覆盖其上的软脑膜的中小动脉、微细动脉和毛细血管管壁存在嗜刚果红物质沉积，是老年人反复脑叶出血的重要原因。

● 血管畸形：儿童ICH最常见的原因。

● 其他原因：非创伤性ICH原因。

　　✓ 硬脑膜动静脉瘘。

　　✓ 脑梗死后出血转化。

　　✓ 脓毒性栓塞、感染性动脉瘤。

　　✓ 脑肿瘤。

　　✓ 出血性疾病、肝病、溶栓治疗。

　　✓ 中枢神经系统感染（如单纯疱疹性脑炎）。

　　✓ 烟雾病。

　　✓ 血管炎。

　　✓ 脑过度灌注综合征。

　　✓ 可逆性脑血管收缩综合征。

　　✓ 药物（可卡因、苯丙胺类）。

3. **危险因素**

● 主要危险因素：高血压、高龄及抗凝治疗。

● 其他危险因素：大量饮酒、黑种人、总胆固醇和低密度脂蛋白胆固醇水平较低及遗传变异。

4. 临床表现
- 因出血部位和体积不同而有差异。若出血量足够大，则出现头痛、呕吐和意识水平降低。
  - ✓ 脑室内出血：可能有颈强直主诉，并在查体时发现脑膜刺激征。
  - ✓ 壳核出血：偏瘫、偏身感觉缺失、同向偏盲、凝视麻痹、意识障碍。出血累及优势大脑半球可能出现失语，累及非优势半球则可能出现体象障碍。
  - ✓ 内囊出血：局限于内囊的少量出血可能引起轻度构音障碍、对侧轻偏瘫和感觉障碍。出血量较大者可出现偏瘫、偏身感觉缺失、同向偏盲。
  - ✓ 小脑出血：可使患者失去平衡而无法行走、呕吐、头痛、颈强直、凝视麻痹和面肌无力。若有梗阻性脑积水或脑干受压，可出现意识障碍。
  - ✓ 丘脑出血：偏瘫、偏身感觉缺失，偶尔出现短暂同向偏盲。也可能有上视麻痹伴无反应性小瞳孔、凝视鼻尖、眼球偏斜或朝向轻偏瘫侧的"错位眼"。
  - ✓ 脑叶出血：因出血位置而异，最常累及顶叶和枕叶，可出现癫痫发作。枕叶出血常表现为非常严重的对侧同向偏盲；额叶区域出血导致对侧肢体偏瘫、尿便障碍、强握和摸索反射、运动性失语等。
  - ✓ 脑桥出血：通常在最初数分钟内导致深昏迷、全身瘫痪、去大脑强直，可有瞳孔为针尖样、眼球浮动、中枢性发热等。出血量不大者可表现为交叉性瘫痪、双眼向病灶侧凝视、核间性眼肌麻痹、面瘫和构音障碍等。
- 出现昏睡或昏迷是ICH的不良征象。
- 约半数患者发生头痛和呕吐。
- 约15%患者在ICH发生后最初数日出现癫痫发作。

5. 必做检查
- 头颅影像学检查：CT和MRI都被视为紧急诊断和评估ICH的首选影像学检查。
- 全血细胞计数。
- 电解质、血尿素氮、肌酐和血糖。
- PT、INR、APTT。
- cTn。

6. 选做检查
- 毒理学筛查，以检测可卡因和其他拟交感神经药。
- 尿液分析和尿培养。
- 对育龄女性进行妊娠试验。

7. 急诊处理
- 院前处理
  - ✓ 维持气道通畅。
  - ✓ 心血管支持。
  - ✓ 将患者迅速转移至最近的急性脑卒中治疗机构。
- 急诊科处理
  - ✓ 逆转抗凝：立即停用所有抗凝药和抗血小板药，立即使用相应药物逆转抗凝作用。
  - ✓ 血压管理：对于SBP＞160mmHg的患者，建议将SBP控制在160mmHg以下。强化降压将SBP降至140mmHg是安全的，但可能无更多的临床获益。
  - ✓ 颅内压管理：降颅内压基础措施如下。
    - ◇ 将床头抬高30°。
    - ◇ 可予适当镇静。
    - ◇ 避免使用气管导管固定器和捆绑固定胶带/绑扎带，避免过紧包扎。
    - ◇ 中心导管或扭转患者头部，因可能影响颈静脉通畅。
    - ◇ 最初应使用生理盐水维持和补充液体，禁用低渗液体。
  - ✓ 颅内压监测：对于GCS＜8分，有小脑幕迹疝临床证据的患者，或有明显脑室内出血或脑积水的患者，可进行有创颅内压监测。脑灌注压（CPP）目标维持在50～70mmHg。
  - ✓ 眼部超声：测量视神经鞘直径可准确检测颅内压升高。
  - ✓ 脑脊液引流：脑室脑脊液引流有助于降低升高的颅内压，可用于脑积水或孤立性脑室患者，尤其是伴意识水平降低者。
  - ✓ 渗透疗法：应用高张盐水或甘露醇。
  - ✓ 过度通气：$PaCO_2$目标为30～35mmHg，作用仅可持续数小时，可作为术前临时降颅压方案。
  - ✓ 手术治疗：适应证因出血部位而异。基底节出血：壳核≥30ml，丘脑≥15ml；小脑出血：≥10ml或直径≥3cm；脑叶出血，血肿较大危及生命，或由血管畸形引起；全脑室出血：脑室铸形可能适合行脑室造口术和脑室外引流术。

（崔庆宏）

■ 蛛网膜下腔出血

1. 定义
- 蛛网膜下腔出血（SAH）指血液流入蛛网膜下腔。
- 蛛网膜下腔位于蛛网膜和软脑膜之间，正常情况下充满脑脊液。

- SAH占脑卒中的10%，病死率接近50%，幸存者有严重的神经系统并发症。

2. 病因

- 大多数SAH由囊状动脉瘤破裂导致。
- 其他原因包括：创伤、动静脉畸形/瘘、血管炎、颅内动脉夹层、淀粉样血管病、出血素质和使用违禁药物（特别是可卡因和苯丙胺类）。

3. 临床表现

- 突发剧烈头痛，通常描述其为"一生中最严重的头痛"。
- 30%的患者头痛为单侧性，主要发生在动脉瘤侧。
- 头痛发作可能伴短暂意识丧失、恶心或呕吐以及脑膜刺激征。
- SAH伴玻璃体（视网膜前）积血称为Terson综合征，提示预后较差。
- 虽然在体力活动或情绪应激时发生症状提示SAH，但约半数动脉瘤性SAH发生于非用力活动、休息或睡眠时。

4. 诊断

- 首选头颅CT平扫，若不能确定可行腰穿。
- 一旦诊断SAH，必须行血管造影检查确定出血病因。
  - ✓ 数字减影血管造影术（DSA）：对颅内动脉瘤的分辨率最高，可清楚显示其解剖学特点，是查找SAH病因的金标准。
  - ✓ CT血管造影（CTA）和磁共振血管造影（MRA）：属于无创性检查，有助于筛查和术前规划。对于SAH患者，若CTA未发现动脉瘤，则应进行DSA。
  - ✓ 血管造影检查：结果阴性患者复查血管造影。14%～22%的病例中，血管造影不能明确SAH原因。

需注意，若初始血管造影结果阴性，应在3周后复查血管影像学，推荐复查DSA。初始血管造影检查阴性的SAH患者中，多达24%在复查血管造影时能检测到动脉瘤。

5. 并发症

- 再出血
  - ✓ 发生率为8%～23%。SAH后24小时内再出血风险最高，特别是初始出血后6小时内。
  - ✓ 再出血可能的独立预测因素包括：①入院时的Hunt-Hess分级；②最大动脉瘤直径；③初始血压较高；④SAH前有先兆性头痛；⑤发作到入院的间隔时间较长；⑥早期行脑室

造口术（动脉瘤治疗前）。
- ✓ 只有治疗动脉瘤才能有效预防再出血。
- ✓ 发生再出血时，其他并发症的发生率可能更高，结局可能更差。

- 血管痉挛和迟发型脑缺血
  - ✓ 40%～60%的SAH患者存在迟发型脑缺血（DCI），是SAH后发生并发症和死亡的重要原因。
  - ✓ 通常表现为意识水平的神经功能恶化或新发局灶性神经功能障碍。
- 脑积水
  - ✓ 是SAH的常见并发症。
  - ✓ 脑积水风险增加相关因素包括：①脑室内出血；②后循环动脉瘤；③抗纤溶药物治疗；④就诊时GCS评分较低；⑤有高血压病史或伴低钠血症；⑥年龄较大。
  - ✓ 脑脊液梗阻相关脑积水是急性并发症。
  - ✓ 脑脊液吸收减少相关脑积水通常在2周或更迟发生，且更可能与分流依赖性有关。
- 颅内压增高
  导致SAH患者出现颅内压增高的相关因素包括：①出血量；②急性脑积水、出血和/或缺血后反应性充血；③远端脑小动脉扩张。
- 癫痫发作
  - ✓ 6%～18%的SAH患者发生癫痫发作。
  - ✓ 危险因素包括：①蛛网膜下血凝块较厚；②脑内出血；③迟发型梗死；④大脑中动脉血管瘤。
- 低钠血症
  - ✓ SAH后低钠血症相对常见，可能由下丘脑损伤介导。
  - ✓ 原因：抗利尿激素（ADH）分泌增加导致水潴留，而ADH分泌增加的原因可能是ADH不适当分泌综合征，极少数情况可能是脑性盐耗综合征诱发的容量不足。
- 心脏异常
  - ✓ SAH后可出现一些心脏改变：①ECG改变；②超声心动图显示结构性改变；③cTn急性升高及BNP升高。

6. 急诊处理
- 初始管理：包括卧床休息、镇痛、使用充气压力袜，以及停止抗血栓治疗。
- 动脉瘤性SAH：需收入ICU，持续监测血流动力学和神经功能。
- 伴颅内压增高和急性脑积水：应行脑室造口术，可对增高的颅内压进行测定和治疗。

- 伴高血压：最佳治疗尚不明确。虽然降低血压可能降低再出血风险，但获益可能被增加的梗死风险抵消。若动脉瘤未妥当处理，将收缩压降低至160mmHg以下是适当的。此时优选拉贝洛尔、尼卡地平和依那普利。
- 推荐应用尼莫地平（60mg q4h，经口或鼻饲管给药）：减少血管痉挛和迟发型脑缺血，改善SAH患者的神经功能结局。治疗在发病后4天内开始，并持续21天。
- 抗癫痫药（AED）治疗
  ✓ 并非所有患者都需预防性AED治疗，但在一些动脉瘤未处理妥当和皮质大量出血患者中可考虑应用。
  ✓ 癫痫发作应及时治疗。
  ✓ 对于无急性癫痫发作的患者，动脉瘤治疗得当后可能没有必要继续AED治疗。
  ✓ SAH后出现急性癫痫发作（7天内）的患者，AED治疗通常需持续约6个月。
- 预防并发症治疗
  ✓ 再出血：动脉瘤再出血的死亡率极高。外科夹闭术和血管内弹簧圈栓塞术能有效预防再出血，应尽早实施。不能避免动脉瘤治疗延迟的患者，可考虑短期应用抗纤溶药物预防再出血。
  ✓ 血管痉挛：20%～30%动脉瘤性SAH可并发有临床意义的血管痉挛，与迟发性脑缺血和较差的神经功能结局相关。
  ✓ 低血容量：是缺血性并发症的危险因素，应避免。
  ✓ 脑积水：是SAH的常见并发症。有意识水平障碍且存在进展性或无改善的脑积水患者，应考虑放置脑室引流。有些患者可能需要放置永久分流。

（崔庆宏）

■ 急性播散性脑脊髓炎

1. 定义
- 急性播散性脑脊髓炎（ADEM）是一种自身免疫性中枢神经系统脱髓鞘性疾病。
- ADEM呈急性发病，常进展迅速。

2. 病因
- ADEM可能发生在非特异性上呼吸道或胃肠道疾病后，常由病毒感染诱发。
- 可发生于接种疫苗后，由脑和脊髓中的炎性反应所致。
- 与ADEM相关的病原体：风疹病毒、腮腺炎病毒、水痘-带状疱疹病毒、麻疹病毒、天花病毒、EB病毒、单纯疱疹病毒、人类疱疹病毒6型、流感病毒、HIV和肺炎支原体。

3. 临床特征
- 典型表现为急性起病的多灶性神经系统症状。
- 可伴ADEM出现的非特异性表现包括头痛、发热、恶心和呕吐。
- 20% ~ 56%成人患者有神志改变（即脑病），可出现易激惹、意识模糊和精神病性症状，甚至嗜睡和昏迷等。
- 大多数患者有运动障碍，可累及单个肢体或导致下肢轻瘫或四肢轻瘫。
- 常有感觉障碍。
- 脑干受累也很常见，包括眼运动障碍和构音障碍。
- 其他可能有脑膜刺激征、共济失调、失语、视神经炎（有时为双侧）、眼球震颤、锥体外系症状、尿潴留、癫痫发作和颅内压增高。
- 有感染后神经系统综合征的成人患者可能存在周围神经系统受累。

4. 必做检查
- 神经影像学：MRI是首选，但为排除神经系统疾病的其他原因，可能需行紧急CT扫描。
- 腰穿
  ✓ 脑脊液检查应包括细胞计数、蛋白、葡萄糖、培养和寡克隆带检测（包括有无寡克隆带、IgG合成率和IgG指数）。
  ✓ 若临床病史提示病毒感染，还应行病毒检测。
  ✓ ADEM的脑脊液表现多变，50% ~ 80%患者出现脑脊液检查结果异常，6% ~ 65%患者存在寡克隆带。
- 全血细胞计数（含血小板）。
- 血清电解质、尿素氮和肌酐检测。
- 肝功能检查。
- cTn检测。
- PT、INR和APTT测定。

5. 选做检查
- 脑电图（EEG）：结果通常无特异性。
- 诱发电位检查：根据病变部位，视觉诱发电位和体感诱发电位可能出现异常，但检查结果一般不能帮助该病诊断。

6. 诊断
- 对于存在急性多灶性神经系统症状和体征，但无先前无法解释的神经系统症状病史的患者，可考虑诊断ADEM。

- 前驱感染和脑脊液异常（脑脊液淋巴细胞轻度增多和蛋白轻度升高）可提示ADEM，但并非诊断ADEM的必要条件。

7. 急诊处理

- 一般治疗：监护、吸氧，营养支持，意识障碍者需注意气道保护能力及呼吸节律，必要时予气管插管保护气道、机械通气治疗。
- 糖皮质激素治疗：推荐对ADEM成人患者使用大剂量糖皮质激素进行初始治疗。
- IVIG或血浆置换：适用于静脉用糖皮质激素疗效不充分或存在糖皮质激素使用禁忌的患者。
- 环磷酰胺：已被用于糖皮质激素疗效不佳的患者，常需重复给药。
- 抗病毒治疗：一些ADEM成人患者表现为发热、脑膜刺激征和急性脑病，且有血液和脑脊液炎症的证据。对于这类患者，若存在脑炎但无明确解释，则应开始使用阿昔洛韦进行经验性治疗，并持续治疗至排除感染性病因。
- 抗生素治疗：无须对疑诊细菌性脑膜炎进行经验性抗生素治疗，除非脑脊液检查提示有细菌性炎症表现。

（崔庆宏）

■ 流行性乙型脑炎

1. 定义

- 流行性乙型脑炎简称乙脑，是由乙脑病毒经蚊虫叮咬传播感染所致的急性中枢神经系统感染，属于人畜共患自然疫源性疾病。
- 猪为主要传染源，马、牛、羊、狗、猫、鸡、鸭、鹅等也可感染。三带喙库蚊传播乙脑病毒的能力最强，伊蚊和按蚊也能传播，受感染的候鸟、蝙蝠也是乙脑病毒越冬宿主。人群对乙脑普遍易感，绝大多数易感者呈无症状隐性感染。

2. 临床表现

- 潜伏期通常5 ~ 15天，多数隐匿感染或轻症，少数出现中枢神经系统症状。
- 典型患者病程可分为4个阶段。
  - ✓ 初期：病初3天，病毒血症期，表现为发热、精神萎靡、食欲缺乏、轻度嗜睡及头痛。体温持续在39℃左右。
  - ✓ 极期：病程3 ~ 10天，体温上升至40℃以上，持续不退直至极期结束。全身症状加重，渐转昏迷，并出现惊厥。出现不同程度脑水肿和颅内压升高。少数可继发吉兰-巴雷综

175

合征而发生弛缓性瘫痪。

✓ **恢复期**：体温下降，神志渐清，神经系统体征逐渐改善或消失。重症患者恢复期可有以下表现。

◇ 中枢性发热，低温持续不退2周以上。

◇ 神经系统功能紊乱，如多汗、流涎等。

◇ 神志呆滞、反应迟钝，部分记忆力丧失、精神及行为异常。

◇ 肢体强直性瘫痪或有癫痫样发作。

✓ **后遗症期**：5% ～ 20% 患者有不同程度后遗症，主要为意识障碍、智力障碍、痴呆、癫痫样发作及肢体强直性瘫痪等。

3. 分型

根据病情轻重，乙脑可分为4型。以轻型和普通型为多，约占2/3。

● **轻型**：神志清，体温38 ～ 39℃，嗜睡，轻度颈强直，一般无惊厥，病程1周，无后遗症。

● **普通型**：体温39 ～ 40℃，昏睡、头痛、呕吐，出现浅昏迷。脑膜刺激征明显，深、浅反射消失，有短暂惊厥。病程10 ～ 14天，无或有轻度恢复期神经精神症状，一般无后遗症。

● **重型**：体温持续在40℃或更高，出现不同程度昏迷。反复或持续惊厥。病程在2周以上，可有恢复期神经精神症状，部分患者留有不同程度后遗症。

● **极重型**：初热期体温迅速上升至40.5 ～ 41℃或更高，伴反复发作并难以控制的持续惊厥，于1 ～ 2天内转入深昏迷，肢体强直，有重度脑水肿表现，发生中枢性呼吸衰竭或脑疝，病死率高，存活者均有严重后遗症。

4. 必做检查

● **血常规**：白细胞（10 ～ 20）×10^9/L，儿童可达40×10^9/L，病初中性粒细胞可达80%以上，1 ～ 2天后淋巴细胞占优势，部分患者血象始终正常。

● **脑脊液检查**：无色透明，压力增高，白细胞（50 ～ 500）×10^6/L，个别高达1000×10^6/L。病初1 ～ 2天以中性粒细胞为主，以后则单核细胞增多，蛋白质轻度增高、糖及氯化物正常。极少数患者脑脊液细胞数可正常。

● **影像学检查**：急性期典型CT表现为丘脑和基底节出现低密度影；MRI比CT敏感，突出表现在丘脑、基底节、黑质、小脑、脑桥、大脑皮质和脊髓等部位，丘脑异常改变可高达90%以上，双侧丘脑损害高度提示为乙脑。影像学也可以无异常改变。

● **核酸检测**：对感染有诊断意义，若有条件尽量检测。

5. 选做检查

- EEG：表现为非特异性、弥漫性慢波及癫痫样放电等改变。
- 血清学检查：常用酶联免疫法在脑脊液或血中检测特异性IgM抗体。乙脑病毒IgM抗体在感染后4～7天出现，2～3周达高峰。敏感性、特异性均高达95%，单一脑脊液或血清标本阳性即可诊断，是目前最常用的早期诊断检测方法。
- 抗原检测：采用反向被动血凝、免疫荧光、多克隆或单克隆金黄色葡萄球菌凝集试验及单克隆抗体/免疫金/银染色（M-IGSS，用于检测单核细胞和脑脊液）等方法。
- 病毒分离：乙脑病毒主要存在于脑组织中，血及脑脊液不易分离出病毒。

6. 急诊处理

- 急性期治疗：保证足够营养，高热、惊厥者易有脱水，酌情补液。观察患者精神、意识、呼吸、脉搏、血压及瞳孔等变化。
- 对症治疗
    - ✓ 高热：采用药物及物理降温，使体温保持在38℃左右。
    - ✓ 控制颅内压：保持15°～30°半卧体位，控制体温，应用镇静药，积极控制惊厥，应用甘露醇降颅压，可联合使用呋塞米。
    - ✓ 抗惊厥：应用止痉药，如地西泮、苯巴比妥（鲁米那）、异戊巴比妥（阿米妥）钠等，并对发生惊厥的原因采取相应的措施。
    - ✓ 呼吸衰竭及气道管理：痰液增多时应加强吸痰，必要时行气管插管或气管切开，出现中枢性呼吸衰竭时及时应用机械通气。
    - ✓ 循环衰竭：如为心源性心力衰竭则应用强心药物如西地兰等；如因高热、昏迷、脱水过多造成血容量不足则应以扩容为主。
    - ✓ 其他：无特异性抗病毒治疗药物。重症患者可早期短程应用糖皮质激素，但仍缺乏有效性证据。
- 恢复期及后遗症治疗：重点在于功能锻炼，可用理疗、体疗、中药、针灸、按摩、推拿等。

（崔庆宏）

■ 自身免疫性脑炎

1. 定义

- 免疫介导的脑炎有多种类型，包括经典的副肿瘤性脑炎综合征，常与抗神经元内蛋白的抗体有关；以及神经元表面/突触蛋白抗体相关的脑炎，后者经常称为自身免疫性脑炎。
- 可表现为多种类型，其中副肿瘤性脑炎综合征涉及类型最广，其他自身免疫性脑炎以边缘性脑炎特点较典型。

2. 病因及高危因素
- 与副肿瘤性边缘性脑炎相关的肿瘤：最常见是肺癌（尤其是小细胞肺癌）、精原细胞瘤和其他睾丸肿瘤、胸腺瘤、乳腺癌和霍奇金淋巴瘤。
- 抗NMDAR抗体脑炎可能相关的肿瘤：女性较常见畸胎瘤，50%的18岁以上女性患者有单侧或双侧卵巢畸胎瘤；男性患者中很少发现肿瘤。其他相关肿瘤包括睾丸生殖细胞肿瘤、纵隔畸胎瘤、小细胞肺癌、霍奇金淋巴瘤、神经母细胞瘤。

3. 临床表现
- 边缘性脑炎特点：急性或亚急性精神行为改变（经常被误认为精神分裂症），记忆障碍，认知障碍，运动功能障碍，语言障碍（失语），睡眠障碍（失眠更多见），癫痫发作，自主神经功能异常（高热、心律失常、中枢性低通气等）及昏迷等。
- 脑干脑炎特点：眼外肌运动障碍、眼阵挛、眼球震颤、吞咽困难、构音障碍、感音神经性聋、面瘫及面部感觉障碍、中枢性低通气和眩晕。
- 脑脊髓炎特点：累及神经系统多个区域，包括颞叶-边缘区、脑干、小脑、脊髓、自主神经系统等，疾病分布和症状各不相同。
- 脊髓炎特点：可出现非对称性感觉、运动、位置觉等各种功能障碍。

注意：早期发作可能仅表现为某种精神行为异常，需要详细追问病史，同时关注流行病学特点以资鉴别诊断，重点神经科查体，并完善GCS。

4. 必做检查
- 常规检查：血常规、肝肾功能、凝血功能、感染4项等。
- 腰穿＋脑脊液查：常规＋生化＋革兰染色＋细胞学＋抗酸染色＋细菌涂片培养；寡克隆区带；副肿瘤性和自身免疫性抗体检测如Hu、Yo、Ri、NMDAR、LGI1、AMPAR等。
- 头部MRI或增强MRI。
- EEG。
- 血清肿瘤标志物检测。
- 血清自身免疫性抗体检测。
- 副肿瘤性抗体检测。

5. 选做检查

- ABG＋血氨检测：可除外肺性脑病、CO中毒、肝性脑病。
- 免疫指标检测：若患者有系统性红斑狼疮、血管炎等免疫病的可疑线索，可完善ANA、ds-DNA、SSA、SSB、ENA、ANCA等免疫指标以除外狼疮脑病。
- 毒物检测：适用于有可疑药物过量史患者。
- 子宫＋双附件超声：适用于抗NMDAR抗体阳性女性患者（女性抗NMDAR抗体脑炎患者可能合并畸胎瘤，应当早期发现并切除畸胎瘤）。
- 胸腹盆CT：所有患者均建议完善。

6. 急诊处理

- 血流动力学不稳定的治疗：应考虑气管插管、呼吸机辅助呼吸，尽快稳定其循环状态。
- 脱水降颅压治疗：甘露醇（125 ～ 250ml q8h ivgtt）和/或甘油果糖（250ml q12h ivgtt）。
- 抗病毒治疗：有部分自身免疫性脑炎患者可能继发于病毒感染，因此对于患病前有过上呼吸道感染症状，临床表现若不能除外病毒感染，可选用合适的抗病毒药物，如阿昔洛韦。
- 预防和控制癫痫发作
  - ✓一旦患者出现癫痫样发作，应当立即送往监护室，进行气道评估和保护，并予以心电监护，留置胃管和尿管。
  - ✓镇静如地西泮、米达唑仑静脉推注或持续泵入，使用时注意患者呼吸和循环状态。
- 脑脊液抗NMDAR抗体阳性治疗
  - ✓一线治疗：可予人免疫球蛋白和大剂量糖皮质激素，必要时可予糖皮质激素冲击治疗。
  - ✓二线治疗：包括血浆置换、环磷酰胺等免疫抑制药治疗。
- 对症治疗
  - ✓发热患者对症降温。
  - ✓营养支持和加强气道。
  - ✓防压疮护理。
- 若发现患者合并肿瘤，应积极考虑手术切除等治疗。

（须　晋）

感染性疾病急诊

■ 感染性疾病诊治思维

在急诊所有发热的患者均应考虑是否存在感染的问题。
急性发热（指自然病程在2周以内）绝大多数为感染性发

热，病毒和细菌是主要病原体，非感染者仅占少数。非感染性疾病，起病相对较缓慢，病程偏长，但临床上不能以发病的急缓作为重要的鉴别诊断依据。

感染性疾病的诊断应该以全面采集病史，仔细查体为基础，有目的地选择实验室和特殊检查，充分利用病原学检查，流行病学资料与调查对寻找感染源、传播途径，特别是新出现的感染性疾病的诊断具有重要作用。

充分利用流行病学资料，对感染性疾病的诊断有重要帮助。感染性疾病尤其是传染病只在特定的地区季节和人群发生，需要特殊的传播媒介，虽然现代医学发展迅速，但是流行病学作为感染性疾病的基础，依然非常重要。

病原微生物检查对于细菌性感染的诊断尤为重要。无菌体液组织检查获得的病原学结果对感染有确诊价值，但部分病原微生物的检查对于诊断只具有参考价值，需要结合临床加以判断。例如，痰培养易受到污染，支气管肺泡灌洗、支气管镜下吸痰取得的病原学更有意义。基因诊断技术是近年来发展应用于临床的先进手段，但是其试验方法条件要求较高，易受污染，需要紧密结合临床考虑。

诊治感染性疾病时需要把握两点：①定位，感染性疾病通常有其常见的受累部位，即具备一定特征性的定位表现。例如，心脏杂音——心内膜炎；肝大、肝区叩痛——肝脓肿；黄疸、Murphy征阳性——胆系感染。明确感染部位有助于对病原菌进行估计。②明确病原学，病原学非常重要，对后续选择治疗方案、评估疗效、确定疗程都非常重要。取得病原学包括各种培养（血、尿、便、脓液、伤口分泌物及其他各种体液）、核酸检测及血清学检测。

评估疑难患者时需要把握两点：①有的放矢，关注重要的阳性症状体征，重要的阴性症状体征也需要覆盖；②重复重要的临床症状及化验检查。

■ 需要注意的特殊人群感染

1. 粒细胞缺乏患者

- 粒细胞缺乏患者易合并感染，主要病原学为胃肠道细菌易位，革兰阴性菌最常见，近年来革兰阳性菌逐渐增多，长期粒细胞缺乏以及应用广谱抗生素治疗的患者真菌感染的风险可能增加。
- 重点检查皮肤、咽喉部、肺部、肛周、静脉导管。
- 患者均需要血培养、尿培养、痰培养，有腹泻的患者需要便培养，艰难梭菌毒素检查。胸片及特殊影像学检查。

- 初始经验性治疗应覆盖假单胞菌。对于以下情况建议加用万古霉素：血流动力学不稳定、可疑导管相关性感染、既往有MASA定植、有严重的黏膜炎、血培养为革兰阳性菌。发热＞5天的患者应开始经验性抗真菌治疗。

2. 器官移植的患者
- 移植后1～2个月内，90%为典型院内感染。
- 移植后1～6个月为机会性感染的高峰期。病毒：巨细胞病毒、EB病毒、水痘-带状疱疹病毒、腺病毒、流感病毒。细菌：结核分枝杆菌、奴卡菌、李斯特菌。真菌：念珠菌、曲霉菌、肺孢子菌、隐球菌。寄生虫：类圆线虫、利什曼原虫、弓形虫。
- 移植6个月后，感染风险取决于患者的健康状态恢复程度。恢复顺利的患者80%的感染同普通社区获得性感染患者，存在严重排斥反应者机会性感染的风险同移植后1～6个月。

3. 无脾患者
- 有荚膜细菌：肺炎链球菌、脑膜炎球菌、流感嗜血杆菌。
- 细胞内寄生虫感染。

4. 糖皮质激素治疗的患者
- 对普通病原体感染的风险显著增加，还会出现各种细胞内病原体和机会性致病菌的感染。
- 细胞内病原体：分枝杆菌、李斯特菌属、沙门菌、军团菌以及各类病毒等。
- 机会性致病菌：念珠菌、曲霉菌、隐球菌、奴卡菌、弓形虫、孢子菌等。

5. 糖尿病患者
- 糖尿病患者的感染易形成脓肿，易发生结核、泌尿系统感染和下肢软组织感染。
- 某些特殊感染几乎仅见于糖尿病如鼻脑型毛霉菌病。

（黎 波）

■ 破伤风

1. 定义
- 破伤风是由破伤风梭状芽胞杆菌（产毒素专性厌氧菌）侵入机体伤口引起的急性特异性感染。
- 产生的外毒素主要引起中枢神经系统暂时性功能改变，以牙关紧闭、全身肌肉强直及阵发性痉挛为临床特征。
- 重症患者可出现喉痉挛、窒息、肺部感染和多器官功能衰竭，是一种严重的潜在致命性疾病。

2. 易感因素

破伤风梭菌不会在健康组织中生长，必须有导致芽胞感染的穿入伤，如刺伤、裂伤、咬伤、开放性骨折、静脉吸毒等。

3. 临床表现

- 潜伏期
    - ✓多数7～10天（短至2天，长至38天）。
    - ✓新生儿破伤风平均潜伏期为出生后5～7天（最短3天，最长24天）。
    - ✓潜伏期较短患者的病情严重程度和病死率较高。
    - ✓菌体本身及外毒素在局部可无明显的炎症或感染征象。
- 临床类型
    - ✓全身型：最多见且最严重，以骨骼肌强制性收缩和间歇剧烈肌肉痉挛为主要表现，患者神志清楚，每次发作时间由数秒至数分钟不等。
        - ◇病史：苦笑面容、牙关紧闭、肌肉疼痛、颈强直、角弓反张、呼吸暂停（呼吸肌受累）、吞咽困难。自主神经功能紊乱（大汗、心律失常、血压不稳）。
        - ◇查体：可出现肌张力升高，腱反射亢进等。
    - ✓局部型：不常见，表现为受伤局部或单个肢体的肌肉痉挛和强直，病死率低于全身型破伤风。
    - ✓头部型：发生于耳部感染或头部创伤后，早期表现为张口受限。面神经受累最多见，可累及第Ⅲ、Ⅳ、Ⅵ、Ⅶ、Ⅻ对脑神经。大多进展为全身型。
    - ✓新生儿破伤风：一般在出生后5～7天发病。表现为拒食、牙关紧闭、苦笑面容、双手紧握、足背屈、肌肉强直和角弓反张。

4. 必做检查

- 无特殊诊断性检查。
- 血常规：可出现白细胞正常或稍增多，中性粒细胞增多。
- 脑脊液常规＋生化检查：无异常。
- 伤口组织或分泌物培养：分离出破伤风杆菌或PCR检测阳性，可确诊破伤风，但阴性不能排除诊断。
- 破伤风毒素检测：目前在临床上无直接检测方法。

5. 诊断策略

- 主要依据病史和典型临床症状，而不依赖于实验室检查。
- 重点是需要详细询问外伤史，受伤时间长。
- 伤口已愈合患者需在查体时仔细寻找伤口。

6. 急诊处理

- 阻止毒素产生
  - ✓ 伤口处理：所有患者应行充分的伤口清创，清除芽胞和坏死组织，伤口可不行缝合或包扎，若伤口已愈合，可不行清创。
  - ✓ 抗菌药物治疗
    - ◇ 首选甲硝唑（0.5g iv q6h或q8h），备选青霉素G（200万～400万U iv q4h或q6h）。
    - ◇ 怀疑混合感染者，可选择第二代、第三代头孢菌素（如头孢曲松，1～2g iv qd）。
- 中和非结合毒素：一旦怀疑该病，应尽快多点注射人破伤风免疫球蛋白，3000～6000U。
- 主动免疫：所有破伤风患者一旦确诊，应立即进行主动免疫，完成含破伤风和白喉类毒素疫苗的全程免疫接种。
- 控制肌肉痉挛
  - ✓ 镇静，尽量避免外界刺激。
  - ✓ 镇静药：首选苯二氮䓬类，如地西泮（10～30mg iv q1～q4h重复给药）。
  - ✓ 神经肌肉阻滞药：单独使用镇静药效果不充分后使用。必须在监护和可靠的机械性通气的前提下实施，多采取长效药物（如泮库溴铵），也可采取短效药物连续输注（如维库溴铵），但应注意使用时间不宜过长。
- 自主神经功能紊乱治疗：可选用硫酸镁、β受体阻断药。
- 气道管理：支持治疗的核心。多数患者需要机械通气，建议早期气管切开，并注意预防院内感染、压疮、应激性溃疡和血栓栓塞。
- 支持治疗：营养支持，纠正水电解质紊乱。优选肠内营养，清醒患者若抽搐频繁应禁食，放胃管前应加强镇静，以免诱发喉痉挛窒息。重型患者可选静脉营养。

（刘　霜）

■ 狂犬病

1. 定义

- 狂犬病是由狂犬病毒侵犯人和动物的中枢神经系统引起的人畜共患急性致死性传染病。
- 感染后一旦出现临床症状，病死率几乎100%，是世界上病死率最高的传染病。

2. 临床表现

- 一旦出现典型临床表现，通常会出现进行性脑病，多数患者在昏迷后2周内死于并发症。

- 前驱期
  - ✓ 约为1周。
  - ✓ 多为非特异性症状，包括发热、头痛、全身不适、食欲减退、恶心、呕吐、畏光等症状。
  - ✓ 注意询问患者是否在伤口部位及神经通路上有麻木、发痒、刺痛或虫爬、蚁走等感觉异常，具有重大诊断意义。
- 临床分型
  - ✓ 脑炎型：我国多见。最早表现为咽肌痉挛，典型表现还包括发热、恐水、恐风、肌肉强直及多动等，后逐渐发展为麻痹及昏迷。患者多死于呼吸循环衰竭。
    - ◇ 病史：恐水（最典型，为见到水、听到流水声甚至听到人说喝水引起咽肌痉挛）；恐风（具有诊断意义，为感受到一股气流可触发咽肌痉挛，可导致误吸、咳嗽、窒息、呕吐及呃逆）；肌肉强直（面部扭曲、角弓反张）；自主神经不稳定（大汗、流涎、瞳孔散大、高热）；意识状态改变（谵妄、幻视幻听）。
    - ◇ 查体：无典型体征，可有意识状态改变，肌张力增强，腱反射亢进，巴氏征阳性，肌束震颤。若患者昏迷，可出现弛缓性麻痹伴广泛反射消失。
  - ✓ 麻痹型：印度及泰国常见，国内报道少。患者无恐水症状和吞咽困难，因呼吸肌及吞咽肌麻痹死亡。
    - ◇ 病史：头痛，咬伤肌肉疼痛，感觉障碍等弛缓性麻痹。随着麻痹上行出现严重截瘫，括约肌张力丧失，吞咽肌及呼吸肌麻痹。
    - ◇ 查体：类似吉兰-巴雷综合征，可有深部腱反射及跖反射消失，肌束颤动。

3. 确诊检查
- 皮肤活检样本行病毒特异性免疫荧光染色。
- 从唾液中分离病毒。
- 检测血清或脑脊液中抗病毒抗体。

4. 选做检查
- 血常规：白细胞（$12 \sim 30$）$\times 10^9$/L，中性粒细胞大多在80%以上，大单核细胞亦可增多。
- 头颅CT：早期一般表现正常，较晚期可出现脑水肿。
- 头颅MRI：可显示海马、下丘脑、脑干有T2信号增强区。
- 脑脊液检查：脑脊液压力在正常范围或稍有增高，蛋白水平轻度增高，细胞数稍增多，但很少超过200×10^6/L，主要为淋巴细胞，可与中枢系统感染鉴别。

5. 诊断策略

- 临床诊断病例：符合下列任一项即可诊断。
  - ✓ 典型的狂躁型狂犬病临床表现。
  - ✓ 明确的动物致伤史＋典型的麻痹型狂犬病临床表现。
- 确诊病例：临床诊断病例凡下列任一项，即可确诊。
  - ✓ 直接荧光抗体法（或ELISA）：检测患者唾液、脑脊液或颈后带毛囊的皮肤组织标本中狂犬病病毒（RABV）抗原阳性，或用RT-PCR检测RABV核酸阳性。
  - ✓ 细胞培养方法：从患者唾液或脑脊液等标本中分离出RABV。
  - ✓ 脑组织检测：尸检脑组织标本，用直接荧光抗体法或ELISA检测RABV抗原阳性、RT-PCR检测RABV核酸阳性、细胞培养方法分离出RABV。

6. 急诊处理

- 立即隔离患者，报传染病卡。
- 病室要阴暗、避光，周围不要有噪声、流水声，不要给患者吃有刺激性的食物。
- 医务人员进行标准预防，防止唾液等污染。医疗护理由经过狂犬病免疫接种的人员完成。医护人员不要穿硬底鞋，不要摇动病床，取东西要轻拿轻放。
- 对狂躁、痉挛患者可用镇静药，如苯巴比妥钠或地西泮，使其保持安静。
- 维持营养及水电解质平衡。
- 对于患者心血管系统及呼吸系统功能进行支持治疗。

（刘　霖）

■ 流行性出血热

1. 定义

- 流行性出血热又称肾综合征出血热（HFRS），是由汉坦病毒属引起以鼠类为主要传染源的自然疫源性疾病。
- 主要病理变化是全身小血管和毛细血管广泛性损害。
- 临床上以发热、低血压、休克、充血、出血和肾损害为主要表现。

2. 临床表现

- 潜伏期以2周左右多见。
- 典型病程呈5期。
  - ✓ 发热期：主要表现为发热、全身中毒症状、毛细血管损伤和肾损害。面、颈、上胸部充血潮红（三红），头痛、腰痛、眼眶痛（三痛）。

✓ 低血压休克期：部分患者发热末期或热退时出现血压下降及相应临床表现。

✓ 少尿期：与低血压休克期重叠的少尿应与肾前性少尿鉴别。主要表现为酸中毒、氮质血症和水电解质紊乱。

✓ 多尿期：尿量明显增加。水电解质补充不足或继发感染，可发生继发性休克、低血钾等症状。

✓ 恢复期：尿量、精神等逐渐恢复。部分患者可有持续性蛋白尿和高血压。

- 并发症：腔道/脏器出血、脑炎/脑膜炎、脑水肿、肺水肿、继发感染、其他脏器损害等。

3. 必做检查

- 血常规：随病程进展，WBC↑，PLT↓。
- 尿常规：可出现血尿、蛋白尿和管型尿。突然出现大量尿蛋白对诊断很有帮助。
- 生化检查：CRP↑。在低血压休克期或发热后期BUN、Cr↑，多尿后期开始下降，病程中需监测Na^+、K^+、Ca^{2+}、肝功能等。
- ABG：发热期以呼吸性碱中毒多见，休克期和少尿期以代谢性酸中毒为主。
- 凝血功能检查：病程中可能出现出血或DIC。
- 血清学检测：诊断急性或既往汉坦病毒感染的主要方法。急性期可检出特异性抗汉坦病毒IgM或IgG效价增高4倍。
- 分子生物学检查：RT-PCR可检测到病毒RNA。缺点是病毒RNA通常在数日后从循环中消失。

4. 选做检查

- 病毒分离：发热患者血清接种A549或Vero-E6细胞中可分离汉坦病毒。
- ECG：部分患者可出现心律失常和心肌受损表现。
- 眼科检查：部分患者可有眼压增高、视盘水肿。
- 胸部影像学：评估患者是否合并肺水肿等表现。
- 肾活检：适合临床病程不典型者。

5. 诊断策略

- 流行病学：发病季节，病前2个月内进入疫区，有与鼠类或其他宿主动物接触史。
- 临床特征

  ✓ 典型表现：发热、出血、低血压、急性肾损伤、血小板减少。

  ✓ 5期经过：发热期、低血压休克期、少尿期、多尿期、恢复期，不典型者可越期或重叠。

- 实验室检查
  - ✓ 血清、血细胞、尿液中检出出血热病毒抗原或血清中检出特异性IgM抗体可确诊。
  - ✓ 特异性IgG需双份血清效价4倍以上升高才具诊断意义。
  - ✓ RT-PCR检测汉坦病毒RNA有助于早期和非典型患者的诊断。
- 需鉴别的诊断：急性肾损伤相关的其他感染（如钩端螺旋体病），药物相关急性间质性肾炎，其他非感染性病因如肉芽肿性多血管炎、肺出血肾炎综合征等。

6. 急诊处理

- 早发现、早休息、早治疗，以对症支持治疗为主。目前尚无针对汉坦病毒感染的特异性抗病毒治疗。利巴韦林或可降低病死率，有待进一步证实。
- 针对病程中各期特点给予相应治疗。注意防治休克、肾损害和出血，维持水电解质平衡，预防并发症。
- 镇痛应避免使用NSAID（可促进急性肾损伤发生）。
- 有适当指征者应接受肾脏替代治疗。
- 必要时转ICU或专科医院进一步诊治。

（刘　洋）

■ 鼠疫

1. 定义

- 由鼠疫耶尔森菌引起的烈性传染病。
- 是以发病急、传播快、传染性强、病死率高为特点的甲类传染病。
- 通过媒介跳蚤传播，是流行在啮齿类动物间的自然疫源性疾病。在一定条件下通过染疫的鼠、蚤或其他途径传播给人。

2. 临床表现

- 潜伏期：较短，一般为数天。
- 一般症状：危重的全身中毒症状。
  - ✓ 稽留热，伴寒战。
  - ✓ 头痛、呼吸急促，很快陷入极度虚弱状态。
  - ✓ 重症患者早期出现神经症状，意识不清，步行蹒跚，恐怖不安，结膜充血，出现所谓的鼠疫颜貌。
- 临床分型
  - ✓ 腺鼠疫
    - ◇ 最多见，以受侵袭部位所属淋巴结肿大为主要症状。

◇ 一般在发病同时或1～2天内出现淋巴结肿大，以股（70%）、腋（20%）、颈等淋巴结多见。

◇ 淋巴结增大速度极快，呈弥漫性肿胀，剧痛，患侧呈被迫体位。

◇ 若治疗不及时，淋巴结肿化脓破溃，常易发展为败血症鼠疫。

✓ 败血症鼠疫

◇ 最严重的病型之一。腺鼠疫或其他型鼠疫未经有效治疗，病情恶化发展为继发性败血症鼠疫；10%～20%败血症在无腺鼠疫表现的情况下发生。

◇ 患者呈现极严重的鼠疫一般症状，但见不到其他型鼠疫特有临床症状。

◇ 晚期可出现低血压、DIC、多器官衰竭。若不及时抢救，1～3天内迅速死亡。

✓ 肺鼠疫

◇ 原发性肺鼠疫是直接吸入含鼠疫耶尔森菌的空气飞沫被感染；继发性肺鼠疫由腺鼠疫或败血症鼠疫经血行播散而引起。

◇ 初为干咳，继之咳嗽加剧，咳出稀薄泡沫血痰或纯血痰。

◇ 胸部检查所见与危重的临床症状不相称，有时肺部尚未出现明显病变患者已死亡。

✓ 其他表现：皮肤鼠疫、肠鼠疫、脑膜鼠疫、眼鼠疫、扁桃体鼠疫等。

3. 辅助检查

● 血常规：白细胞增多＋血小板减少是识别流行地区鼠疫的有用诊断线索。

● 胸部影像学：无诊断特异性。肺门或纵隔淋巴结肿大具有一定提示意义。

● 血清学检测：急性期和恢复期血清鼠疫杆菌F1抗原检测中F1抗体效价4倍以上升高。间接血凝试验单次效价＞1：16具有一定诊断提示意义。

● 血培养：27%～96%患者中呈阳性，若怀疑菌血症应送检。

● 感染部位标本细菌涂片＋培养：包括痰、淋巴结穿刺液、脑脊液等。其中Wayson染色可呈现"闭合安全别针"的典型表现，具有特征性。全自动化细菌培养在鉴定鼠疫耶尔森菌时可能不够准确，有时会误分类为其他细菌。注意结合临床表现和细菌涂片进行解读。

● 感染部位标本的鼠疫耶尔森菌核酸检测：PCR检测痰、穿刺液核酸，临床已开展。

4. 诊断策略
- 发现以下线索时临床上应高度警觉。
  - ✓ 发病前14天内接触过死亡啮齿类动物或到过鼠疫流行区。
  - ✓ 发热、低血压合并无法解释的局部淋巴结炎。
  - ✓ 以咯血为表现的肺炎，痰病原学提示革兰阴性杆菌，影像学与临床症状不相称。
- 鼠疫的诊断基于病原学分离/血清学检测。

5. 急诊处理
- 立即隔离、报传染病卡。
- 急性期应卧床，监护吸氧，保证热量及入量。
- 烦躁或局部疼痛者，应予镇静、镇痛等对症治疗。
- 早期应用抗生素是降低病死率的关键。
  - ✓ 氨基糖苷类：是首选药物。链霉素2g/d，分次肌内注射。肺型和败血症型首日用量5～7g。
  - ✓ 链霉素：具有耳毒性和肾毒性，应密切监测。
- 庆大霉素、多西环素、四环素可作为替代药物。
- 磺胺为非一线用药，常被作为预防用药。
- 抗感染疗程：体温正常、全身症状好转后，应持续给药3～5天。因多西环素和四环素是抑菌药，疗程应延长至10～14天。
- 若出现呼吸衰竭、败血症休克、DIC等并发症，应积极给予相应支持治疗。
- 转诊至传染病专科医院。

（刘 洋）

■ 流行性脑脊髓膜炎

1. 定义
- 流行性脑脊髓膜炎简称流脑，是由脑膜炎双球菌引起的化脓性脑膜炎。
- 主要临床表现有发热、头痛、呕吐、皮肤瘀点及颈强直等脑膜刺激征，脑脊液呈化脓性改变。

2. 临床表现
- 差异性很大，轻者一过性发热和菌血症，重者临床症状出现后数小时内死亡。
- 典型临床表现可分为4期。
  - ✓ 前驱期（上呼吸道感染期）
    - ◇ 1～2天，可有低热、咽痛、咳嗽等上呼吸道感染症状。
    - ◇ 多数患者无此期表现。

✓ 败血症期
  ◇ 突发或前驱期后突然寒战、高热，伴头痛、肌肉酸痛、食欲减退及精神萎缩等毒血症症状。
  ◇ 特征性表现是皮疹，通常为皮肤或黏膜瘀点或瘀斑，见于70% ~ 90%患者，直径1 ~ 2cm，开始为鲜红色，后为紫红色，最早见于结膜和口腔黏膜，大小不一，多少不等，分布不均，以肩、肘、臀等易受压处多见，色泽鲜红，后变为紫红。严重者瘀斑迅速扩大，其中央因血栓形成而出现紫黑色坏死或形成大疱，如坏死累及皮下组织可留瘢痕。
  ◇ 多数患者12 ~ 24小时发展致脑膜炎期。
✓ 脑膜炎期
  ◇ 脑膜炎症状多与败血症期症状同时出现。在前驱期症状基础上出现剧烈头痛、频繁呕吐、狂躁及脑膜刺激征，血压可升高而脉搏减慢，重者谵妄、意识障碍及抽搐。
  ◇ 通常在2 ~ 5天后进入恢复期。
✓ 恢复期
  ◇ 经治疗后体温逐渐降至正常，皮肤瘀点、瘀斑消失。大瘀斑中央坏死部位形成溃疡，后结痂而愈，症状逐渐好转，神经系统检查正常。
  ◇ 约10%患者出现口唇疱疹。
  ◇ 一般在1 ~ 3周内痊愈。

- 典型初始表现包括平素体健的患者突然出现发热、恶心、呕吐、头痛、注意力下降和肌痛。
- 咽炎（非化脓性）作为前驱症状可导致在初期被误诊为链球菌性咽炎。但患者在就诊时可能表现为或快速发展为程度过于严重的疾病，有助于与链球菌性咽炎鉴别。
- 临床表现范围很广，需要对该病保持高度怀疑，并仔细寻找疾病线索，特别是在未发生流行性疾病的情况下。
- 尽管患者初始临床特征与许多常见的自限性病毒感染疾病类似，但根据早期脓毒症的征象可区别出需要临床监测的患者。
- 部分患者可出现休克、DIC及暴发性紫癜。
- 可有免疫复合物相关的并发症，如关节炎（未检出微生物）、胸膜炎、血管炎和心包炎。
- 生命体征常显示为血压降低和脉搏加快。应加强搜寻瘀点和瘀斑。查体还应包括针对脑膜易激惹的激发试验，如克氏征和布氏征。缺乏脑膜炎体征并不能排除全身性脑膜炎球菌感染的诊断。

3. 辅助检查

- 血常规：白细胞总数明显增高，一般在20×10^9/L左右，高者达40×10^9/L或以上，中性粒细胞占80%～90%。
- 脑脊液检查：病程初期仅有压力增高，外观正常。典型脑膜炎期压力高达330mmH$_2$O以上，外观呈混浊或脓样，白细胞明显增多，以中性粒细胞为主，蛋白含量显著增高，而糖含量明显减少，有时可完全测不出，氯化物降低。若临床有脑膜炎症状及体征而早期脑脊液检查正常，应于12～24小时后复验。流脑经抗菌药物治疗后，脑脊液改变可不典型。
- 细菌学检查
  - ✓ 涂片检查：用针尖刺破皮肤瘀点，挤出少许血液及组织液，涂片染色后镜检，阳性率高达80%以上，脑脊液沉淀涂片的阳性率为60%～70%。脑脊液不宜搁置太久，否则病原菌易自溶而影响检出。
  - ✓ 细菌培养
    - ◇ 血培养：在流脑时阳性率较低，但对普通型流脑败血症期、暴发型败血症及慢性脑膜炎球菌败血症诊断甚为重要，故必须注意在应用抗菌药物前采血做细菌培养，并宜多次采血送验。
    - ◇ 脑脊液培养：应于无菌试管内离心，取沉渣直接接种于巧克力琼脂上，同时注入葡萄糖肉汤中，在5%～10% CO$_2$环境下培养。
- 免疫学试验：是近年来开展的流脑快速诊断方法。脑脊液中抗原检测有利于早期诊断，敏感性高，特异性强。

4. 急诊处理

- 病因治疗：疑似病例，在等待脑脊液细菌生长、分离鉴定及药敏结果期间，应予覆盖最可能病原体的经验性治疗。
  - ✓ 推荐在等待细菌分离鉴定及药敏结果时予第三代头孢菌素（如头孢曲松2.0g ivgtt q12h），联合万古霉素1.0g ivgtt q12h（根据肾功能调整剂量）。
  - ✓ 证实分离菌株对青霉素敏感后，采用青霉素G能很好地治疗脑膜炎球菌性脑膜炎。成人常用剂量是400万 U ivgtt q4h。若病原体对青霉素不完全敏感或患者有其他青霉素使用禁忌的，则采用第三代头孢菌素。氯霉素［100mg/（kg·d），静脉给药，最大剂量为4g/d］是青霉素过敏者的另一种有效选择。
- 对症治疗：血管活性药物治疗和积极补液是休克处理中必不可少的部分。DIC是极其严重的并发症。对DIC主要予支持治疗。

（李　妍）

■ 结核性脑膜炎

1. 定义

结核性脑膜炎是中枢神经系统（CNS）结核病的主要临床类型。

2. 临床表现

急诊疾病

- 症状：结核性脑膜炎患者通常表现为病情进展经历3个可辨别时期的亚急性发热性疾病。
  - ✓ 前驱期：持续2～3周，以不适、倦怠、头痛、低热及人格改变的隐匿起病为特征。
  - ✓ 脑膜炎期：表现为更显著的神经系统特征，包括脑膜刺激征、迁延性头痛、呕吐、嗜睡、意识模糊及不同程度的脑神经定位体征等。
  - ✓ 麻痹期：随着疾病加速进展而出现；意识模糊进展为昏睡和昏迷、癫痫发作并常出现轻偏瘫。大部分未治疗的患者会在起病5～8周内死亡。
- 非典型表现：可有多种。
  - ✓ 提示化脓性脑膜炎的急性、快速进展性脑膜炎综合征。
  - ✓ 以人格改变、社交退缩、性欲丧失和记忆障碍为特征，并在数月甚至数年间缓慢进展为痴呆。
  - ✓ 少数患者可能呈现脑炎病程，表现为昏睡、昏迷和惊厥，但不伴明显的脑膜炎体征。
- 体征：根据精神状态和神经系统定位体征，按疾病分期对其进行分类很有帮助。
  - ✓ Ⅰ期：患者神志清醒，不伴神经系统定位体征和脑积水证据。
  - ✓ Ⅱ期：患者表现为嗜睡、意识模糊。可能有轻微神经系统定位体征，如脑神经麻痹或轻偏瘫。
  - ✓ Ⅲ期：疾病进入晚期，表现为谵妄、昏睡、昏迷、癫痫发作、多发脑神经麻痹和/或重度偏瘫。
- CNS外结核表现：约1/3患者在就诊时存在全身性（粟粒型）结核。
  - ✓ 眼底镜检查常能发现脉络膜结核结节，是病因学诊断的有用线索。
  - ✓ 半数病例通过胸片/胸部CT检查可发现异常，从局灶病变到细微粟粒状病变不等。
  - ✓ 大多数患者的结核菌素皮肤试验或γ干扰素释放试验（IGRA）呈阳性，但阴性结果不能排除该诊断。
- 反常反应（PR）：指在开始抗结核化疗后出现临床表现（如

发热和精神状态改变）恶化，可见于约1/3的结核性脑膜炎患者，且不局限于HIV感染者［在这些患者中，PR称为免疫重建炎症综合征（IRIS）］；预测指标包括女性、合并HIV感染及疾病持续时间较短。

3. 辅助检查
- 脑脊液检查
  - ✓ 常规检查：包括蛋白含量增高，糖含量减低，伴单核细胞增多。
    - ◇ 大多数患者的脑脊液蛋白为1～5g/L。蛛网膜下腔阻塞者脑脊液蛋白水平可能极高，为20～60g/L，伴黄变，且预后较差。
    - ◇ 80%病例脑脊液糖含量<450mg/L。
    - ◇ 脑脊液细胞计数通常为（100～500）×10^6/L。在病程早期，细胞反应常不典型，仅有少数细胞或以粒细胞为主。此类病例在随后的脑脊液检查中通常迅速转变为淋巴细胞反应。启动抗结核治疗时，部分患者的脑脊液短暂地转为粒细胞反应，伴一过性临床恶化。
  - ✓ ADA测定：可能是有用的辅助检查。
  - ✓ 抗酸染色：是早期诊断最快且最有效的方法，亦应送检脑脊液结核培养。
  - ✓ 核酸检测：适用于临床高度怀疑该病而AFB染色阴性的情况。推荐使用Xpert MTB/RIF检测作为诊断结核性脑膜炎的初始检查。
- 影像学检查：在明确基底节、中脑和脑干病变以及评估所有形式的疑似脊柱结核方面，MRI优于CT。

4. 急诊处理
- 支持治疗：对于意识障碍患者，需密切监测患者意识状态变化及神经系统体征，评估患者气道风险，注意气道保护。
- 病因治疗
  - ✓ 治疗时机：若临床上高度怀疑结核性脑膜炎，应开始抗结核治疗，而不应推迟到获得感染证据后才开始。
  - ✓ 初始强化治疗：推荐使用4种药物进行为期2个月的初始强化治疗。对于完全敏感的分离菌株，常规4药方案包括每天给予异烟肼、利福平、吡嗪酰胺，加莫西沙星或左氧氟沙星，或加链霉素。
  - ✓ 长期继续治疗：强化治疗后通常进行长期继续治疗，持续9～12个月，感染科随诊治疗。
  - ✓ 耐药结核性脑膜炎治疗：必须制订个体化方案，且应在具体分离株药敏模式的指导下进行。建议延长疗程至18～24

193

个月。
- 糖皮质激素治疗
  - ✓ 适应证：对于存在有力流行病学或临床证据表明有结核性脑膜炎的所有儿童和成人患者。
  - ✓ 方案：包括使用地塞米松或泼尼松，具体如下。
    - ◇ 地塞米松：体重＜25kg的儿童：8mg/d，连用2周，然后在4～6周内逐渐减量至停药。体重＞25kg的青少年及成人：0.3～0.4mg/（kg·d），持续2周，然后在第3周予0.2mg/（kg·d），第4周予0.1mg/（kg·d），此后4mg/d，且每周将日剂量减少1mg；总疗程约8周。
    - ◇ 泼尼松：儿童：2～4mg/（kg·d）。青少年和成人：60mg/d。初始剂量治疗2周后，在接下来的6周期间逐渐减量至停药（即每周将日剂量减少10mg）；总疗程约8周。

（李　妍）

■ 隐球菌脑膜炎

1. 定义
- 隐球菌病是一种侵袭性真菌感染，大多由新型隐球菌所致。
- 隐球菌感染始于肺部；在HIV感染者中，脑膜脑炎是最常出现的隐球菌病表现。
- 大多数隐球菌脑膜脑炎患者免疫功能低下。
- 除HIV感染外，最常见的免疫抑制形式包括糖皮质激素治疗、生物调节剂、使用伊布替尼等酪氨酸激酶抑制剂、实体器官移植、肿瘤（尤其是血液系统恶性肿瘤），以及结节病和肝衰竭等。

2. 临床表现
- 症状
  - ✓ 最常见的有发热、不适和头痛，通常在1～2周缓慢出现。
  - ✓ 1/4～1/3患者可出现颈强直、畏光和呕吐。
  - ✓ 少数情况下患者在数日内出现昏迷和暴发性死亡。
  - ✓ 其他提示播散性疾病的症状包括咳嗽、呼吸困难和皮疹。
  - ✓ 视力和听力损失也有报道。
- 体征
  - ✓ 初始查体可能发现嗜睡或意识模糊伴发热。
  - ✓ 播散性疾病的其他表现可能也很明显，包括呼吸过速和类似传染性软疣的皮肤病变。
  - ✓ 舒张压增高可能反映颅内压增高。

3. 辅助检查
- 血常规＋生化检查：严重免疫抑制患者可能存在白细胞减少、贫血、低白蛋白血症以及丙种球蛋白抗体片段增多。
- 脑脊液检查
  - ✓ 隐球菌多糖抗原检测：可在培养结果阳性前很早就强烈提示存在感染。
  - ✓ 病原学检测：可确诊隐球菌脑膜脑炎。
- 影像学检查
  - ✓ CT或MRI可以帮助除外其他脑部疾病。
  - ✓ 若疑有颅内压增高和/或其他占位性病变，则必须在腰穿前进行脑部放射影像学检查。

4. 急诊处理
- 抗真菌治疗
  - ✓ 诱导治疗：采用两性霉素B联合氟胞嘧啶治疗。首选两性霉素B脂质制剂。可静脉给予两性霉素B脂质体3～4mg/（kg·d），或两性霉素B脂质复合物5mg/（kg·d），至少持续2周。
  - ✓ 巩固治疗：推荐使用氟康唑，巩固治疗8周，感染科随诊。
  - ✓ 维持治疗：诊断后通常予1年的唑类维持治疗。
- 控制颅内压
  - ✓ 是决定隐球菌脑膜脑炎预后的关键因素之一。
  - ✓ 首次腰穿时应测量ICP。
  - ✓ 若脑脊液压力≥25cmH$_2$O，且诱导治疗期间存在ICP增高的症状，应行CSF引流以将压力降低50%，或降至正常水平（≤20cmH$_2$O）。
- 减少免疫抑制治疗。

（李　妍）

■ 伤寒

1. 定义
- 伤寒是一种由摄入被污染的食物或水而获得的侵袭性细菌感染，是伴发热和腹痛的严重全身性疾病。
- 引起伤寒的微生物通常为肠道沙门菌伤寒血清型，其他沙门菌血清型（特别是肠道沙门菌甲型、乙型或丙型副伤寒血清型）可引起相似的综合征。

2. 临床表现
- 通常表现：在摄入致病微生物后5～21天出现腹痛、发热和畏寒。
- 典型表现：包括相对心动过缓、脉搏－体温分离和玫瑰疹（躯干和腹部的淡红色斑疹)。

- 可能出现：肝脾大、肠道出血和穿孔，进而导致继发性菌血症和腹膜炎。

3. 辅助检查
- 实验室检查：可能包括贫血、白细胞减少和肝功能检查异常。
- 肥达试验：阳性对诊断有提示意义。
- 体液培养：阳性具有诊断意义。

4. 诊断
- 流行病学史：对于居住于伤寒流行地区或来自这些地区的发热患者，应考虑伤寒的可能，特别是在持续发热超过3天或有胃肠道症状者。
- 临床表现
  ✔有相符的临床表现，同时培养显示有致病菌生长。
  ✔可使用血液、粪便、尿液、玫瑰疹、十二指肠内容物或骨髓作为样本进行培养，但大多数培养的敏感性都不高。
  ✔许多病例是基于有迁延性发热且排除其他原因而推定诊断伤寒。

5. 急诊处理
- 抗生素治疗
  ✔适应证：病情严重患者，如全身中毒症状重、意识水平下降、持久发热、器官系统功能不全或有其他需要住院的特征。
  ✔方案：初始给予静脉抗生素治疗。建议使用喹诺酮类或头孢曲松，后根据药敏试验结果调整经验性抗生素治疗方案。
- 地塞米松辅助治疗
  ✔适应证：伴发重度全身性疾病，如谵妄、意识混沌、昏睡、昏迷或休克)。
  ✔方案：3mg/kg，然后改为1mg/kg q6h，共48小时。
- 手术治疗：若并发回肠穿孔，需手术治疗联合抗生素，后者应覆盖肠热症致病菌和肠道微生物。

(李　妍)

■ 细菌性痢疾

1. 定义
- 细菌性痢疾简称菌痢，又称志贺菌病，是志贺菌属痢疾杆菌引起的肠道传染病。
- 儿童和青壮年高发。
- 通常呈自限性，不治疗的情况下腹泻平均持续7天。

2. 流行病学
- 常年散发，夏、秋季多见。
- 可通过污染手、食品、水源或生活接触，或苍蝇、蟑螂等间接方式传播。

3. 临床表现
- 症状
  - ✓ 潜伏期1～7天，平均3天。
  - ✓ 通常以全身症状起病，典型表现为高热、腹部绞痛，以及血性、黏液性腹泻。
  - ✓ 里急后重常见。
- 并发症
  - ✓ 肠道并发症：直肠炎、直肠脱垂、中毒性巨结肠、肠梗阻和结肠穿孔。
  - ✓ 全身并发症：①菌血症；②代谢紊乱（低血容量、低钠血症和蛋白丢失性肠病）；③类白血病反应；④神经系统疾病（癫痫发作和脑病）；⑤反应性关节炎；⑥痢疾杆菌所致溶血性尿毒综合征（HUS）。

4. 诊断
- 对于有频繁少量血样便、腹部绞痛、里急后重和发热（尤其是伴粪便白细胞）的患者，应怀疑志贺菌感染。
- 粪便培养可确诊。

5. 急诊处理
- 抗生素治疗：适用于已证实为有症状的志贺菌属感染的成人患者。
  - ✓ 可选择药物通常包括喹诺酮类、阿奇霉素和第三代头孢菌素（头孢克肟或头孢曲松）。
  - ✓ 若证实分离株对复方磺胺甲噁唑和氨苄西林敏感，也可使用这些药物。
- 对症治疗：补液，多数病例口服补液即足够。

（李　妍）

■ 感染性心内膜炎

1. 定义
- 感染性心内膜炎（IE）：心内膜炎感染分为急性感染性心内膜炎（AIE）和亚急性感染性心内膜炎（SIE）。
- AIE：正常瓣膜的强侵袭性感染（如金黄色葡萄球菌、乙型溶血性链球菌、肺炎链球菌）。
- SIE：异常瓣膜的弱侵袭性感染（如草绿色链球菌）。

2. 危险因素

- 患者因素：年龄＞60岁、男性、不洁注射（毒品等）、牙列不齐或牙源性感染等。
- 共存疾病：结构性心脏病、瓣膜病、先天性心脏病、人工心脏瓣膜、经导管主动脉瓣置换术、IE病史、血管内装置、心内植入式电子装置、长期血液透析、HIV感染等。

3. 临床表现

- 症状
  - ✓ 持续菌血症表现：如发热、寒战、盗汗、食欲减退、乏力、体重下降。
  - ✓ 心力衰竭表现：如喘憋、呼吸困难、咯血、心律失常、水肿等。
  - ✓ 感染性栓塞：如体循环栓塞（外周血管、中枢神经系统、肾、脾、肝、骨关节、肠系膜）、真菌性动脉瘤、心肌梗死、肺栓塞等。
  - ✓ 免疫反应：如肾小球肾炎、关节炎、ESR增快、类风湿因子阳性等。
- 体征
  - ✓ 五官：如Roth斑、瘀斑等。
  - ✓ 心脏：如瓣膜杂音、奔马律等。
  - ✓ 腹部：如脾大伴触痛。
  - ✓ 骨骼肌肉：如关节炎、脊柱压痛等。
  - ✓ 四肢：如Janeway病变（感染性栓塞导致手掌或足底无痛性、出血性斑）、Osler结节（免疫复合物导致指/趾皮下痛性结节）、甲床线状出血。
  - ✓ 神经系统：如神志改变或局部定位体征。
  - ✓ 其他：如导管穿刺处红肿痛性分泌物，起搏器等部位触痛等。

4. 必做检查

- 血培养：应用抗生素前，不同部位抽取至少3套（需氧＋厌氧），间隔≥1小时。
- TEE：①临床高度可疑IE；②经胸超声心动图显示不清或阴性但仍高度怀疑IE；③可疑侵袭性感染或病情进展等。
- ECG：定期监测新发心律失常及传导阻滞等。
- 血常规及分类＋ESR＋RF＋肾功能＋尿常规＋尿培养。

　　检查意义：首要检查是临床确诊或者疑诊IE的必备条件，也是根据培养结果指导下一步诊疗的关键。

5. 选做检查
- **胸腹盆增强CT**：评估有无肺部感染、腹腔重要脏器因栓塞所致缺血性改变。
- **BNP＋cTnI检测**：可评估心功能及心肌损伤严重程度。
- **头颅影像学**：全面评估颅内缺血或出血等继发改变，对诊断IE帮助不大，但针对存在中枢神经系统定位体征的患者，尽早评估有无中枢病变是指导诊疗及评价预后的关键。

6. 诊断策略
- 主要临床标准
  - ✓ 血培养阳性（以下情况之一）
    - ◇ 2次独立血培养检测出符合IE的典型微生物：金黄色葡萄球菌、草绿色链球菌、牛链球菌、HACEK族（包括嗜血杆菌、放线杆菌、心杆菌、艾肯菌、金氏杆菌），或无原发灶的社区获得性肠球菌；或者
    - ◇ 持续血培养阳性
      - □ 对于心内膜炎的非典型致病微生物：间隔12小时以上采集的血液样本至少有2次血培养阳性。
      - □ 对于更常为皮肤污染物的微生物：3次独立血培养均阳性或≥4次独立血培养中大多数为阳性（首次和末次取样时间至少间隔1小时）；或者
    - ◇ 单次血培养贝纳柯克斯体阳性或抗 I 相IgG抗体效价＞1：800。
  - ✓ 心内膜受累的证据（以下情况之一）
    - ◇ 超声心动图发现IE表现：赘生物（摆动的心内团块，位于瓣膜或支持结构、反流路径、植入材料上，且无其他解剖学解释），或者脓肿，或者新发的人工瓣膜部分裂开。
    - ◇ 新发瓣膜关闭不全（原有杂音增强或改变不是充分标准）。
- 次要临床标准
  - ✓ **易感因素**：静脉注射毒品或存在易感心脏状况（人工心脏瓣膜，或伴明显关闭不全或血液湍流的瓣膜损害）。
  - ✓ **发热**：体温≥38.0℃。
  - ✓ **血管表现**：大动脉栓塞、脓毒性肺梗死、感染性动脉瘤、颅内出血、结膜出血或Janeway病变。
  - ✓ **免疫学表现**：肾小球肾炎、Osler结节、Roth斑或类风湿因子阳性。
  - ✓ **微生物学证据**：不符合主要标准的阳性血培养或符合IE的微生物活动性感染血清学证据。

  ✓ 超声心动图：发现符合IE表现但不符合主要标准。
- 改良Duke标准
  ✓ 确诊IE
   ◇ 病理学标准
    □ 病理损害：组织学检查发现证实活动性心内膜炎的赘生物或心内脓肿。
    □ 微生物：赘生物或心内脓肿标本培养或组织学检查证实存在微生物。
   ◇ 临床标准
    □ 2个主要临床标准。
    □ 1个主要临床标准和3个次要临床标准。
    □ 5个次要临床标准。
  ✓ 疑诊IE：存在1个主要临床标准和1个次要临床标准，或存在3个次要临床标准时，可疑诊IE。
- 排除IE：若存在以下任何情况，则可能排除IE。
  ✓ 已确定为其他诊断。
  ✓ ≤4天抗生素治疗后临床表现消退。
  ✓ ≤4天抗生素治疗后手术或尸检未发现IE的病理学证据。
  ✓ 不满足疑诊或确诊IE的临床标准。

7. 急诊处理
- 心电监护，建立静脉通路，专科会诊。
- 呼吸支持：氧疗，保证血氧饱和度＞95%，重症患者需要气管插管、机械通气。
- 循环支持：若出现低血压的感染性休克或心源性休克，需进行液体复苏及血管活性药物（去甲肾上腺素、多巴胺或多巴酚丁胺）。
- 抗感染治疗：经验性抗感染方案见表30，根据血培养调整抗生素方案，1疗程通常为4～6周。

表30　IE经验性抗感染方案

天然瓣膜	AIE	万古霉素＋头孢曲松
	SIE	头孢曲松＋庆大霉素
人工瓣膜	早期（术后＜2个月） 后期（术后＞2个月）	万古霉素＋庆大霉素＋头孢吡肟

- 警惕并发症：如充血性心力衰竭、传导阻滞、栓塞事件等。
- 手术指征
  ✓ 顽固性心源性休克需急诊手术。

✓持续性顽固性心力衰竭近期需手术。

✓病情难以控制的瓣周脓肿、瓣周漏、传导阻滞加重、赘生物增大、持续菌血症等。

✓特殊病原菌（金黄色葡萄球菌、真菌、多重耐药菌）。

✓栓塞事件：①适当抗生素治疗下仍反复栓塞；②赘生物直径>1cm合并栓塞事件；③赘生物直径>1.5cm；④除非颅内出血或严重脑卒中，否则脑栓塞不是手术禁忌证）。

✓人工瓣膜尤其是对于瓣膜功能不全、瓣周漏、金黄色葡萄球菌感染等。

（刘安雷）

■ 泌尿系感染

1. 定义
● 解剖定义

✓下尿路感染：指尿道炎和膀胱炎等。

✓上尿路感染：指肾盂肾炎、肾或肾周脓肿、前列腺炎。

● 临床定义

✓非复杂性泌尿系感染：指免疫功能正常，无泌尿系器质性病变或神经系统病变的非妊娠期女性的尿道炎、膀胱炎。

✓复杂性泌尿系感染：指女性上尿路感染，妊娠期女性或男性泌尿系感染，伴器质性病变或免疫抑制状态患者的泌尿系感染。

2. 危险因素
● 功能异常或解剖异常（如尿道狭窄）。
● 泌尿生殖道进行器械操作后，包括长期留置膀胱导管、间歇性膀胱插管以及前列腺活检。
● 免疫抑制等。

3. 临床表现
● 膀胱炎：排尿困难，尿频、尿急、尿痛、血尿及气味变化，耻骨下方疼痛。多无发热。尿道炎与膀胱炎类似，可有尿道分泌物。
● 前列腺炎：慢性前列腺炎与膀胱炎类似，尿不尽感；急性前列腺炎有发热，会阴部疼痛，直肠指检前列腺压痛。
● 肾盂肾炎：发热，寒战，腰痛，恶心，呕吐，腹泻；肾区有叩击痛，肋脊角压痛。
● 肾脓肿：持续发热，抗生素疗效欠佳，类似于肾盂肾炎表现。
● 严重感染：可出现菌血症、脓毒症、多器官功能障碍、休克等。

4. 必做检查
- 血常规＋炎性指标检测。
- 尿常规：白细胞增多、红细胞阳性或正常、亚硝酸盐阳性或阴性。
- 尿培养：需要留取清洁中段尿或直接导尿管留取，推荐使用中段尿培养。
- 腹盆CT：可显示结石、产气菌感染、出血、梗阻和脓肿等，肾盂肾炎治疗72小时后发热未控制需除外肾脓肿。若需显示肾灌注状态及鉴别占位性质，应完善增强CT。
- 泌尿系超声：评估复杂泌尿系感染或男性尿路感染常规检查。
- 血培养：寻找全身感染证据。
- 药敏试验：适用于经验性治疗效果欠佳者。

5. 选做检查

　　排泄性尿路造影：评估先天或后天原因造成的解剖结构异常。

6. 诊断策略
- 是否为尿路感染：满足以下条件之一可确诊为泌尿系感染。
  - ✓ 典型症状＋脓尿＋尿亚硝酸盐试验阳性＋清洁离心中段尿沉渣白细胞数＞10/HP，或有尿路感染症状者＋正规清晨清洁中段尿细菌定量培养，菌落数≥10^5/ml。
  - ✓ 连续两次尿细菌计数≥10^5/ml，且两次细菌及亚型相同者。
  - ✓ 膀胱穿刺尿培养，如细菌阳性不论菌数多少。
  - ✓ 典型尿路感染症状＋治疗前清晨清洁中断尿离心尿沉渣革兰染色找细菌，细菌＞1个/油镜视野。
- 是上尿路感染还是下尿路感染：鉴别要点见表31。

表31　上下尿路感染鉴别要点

症状	下尿路感染	上尿路感染
尿路刺激征	有	不明显，合并下尿路感染可有
全身症状	不明显	明显
腰痛	不明显	明显
肾区叩击痛	无	有
尿白细胞管型	无	可有
尿浓缩功能减退	无	有
尿抗体包裹细菌	阴性	阳性

7. 急诊处理

- 一般措施：①多饮水，>2000ml/d，每2～3小时排尿1次；②性生活相关者于性交后及时排尿；③避免使用尿路器械。
- 无症状性菌尿：不常规使用抗生素，除妊娠、泌尿系手术前等情况。
- 急性膀胱炎：复方磺胺甲噁唑或环丙沙星或左氧氟沙星，连用3天。
- 急性肾盂肾炎：喹诺酮类（左氧氟沙星）或β-内酰胺类抗生素（阿莫西林/克拉维酸钾或头孢曲松），连用14天。
- 前列腺炎：急性期复方磺胺甲恶唑或喹诺酮类，连用2～4周。
- 效果不佳者：需考虑结核、结构异常、异物、耐药菌等，需进一步评估。
- 继发感染性休克病情危重或存在尿路梗阻者
  ✓ 监护生命体征：完善心电图、血压、血氧饱和度等。
  ✓ 抗休克治疗：积极补液，应用血管活性药物等。
  ✓ 抗感染治疗：使用抗假单胞菌的碳青霉烯类药物（亚胺培南、美罗培南等）以覆盖超广谱β-内酰胺酶（ESBL）微生物和铜绿假单胞菌，并使用万古霉素覆盖MRSA。亦可用达托霉素和利奈唑胺替代万古霉素。

（刘安雷）

■ 急性感染性腹泻

1. 定义

- 腹泻为排除其他肠道症状外，排未成形大便≥3次/日，或排出未成形粪便总量超过250g/d。
- 根据持续时间长短分为：急性<14天，持续性14～29天，慢性≥30天。

2. 危险因素

- 先前国际旅行史。
- 抗菌药物治疗、化疗或PPI治疗。
- 不安全性行为。
- 日托中心工作。
- 存在已知免疫功能紊乱。

3. 临床表现

- 症状
  ✓ 常伴发热、腹泻、腹痛及白细胞增多等表现。
  ✓ 不同部位症状特点：①小肠感染性腹泻的特点：阵发性脐

周或右下腹痛，伴腹胀或肠鸣，腹泻5～10次/日，粪便量多呈稀水便，混有泡沫及未消化食物残渣；②结肠感染性腹泻的特点：腹痛常在下腹或左下腹部，一般不伴肠鸣，腹泻频繁，较小肠感染性腹泻次数显著增多，粪便量少，呈脓血便外观。

✓ 不同病原体感染特点
  ◇ 急性细菌性痢疾先为稀便后呈脓血便，伴里急后重。
  ◇ 空肠弯曲菌、小肠结肠耶尔森菌、侵袭性大肠埃希菌等引起的肠炎同细菌性痢疾表现。
  ◇ 急性阿米巴痢疾、血吸虫病和胃肠型恶性疟疾。典型阿米巴痢疾大便为深红色果酱样。粪便稀薄如水，伴明显恶臭、呕吐者，多见于食物中毒性感染。
  ◇ 食后2～5小时发病，多为金黄色葡萄球菌、蜡样芽胞杆菌食物中毒。
  ◇ 食后6～24小时发病，以沙门菌、变形杆菌、A型产气荚膜梭状芽胞杆菌引起者可能性大。
  ◇ 腹泻呕吐物呈米泔水样，失水严重，应考虑霍乱。

● 查体：脱水情况（生命体征不稳定、尿量减少、皮肤弹性差、出汗、意识模糊等）、体温变化、腹部压痛、皮疹等。

4. 必做检查
● 血常规：白细胞增多或中性粒细胞比例升高，血红蛋白可升高或存在便血者可有降低。
● 粪便常规＋OB：细菌感染可见粪便白细胞增多，偶可见红细胞；细菌性痢疾等可见大量红、白细胞。
● 肝肾功＋电解质＋CRP。

5. 选做检查
● 粪便病原学检测：志贺菌、沙门菌、弯曲杆菌、大肠埃希菌O157：H7菌株、贾第鞭毛虫、隐孢子虫、阿米巴和轮状病毒等。
● 粪便艰难梭菌毒素鉴定、粪便培养：使用抗生素且病因不明确者需完善。
● 心电图＋心肌酶＋超声心动图：有胸闷、胸痛或出现心律失常等者，需除外心肌炎。
● 乳酸测定＋血气分析：循环动力学不稳定者需评估。
● 腹部超声＋腹盆CT等影像学。
● 小肠超声、小肠CT重建、结肠镜、甲功等。

6. 诊断策略
● 初步鉴定腹泻病因：见表32。

表 32　腹泻病因鉴定

要点	毒素	细菌	寄生虫	炎症性肠病
粪便白细胞	−	+	−	+
粪便 OB	−	+	−	+
粪便镜检	−	−	+	−
粪便培养	−	+	−	−

- 血液检查：结合检查结果评估全身中毒状态及脱水情况，嗜酸性粒细胞增多可能提示寄生虫感染。
- 艰难梭菌感染：抗生素、化疗、免疫抑制、免疫缺陷状态、结肠黏膜炎症坏死等。

7. 急诊处理
- 生命体征不稳定的患者：心电监护，建立静脉通路。
- 呼吸支持：氧疗，保证血氧饱和度＞95%，重症患者需要气管插管、机械通气。
- 循环支持：补液扩容，出现感染性休克需要应用广谱抗生素及血管活性药物支持。
- 维持电解质平衡，避免使用抗胆碱能药物。
- 止泻：蒙脱石散或洛哌丁胺，但需警惕副作用和禁忌证。
- 大部分仅需支持治疗，无须使用抗生素。
- 抗生素应用指征：高热、腹痛、黏液脓血便、脱水、病程超过5天、排便次数＞8次/日、近期使用抗生素。
- 艰难梭菌感染
  ✓ 尽量停抗生素，加益生菌（双歧杆菌、地衣芽胞杆菌、枯草芽胞杆菌等）。
  ✓ 轻度：可口服或静脉甲硝唑500mg tid，持续10～14天。
  ✓ 中度：口服万古霉素125～500mg qid，持续10～14天。若效果欠佳，可连用甲硝唑。
  ✓ 重度：口服万古霉素＋甲硝唑。

（刘安雷）

■ 抗生素相关性腹泻

1. 定义
- 抗生素相关性腹泻（AAD）指伴随抗生素的应用发生的无法用其他原因解释的腹泻。
- 原因可能是由于抗生素导致肠道菌群失调。
- 导致AAD常见抗生素：克林霉素、广谱青霉素、第二代或第三代头孢菌素、碳青霉烯类抗生素等。

- 导致 AAD 常见菌：艰难梭菌、金黄色葡萄球菌、克雷伯菌、产气荚膜杆菌、沙门菌、白念珠菌等。
- 假膜性肠炎是 AAD 的严重类型，可引起结肠黏膜坏死性炎症，几乎都是艰难梭菌。

2. 危险因素
- 抗生素种类。
- 应用抗生素时间长短。
- 年龄。
- 基础疾病和原发病严重程度。
- 既往 AAD 病史。
- 既往肠道疾病。
- 是否存在免疫抑制状态。
- 住院时间长短。
- 医疗干预措施。
- 长期卧床。
- 滥用抑酸药和抗肠道蠕动药物。
- 有无外伤/手术/鼻饲等。

3. 临床表现
- 潜伏期：可短至用药当天，长至停药8周，甚至更长，症状多在应用抗生素后的 2～7天。
- 主要表现：腹泻，以稀水样便为主，可伴不同程度的发热、腹痛、腹胀、恶心、呕吐，严重者可引起中毒性巨结肠、肠麻痹、肠穿孔及休克。
- 病情分度
  ✓ 轻度：仅有短暂腹泻，很少有全身症状，也缺乏实验室和影像学改变，结肠镜下可能正常或仅黏膜充血、水肿。
  ✓ 中度：腹泻次数更多（＞10次/日），水样便或呈蛋花汤样外观，常伴轻度腹痛、腹胀、恶心、乏力、发热等全身表现。
  ✓ 重度：腹泻次数可达20次/日以上，典型表现为假膜性肠炎，可有水样泻，粪便中可见漂浮假膜，严重者可出现中毒性巨结肠、穿孔甚至危及生命。

4. 必做检查
- 结肠镜：部分患者可见结肠黏膜红斑、水肿、结肠溃疡或出血等，典型假膜性肠炎镜下可见结肠多片微隆起斑片，或地图状黄色斑块覆于炎症黏膜表面，可见黄白色或黄绿色假膜。
- 腹部平片、CT平扫：可见结肠扩张、结肠袋肥大，结肠壁增厚和水肿，肠腔积液及指压痕等。
- 血常规：外周血白细胞增多。

- 粪便常规＋粪便OB：可见白、红细胞，OB阳性。
- 粪便培养：对艰难梭菌检出率低，可采用ELISA检测。
- 粪便涂片：粪便中念珠菌数量＞10^5CFU/ml，且患者有严重腹泻，可诊断为念珠菌相关性腹泻。粪便涂片发现大量菌丝，也有诊断意义。

5. 选做检查
- ABG、乳酸测定。
- 电解质、肝肾功能、心肌酶检测。
- 腹盆增强CT。
- 小肠CT重建。
- 肠道菌群分析。

6. 诊断策略
- 根据抗生素使用背景和临床表现。
- 结合实验室检查或结肠镜结果。
- 排除其他病因：如各种类型的感染性腹泻、炎症性肠病、肠道恶性肿瘤等。
- 高度怀疑CD感染可经验性治疗，无须实验室检查结果。

7. 急诊处理
- 整理近期抗生素使用史，停用相关抗生素。
- 腹泻的基本治疗：补液，纠正电解质紊乱，对症止泻。
- 抗生素治疗：首选口服万古霉素125mg qid，或口服甲硝唑500mg tid；或口服非达霉素200mg bid。疗程10～14天。
- 营养支持治疗：选择流质饮食或可耐受的肠内营养制剂。
- 应用微生态制剂：微生态制剂指一切能促进正常微生物群生长繁殖并产生一定生态效应的制剂，包括益生菌、益生元等。
- 预防措施：合理使用抗生素；补充微生态制剂，维持肠道正常生态系统。

（刘安雷）

■ 坏死性筋膜炎

1. 定义
- 坏死性筋膜炎是坏死性软组织感染（NSTI）的一种，属于深部软组织感染。
- 可进行性破坏肌肉筋膜和上层的皮下脂肪。

2. 危险因素
- 严重穿通伤，轻微的撕裂伤或钝挫伤（肌肉拉伤、扭伤或挫伤）。

- 皮肤破损：水痘病变，昆虫叮咬，注射吸毒。
- 近期手术：结肠、泌尿道和妇科手术，新生儿包皮环切术。
- 黏膜破损：痔、直肠裂和会阴切开术。
- 免疫抑制：糖尿病、肝硬化、粒细胞减少症和HIV感染。
- 恶性肿瘤。
- 肥胖。
- 酗酒。
- 女性：妊娠、分娩和妇科手术。
- 糖尿病。
- 使用NSAID。

3. 临床表现
- 典型表现
  - ✓ 常急性发病（数小时内）。
  - ✓ 病情可快速进展为广泛性破坏，导致全身中毒、肢体丧失和/或死亡。
  - ✓ 可累及表皮、真皮、皮下组织、筋膜和肌肉。
- 坏死性感染的临床表现
  - ✓ 皮肤弥漫性红斑；水肿表现；剧烈疼痛；捻发音；皮肤大疱、坏死或瘀斑。
  - ✓ 皮下组织可变硬，明显水肿可导致骨筋膜室综合征，进而并发肌坏死。
  - ✓ 手术伤口感染时发生的NSTI以大量分泌物、发暗易碎的皮下组织及苍白、失活的筋膜为特征。
- 受累部位
  - ✓ 四肢：最常累及。
  - ✓ 会阴：会阴坏死性筋膜炎又称Fournier坏疽，可由胃肠道或尿道黏膜完整性被破坏引起，可能迅速蔓延至前腹壁和臀肌，男性多于女性。
  - ✓ 头颈部：头颈部坏死性筋膜炎可由手术或器械检查导致口咽黏膜完整性破坏所致，也可发生于牙源性感染时。

4. 必做检查
- 血常规：白细胞增多伴核左移。
- 生化检查：低钠血症，血清肌酐、乳酸、肌酸激酶（CK）和AST水平升高。血清CK或AST水平升高提示累及肌肉或筋膜的深部感染，而非蜂窝织炎。
- 炎症标志物检测：CRP和/或ESR水平增高。
- ABG：提示酸中毒。
- 凝血功能检测：异常。

- 坏死性筋膜炎实验室风险指标评分（LRINEC）：基于实验室检查指标。
- PCT检测。

5. 选做检查
- 微生物学检测：血培养、分泌物培养、脓液及组织培养等。
- 影像学检查：感染部位CT（平扫和/或增强）、MRI、骨扫描等。

6. 诊断策略
- 手术探查：是诊断坏死性感染的唯一方法。
- 直视下表现：筋膜肿胀呈暗灰色、无明显化脓的稀薄渗出物。
- 坏死性筋膜炎病理学特征：广泛组织破坏、血管血栓形成、大量细菌沿筋膜层蔓延，以及急性炎症细胞浸润。
- 坏死性肌炎病理学特征：包括骨骼肌纤维变性和坏死、粒细胞浸润，以及肌肉坏死区有大量细菌。
- 影像学检查：CT扫描可见软组织中有气体、液体积聚、静脉造影后未见或有不均匀的组织增强，以及筋膜下炎症性改变。

7. 鉴别诊断
- 蜂窝织炎。
- 坏疽性脓皮病。
- 气性坏疽（梭状芽胞杆菌性肌坏死）。
- 化脓性肌炎。
- 深静脉血栓形成。

8. 急诊处理
- 手术探查＋坏死组织清创：早起积极清创有利于改善预后，可考虑应续持负压吸引设备（VSD）用于清创后持续引流。
- 抗生素治疗
  ✓ 原则：早期广谱抗生素治疗，兼顾抗革兰阳性、革兰阴性和厌氧病原体的药物。
  ✓ 经验性抗生素治疗方案：包括亚胺培南、美罗培南或厄他培南。必要时联合甲硝唑，革兰阳性菌可选用万古霉素或达托霉素等。
  ✓ 疗程必须根据患者个体情况进行调整。
- 血流动力学支持：血流动力学不稳定者需补液及应用血管活性药物。
- 免疫球蛋白：对于免疫力低下患者，可尝试使用IVIG。

（刘安雷）

■ 侵袭性真菌感染

1. 定义
- 侵袭性真菌感染（IFI）指真菌侵入人体，在组织、器官或血液中生长、繁殖，并导致炎症反应及组织损伤的疾病。
- IFI的病原体可分为两类：真性致病菌与条件致病菌。
- 真性致病菌仅由少数致病菌组成，主要包括组织胞浆菌与球孢子菌，它们可侵入正常宿主，也常在免疫功能低下的患者中引起疾病，后者常为致命性。
- 条件致病菌主要包括念珠菌与曲霉菌，多侵犯免疫功能受损的宿主。
- 念珠菌、曲霉菌、隐球菌、毛霉菌是引起IFI最常见的病原菌。

2. 危险因素
- 糖皮质激素与免疫抑制药在临床广泛应用。
- 器官移植的广泛开展。
- 肿瘤化疗/放疗、HIV感染等导致免疫功能低下。
- 合并糖尿病、慢性阻塞性肺疾病、肿瘤等基础疾病。
- 应用广谱抗菌药物。
- 侵入性监测与治疗手段的广泛应用。
- 患者病情危重且复杂。
- 随着ICU诊治水平的提高，使重症患者生存时间与住ICU的时间延长。

3. 临床表现
- 主要特征：存在相应部位感染的特殊影像学改变的证据。如侵袭性肺曲霉菌感染的影像学特征包括：早期胸膜下密度增高的结节实变影；光晕征；新月形空气征；实变区域内出现空腔等。
- 次要特征
  - ✓ 呼吸系统：近期有呼吸道感染症状或体征加重的表现；呼吸道分泌物检查提示有感染；影像学出现新的、非上述典型的肺部浸润影。
  - ✓ 腹腔：具有弥漫性/局灶性腹膜炎的症状或体征；腹水或腹腔分泌物生化或常规检查异常。
  - ✓ 泌尿系统：具有尿路刺激征；尿沉渣细胞数异常（男性WBC > 5/HP，女性WBC > 10/HP）；尿液中有絮状团块样物漂浮或沉于尿袋时亦应考虑。
  - ✓ 中枢神经系统：具有中枢神经系统局灶性症状或体征；脑脊液检查示生化或细胞数异常，未见病原体及恶性细胞。

    ✓血源性：若出现眼底异常、心脏超声提示瓣膜赘生物、皮下结节等表现而血培养阴性，临床能除外其他部位的感染，亦要高度怀疑存在血源性真菌感染。

4. 必做检查
- 血培养：血液真菌培养呈霉菌、念珠菌或其他酵母菌阳性，同时临床症状及体征符合相关致病菌的感染，称为真菌血症，可确诊IFI。
- 血常规：明确是否存在粒细胞减少或缺乏。
- HIV筛查：明确是否患有艾滋病。
- 血液1,3-β-D葡聚糖检测（G试验）、半乳甘露聚糖检测（GM试验）测定：若阳性，可作为IFI微生物学诊断依据。
- 体液或组织微生物学检测：可疑IFI感染部位的微生物血检查，如痰或支气管肺泡灌洗液、鼻窦抽取液、脑脊液、尿液等。

5. 选做检查
- 深部组织病理学检查：在针吸或活检取得的深部组织中，采用组织化学或细胞化学方法检获菌丝或球形体（非酵母菌的丝状真菌），或酵母菌细胞和/或假菌丝，或肺孢子菌包囊、滋养体或囊内小体。或在通常无菌，且在无菌术下取得的标本，其培养结果呈阳性。
- CT
    ✓鼻窦CT：可提示鼻窦部位侵袭性感染（窦壁侵蚀，或感染突入邻近部位，颅骨基底部位的广泛破坏）。
    ✓胸部CT：早期胸膜下密度增高的结节实变影；光晕征；新月形空气征；实变区域内出现空腔等。
- 头颅MRI：用于辅助诊断中枢神经系统IFI及协助评估受累病灶。
- 腰穿＋脑脊液检查：用于诊断中枢神经系统IFI。
- 超声心动图：曲霉菌性心内膜炎高风险因素包括植入人工心脏瓣膜、留置中心静脉导管及静脉注射毒品。

6. 诊断策略
- 确诊：真菌血症或深部组织病理学见真菌/标本培养阳性，可确诊IFI。
- 临床诊断：免疫抑制人群（如长期粒细胞减少、长期使用糖皮质激素、移植物抗宿主病等），符合1项主要临床特征（或2项次要临床特征），并有微生物学证据（①体液镜检或细胞学检查或培养呈阳性，或②血G试验阳性，或③支气管肺泡灌洗液、脑脊液或2份以上的血液样品GM试验阳性，或④脑脊液隐球菌抗原阳性，或⑤PCP-DNA阳性/六胺银染色阳性）。

- 拟诊：免疫抑制人群，符合1项主要临床特征（或2项次要临床特征），或有微生物学证据。

7. 急诊处理
- 心电监护，建立静脉通路，专科会诊。
- 呼吸支持：氧疗，保证$SaO_2 > 95\%$。重症患者需要气管插管、机械通气。
- 循环支持：对于出现低血压的重症感染需要进行液体复苏，可加用血管活性药物。
- 经验性抗真菌治疗
  - ✓ 适应证：免疫缺陷者出现不明原因发热，且广谱抗生素治疗无效者，或起初有效但3～7天后再出现发热，在积极寻找病因的同时，可进行抗真菌的经验治疗。
  - ✓ 方案：一般选择抗菌谱较广的抗真菌药物，如伊曲康唑、两性霉素B、卡泊芬净、伏立康唑及米卡芬净。
- 确诊后治疗
  - ✓ 念珠菌感染
    - ◇ 念珠菌血症：选用伊曲康唑静脉注射液，或采用卡泊芬净、米卡芬净。对于病情进展或确诊为克柔念珠菌或光滑念珠菌感染的患者应选择两性霉素B或卡泊芬净、米卡芬净。
    - ◇ 念珠菌性脑膜炎/脑脓肿：可选用伏立康唑、氟康唑或两性霉素B，加或不加5-氟胞嘧啶。对于脓肿患者可手术干预。
    - ◇ 泌尿生殖系统念珠菌：伊曲康唑静脉注射液和氟康唑。治疗无效者可使用两性霉素B或卡泊芬净、米卡芬净。
  - ✓ 曲霉菌感染：可选择两性霉素B，或伏立康唑、伊曲康唑、卡泊芬净治疗。
  - ✓ 隐球菌脑膜炎：治疗建议联合使用两性霉素B和5-氟胞嘧啶，症状控制后使用氟康唑进行维持治疗，疗程长短应当考虑患者的个体免疫状态。
  - ✓ 毛霉菌感染：应选择两性霉素B。若累及中枢神经系统或鼻窦，可考虑手术干预以降低死亡率。
  - ✓ 肺孢子菌肺炎：可选择复方磺胺甲噁唑，艾滋病患者需同时用高效抗反转录病毒治疗。若对磺胺过敏或耐药，可用伯氨喹或卡泊芬净。

（宋　晓）

■ 脓毒症

1. 定义
- 感染：具有致病性或潜在致病性的微生物侵入正常无菌的组

织、体液或体腔，但也可仅是毒素侵入。

- 细菌学证据能够确认感染，但无细菌学证据也不能完全排除感染，可通过临床其他检查或指标协助诊断。
- Sepsis3.0不再使用SIRS标准，而是依据患者状态采用序贯器官衰竭评分（SOFA）及快速SOFA评分（qSOFA）进行诊断（表33）。
- 定义为机体对于感染的失控反应所致威胁生命的器官功能障碍："感染＋SOFA评分≥2分"可以诊断脓毒症。

表33 SOFA评分

系统	变量	评分				
		0	1	2	3	4
呼吸	PO_2/FiO_2（mmHg）	≥400	<400	<300	<200	<100
血液	血小板（$\times 10^9$/L）	≥150	<150	<100	<50	<20
肝脏	胆红素（µmol/L）	<20	20～32	33～101	102～204	>204
循环	MAP（mmHg）	≥70	<70			
	多巴胺［µg/(kg·min)］			≤5	>5	>15
	多巴酚丁胺［µg/(kg·min)］			任何剂量		
	肾上腺素［µg/(kg·min)］				≤0.1	>0.1
中枢	GCS评分	15	13～14	10～12	6～9	<6
肾脏	血肌酐（µmol/L）尿量（ml/d）				<500	<200

2. 临床表现

- 高动力型循环：脓毒症通常呈现"高排低阻"的高动力型循环状态。高动力型循环可以持续于脓毒症的整个病程，但也可因心力衰竭或严重低容量血症而陷入低动力型循环。
- 高$ScvO_2$（中心静脉血氧饱和度）或SvO_2（混合静脉血氧饱和度）：$ScvO_2$或SvO_2意义相同，都能反映全身细胞对氧的利用情况。在脓毒症，由于存在一系列干扰细胞氧摄取和利用的因素，故导致$ScvO_2$或SvO_2升高，伴代谢性酸中毒和高乳酸

213

血症。持续升高的$ScvO_2$或SvO_2和恶化的代谢性酸中毒和高乳酸血症提示机体氧代谢陷入衰竭，是预后不良的征兆。

- 病情进展迅速：除非原发病、全身免疫炎症反应紊乱和相关损害得到有效控制，脓毒症通常呈进行性发展的态势而难以遏制。

3. 诊断

- 疑似脓毒症诊断标准：①可疑感染；②qSOFA ≥ 2分（收缩压 ≤ 100mmHg、呼吸频率 ≥ 22次/分、意识改变，3项中满足 ≥ 2项）。

- 脓毒症休克诊断标准：在脓毒症和充分液体复苏的基础上，使用血管加压药才能使MAP维持在65mmHg以上，且血乳酸水平 > 2mmol/L，可诊断。

4. 急诊处理

- 早期液体复苏
  - ✓ 一旦发现脓毒症伴有低血压或低灌注表现，应在6小时内完成液体复苏以纠正低血容量。
  - ✓ 初步目标：①CVP 8 ~ 12mmHg，机械通气下可提高至 13 ~ 15mmHg；②MAP ≥ 65mmHg；③尿量 ≥ 0.5ml/（kg·h）；④$ScvO_2$ ≥ 70%，或SvO_2 ≥ 65%。
  - ✓ 主要目的：纠正因氧输送不足造成的缺氧或潜在缺氧。因$ScvO_2$和SvO_2能够反映氧输送与外周细胞实际氧耗的匹配情况，其正常化是早期液体复苏治疗的核心。

- 输血治疗
  - ✓ 在$ScvO_2$和SvO_2不达标且存在严重贫血的患者，输血有助于增加氧输送。
  - ✓ 指南主张仅将Hb限制在70 ~ 90g/L。
  - ✓ 特殊情况下，如合并心肌缺血、严重缺氧等可适当提高血红蛋白水平。

- 脓毒症休克升压药物的使用
  - ✓ 若患者存在低血压，且经过充分液体复苏后仍不能被纠正，则考虑为脓毒症休克，且是使用血管加压药物的指征。
  - ✓ 维持血压的目标值是MAP ≥ 65mmHg。
  - ✓ 通常以去甲肾上腺素和多巴胺作为一线升压药物，必要时可联合血管加压素（0.03U/min）。
  - ✓ 对低心排和高心脏充盈压主张使用多巴酚丁胺。
  - ✓ 对去甲肾上腺素和多巴胺反应差的患者，可尝试使用肾上腺素。

- 脓毒症休克糖皮质激素的使用
  - ✓ 适应证：脓毒症休克患者，经过充分液体复苏和血管活性药物治疗后，血流动力学仍不稳定，对血管活性药物有依赖。

- ✓ 推荐氢化可的松200mg/d。
- 积极寻找和处理病灶
  - ✓ 应使用包括影像学在内的各种方法争取在6小时内确认感染源或病灶。
  - ✓ 尽可能早地用对患者安全的方法引流感染灶，包括移除感染的移植物或血管内导管，清除坏死组织等。
  - ✓ 目前对急性胰腺炎不主张进行早期手术。
- 使用抗生素
  - ✓ 对脓毒症休克和严重脓毒症，在确认后1小时内予抗生素治疗。
  - ✓ 抗生素治疗前应先留取可能感染部位和血液的标本做细菌学培养。
  - ✓ 开始可根据感染部位和本病房的优势菌种经验性地选择抗生素，抗菌谱可以广一些，力度可以大一些，即所谓"重锤猛击"，且每天评估疗效。
  - ✓ 经验性治疗一般3～5天，然后根据所获的细菌学结果进行调整。
- 凝血功能紊乱处理
  - ✓ 若PLT＜5×10^9/L，无论是否有出血均应输注血小板。
  - ✓ 若存在高出血风险，则维持PLT（5～30）×10^9/L。
  - ✓ 若进行有创操作，必须提高PLT至≥50×10^9/L。
- 低灌注所致酸中毒：不主张为改善血流动力学或心血管对升压药物的敏感性而使用碳酸氢钠纠正，除非pH＜7.15。

（戴佳原）

免疫疾病急诊

■ 狼疮急症

1. 定义
- 系统性红斑狼疮（SLE）是一种病因不明的慢性自身免疫病，几乎可累及全身所有器官。
- 疾病严重程度因不同脏器受累而轻重不一，从轻微关节炎或皮疹到肾衰竭、严重血细胞减低甚至中枢神经系统病变均可出现。
- 狼疮活动影响重要脏器功能者可视为狼疮急症。

2. 临床表现
- 全身症状：SLE可出现乏力、发热、体重减轻等。

- 皮肤黏膜
  - ✓ 面部皮疹最常见，以蝶形红斑为特征性表现（分布于面颊，横过鼻背，但不累及鼻唇沟），日晒后皮疹常加重。
  - ✓ 口腔溃疡通常为无痛性，鼻溃疡可致鼻中隔穿孔。
- 关节肌肉：90%以上SLE患者可发生关节炎和关节痛，常为游走性、多关节性和对称性。
- 浆膜：可出现胸腔积液、心包积液及腹盆腔积液。
- 肾：50%的SLE患者会出现肾受累，通常是发生并发症和死亡的重要原因。
- 心脏血管
  - ✓ 心肌、心包、瓣膜、传导系统和冠状动脉均可受累。
  - ✓ 25%的SLE患者可出现心包炎。
  - ✓ 心肌炎较少见，但病情较重。
  - ✓ 大、中、小血管均可发生炎症，小血管病变最常见，常表现为皮损。
- 肺：包括胸膜炎、肺炎、间质性肺疾病、肺动脉高压、肺减缩综合征及肺泡出血，应注意与肺部感染区分。
- 消化系统：假性肠梗阻、蛋白丢失性肠病、胃肠道血管炎（出血、穿孔）、肝炎、胰腺炎。
- 神经系统：癫痫或精神症状。
- 淋巴结：常肿大。
- 血液系统：血三系均可出现异常，如溶血性贫血、慢性病贫血、白细胞减少、淋巴细胞减少、血小板减少、血栓性微血管病、抗磷脂综合征、脾大。

3. 辅助检查
- 常规检查：血常规、尿常规＋尿沉渣、肝肾功能、hs-CRP、ESR、补体、免疫球蛋白、24小时尿蛋白。
- 抗体检查：抗核抗体谱、抗ENA谱、Coombs试验、抗磷脂抗体谱、狼疮抗凝物。
- 感染相关：T、B淋巴细胞亚群，CMV-DNA，EBV-DNA，PCT。
- 影像学检查：胸部高分辨率CT、头颅MRI。

4. 诊断

2019年EULAR&ACR系统性红斑狼疮分类标准：入围标准：抗核抗体（ANA）效价曾≥1:80；附加标准：见表34。

表34 SLE分类标准

分类标准	定义	权重
临床分类标准		
全身状况	体温>38.3℃	2分
血液系统	WBC<4×10⁹/L	3分
	PLT<100×10⁹/L	4分
	溶血性贫血	4分
神经系统	谵妄（意识改变或唤醒水平下降，和症状发展时间数小时至2天内，和1天内症状起伏波动，和认知力急性或亚急性改变，或习惯、情绪改变）	2分
	精神异常（无洞察力的妄想或幻觉，但无精神错乱）	3分
	癫痫（癫痫大发作或部分/病灶性发作）	5分
皮肤黏膜	非瘢痕性脱发	2分
	口腔溃疡	2分
	亚急性皮肤狼疮	4分
	急性皮肤狼疮	6分
浆膜腔	胸腔积液或心包积液	5分
	急性心包炎	6分
肌肉骨骼	关节受累（≥2个关节滑膜炎或≥2个关节压痛+≥30分钟的晨僵）	6分
肾	蛋白尿>0.5g/24h	4分
	肾活检：Ⅱ或Ⅴ型狼疮肾炎	8分
	肾活检：Ⅲ或Ⅳ型狼疮肾炎	10分
免疫学标准		
抗磷脂抗体	aCL IgG>40GPL单位或抗β₂GP1 IgG>40单位或LA（+）	2分
补体	低C3或低C4	3分
	低C3和低C4	4分
特异抗体	抗ds-DNA抗体（+）或抗Smith抗体（+）	6分

注：如该标准可以被其他比SLE更符合的疾病解释，不计分；SLE分类标准要求至少包括1条临床分类标准，总分≥10分可诊断；所有的标准，不需要同时发生；在每个计分项，只计算最高分。

5. 病情活动度评估（表35）

急诊疾病

表35 SLEDAI-2000积分表

表现	描述	计分
癫痫发作	最近开始发作的，除外代谢、感染、药物所致	8分
精神症状	严重的认知障碍，因而正常活动能力改变，包括幻觉、思维无连贯性、不合理，思维内容缺乏、无衔接，行为紧张、怪异、缺乏条理，除外尿毒症、药物影响	8分
器质性脑病综合征	大脑功能异常，定向力、记忆力及其他智力障碍，临床表现突出有波动性，加上意识模糊、对周围环境注意力不集中，加上以下至少2项：认知障碍、语言不连贯、嗜睡或睡眠倒错、精神活动增加或减少。除外代谢、感染、药物所致	8分
视觉障碍	SLE视网膜病变，包括絮状渗出、视网膜出血、严重的脉络膜渗出，或出血及视神经炎，除外高血压、感染、药物所致	8分
脑神经病变	累及脑神经的新出现的感觉、运动神经病变	8分
狼疮性头痛	严重持续性头痛，可以为偏头痛，但必须对镇痛药无效	8分
脑血管意外	新出现的脑血管意外，除外动脉硬化	8分
血管炎	溃疡、坏疽、有触痛的手指小结节、甲周碎片状梗死、出血或经活检、血管造影证实	8分
关节炎	2个以上关节痛和炎性体征（压痛、肿胀、渗出）	4分
肌炎	近端肌痛或无力伴CK升高，或肌电图改变或活检证实	4分
管型尿	出现颗粒管型或红细胞管型	4分
血尿	红细胞>5/HP，除外结石、感染和其他原因	4分
蛋白尿	尿蛋白>0.5g/24h，新出现或近期增加0.5g/24h以上	4分
脓尿	白细胞>5/HP，除外感染	4分
脱发	新出现或复发的异常斑片状脱发或弥散性脱发	2分
新出现皮疹	新出现或复发的炎症性皮疹	2分
黏膜溃疡	新出现或复发的口腔或鼻黏膜溃疡	2分
胸膜炎	胸膜炎性胸痛伴胸膜摩擦音、渗出或胸膜肥厚	2分
心包炎	心包痛，加上以下至少1项：心包摩擦音、心包积液或心电图或超声心动图证实	2分
低补体	CH50、C3、C4下降，低于正常最低值	2分

表现	描述	计分
抗ds-DNA抗体增加		2分
发热>38℃需除外感染		1分
PLT<100×10^9/L		1分
WBC<3.0×10^9/L		1分

注：对SLE病情的判断，0～4分，基本无活动；5～9分，轻度活动；10～14分，中度活动；≥15分，重度活动。上述计分为前10天之内的症状和检查。

6. 急诊处理
- 一般原则
  - ✓ 需在评估疾病活动性及脏器损伤情况后调整治疗方案。
  - ✓ 中重度SLE患者先予一段时间的强化免疫抑制治疗（诱导缓解治疗），再进行长期的低强度维持治疗。
  - ✓ 中重度SLE患者可予泼尼松0.5～1mg/（kg·d），与免疫抑制药联合应用。
- 糖皮质激素冲击治疗
  - ✓ 指征：急进性狼疮肾炎、大量心包积液、弥漫性肺泡出血、狼疮脑病、严重血细胞异常、血管炎。
  - ✓ 方案：甲泼尼龙1.0g/d×（3～5）天，之后改用大剂量糖皮质激素（40～60mg/d）维持治疗。
  - ✓ 难治性疾病可考虑联合血浆置换。
- 神经精神狼疮
  - ✓ 癫痫发作：可予咪达唑仑静脉注射镇静治疗。
  - ✓ 弥漫性狼疮脑病：可采用甲氨蝶呤5～10mg加地塞米松5～10mg鞘内注射。
- 狼疮合并血小板明显减低：可静脉输注丙种球蛋白0.4mg/（kg·d）×（3～5）天。
- 治疗过程中SLE患者出现发热
  - ✓ 首先应除外各种感染，尤其是结核感染。
  - ✓ 若感染为主要矛盾，应尽快减量糖皮质激素，暂停免疫抑制药，并加强抗感染治疗。

（杨　婧）

■ 硬皮病肾危象

1. 定义
- 硬皮病是一种以局限性或弥漫性皮肤增厚或纤维化为特征，

并影响心、肺、肾和消化道等多器官的全身性自身免疫病。

- 硬皮病病理特征是真皮层中胶原过度沉积和以血管壁增厚及管腔缩窄为特征的广泛血管病变。
- 硬皮病根据受累广泛的程度分为局限性硬化症和系统性硬化症（SSc）。
- 硬皮病肾危象（SRC）是硬皮病最严重的肾表现，5% ～ 20% 的SSc患者可发生SRC。
- SRC是SSc的一种较早期并发症，几乎均发生在起病的前5年内，甚至可能是SSc的初始表现。
- SRC是一种急症，若不经治疗，SRC可在1 ～ 2个月内进展至终末期肾病。
- 危险因素包括：弥漫性皮肤受累、应用糖皮质激素或环孢素、自身抗体（抗RNA聚合酶Ⅲ抗体风险增高）等。

2. 临床表现

- 突然发生的中至重度高血压，常伴恶性高血压表现，如视网膜病变、高血压脑病。
- 急性肾损伤（AKI）。
- 尿常规正常或仅显示轻度蛋白尿，伴极少量细胞或管型。

3. 必做检查

血常规、肾功能、尿常规、血涂片、头颅CT、眼底检查。

4. 选做检查

游离血红蛋白、结合珠蛋白、乳酸脱氢酶、ADAMTS13。

5. 诊断

SRC的诊断是基于高风险的SSc患者的特征性表现，但需注意除外其他可能引起AKI的病因

6. 急诊处理

- 原则：在不可逆肾损害发生前迅速有效控制血压。
- 治疗目标：72小时内恢复至患者基线血压。
- ACEI类药物
  - ✓ 卡托普利是首选。
  - ✓ 治疗剂量：在无中枢神经系统受累证据（如脑病、视盘水肿）的高血压患者中，卡托普利初始剂量为6.25 ～ 12.5mg，以每4 ～ 8小时递增12.5 ～ 25mg，直至达到目标血压。最大剂量为300 ～ 450mg/d。
  - ✓ 治疗中需密切监测血肌酐变化，ACEI治疗初期可能会出现血肌酐升高（因为ACEI扩张出球小动脉，降低肾小球内压），此时血肌酐轻度升高不是停用ACEI指征。

- 中枢神经系统受累的高血压患者，予相同卡托普利剂量递增方案，且可加用静脉硝普钠。

（杨　婧）

■ 抗磷脂综合征

1. 定义
- 抗磷脂综合征（APS）是体内多种抗磷脂成分与磷脂结合蛋白的抗体引起的获得性易栓症。
- 主要表现为动静脉血栓形成、习惯性流产、血小板减少，伴抗磷脂抗体或狼疮抗凝物高效价阳性。
- 可单独存在，也可继发于系统性红斑狼疮或其他风湿性疾病。

2. 病因
　　病因未明，目前认为与抗磷脂抗体介导的血栓形成有关。

3. 临床表现
- 血栓形成
  - ✓ 静脉血栓形成（更多见）：下肢深静脉（发生率20% ～ 30%）、肾静脉、盆腔静脉、肺静脉、肝静脉、肝门静脉、锁骨下静脉、肠系膜静脉、颅内静脉窦。
  - ✓ 动脉血栓形成：脑卒中或短暂性脑缺血发作，视网膜动脉、冠状动脉、肠系膜动脉、肾动脉血栓形成。
- 病态妊娠
  - ✓ 1次或多次无法解释的形态正常的胎龄≥10周的胎儿死亡。
  - ✓ 重度子痫前期或胎盘功能不全所致早产。
  - ✓ 发生3次以上10周以内的自发流产且无法用其他原因解释。
- 血小板减少：发生率22% ～ 42%，SLE相关APS患者血小板减低更常发生；很少发生出血事件。
- 非特异性表现：网状青斑、心脏瓣膜病（赘生物、增厚）。
- 灾难性APS
  - ✓ 常突然发生，是罕见的危及生命的并发症。
  - ✓ 数天内出现中、小动脉广泛血栓（尽管使用足量抗凝治疗），引起多脏器缺血和坏死。
  - ✓ 包括脑卒中，心脏、肝、肾上腺、肾和肠梗死，外周组织坏疽等。

4. 必做检查
- 常规检查：血常规、尿常规、凝血功能、D-Dimer、正浆纠正试验、ESR、肾功能。
- APS相关抗体筛查：抗心磷脂抗体（aCL）、抗β$_2$糖蛋白1抗体（β$_2$GP1）、狼疮抗凝物（LA）。

- 其他自身抗体筛查：ANA、抗ds-DNA抗体、抗可溶性核蛋白抗体等，有助于除外其他结缔组织病。

5. 分类标准

APS患者应满足至少1项临床标准，以及1项实验室标准（表36）。

表36 修订的Sapporo APS分类标准（又称悉尼标准）

临床标准	实验室标准（至少相距12周的两次或以上监测发现下列问题）
血管血栓形成：任何组织器官出现1次或多次静脉、动脉或小血管血栓形成，伴明确的血栓形成影像学或组织学证据。浅静脉血栓不符合APS血栓形成标准	中-高效价的aCL
病理妊娠：1次及以上≥10周的形态正常胎儿流产；或者1次及以上因子痫、子痫前期或胎盘功能不全而发生形态正常胎儿在34周前早产，或者连续3次及以上在<10周时发生妊娠流产，且无法用染色体异常、母亲生殖器官解剖异常或激素水平异常解释	中-高效价的抗β$_2$GP1
	LA阳性

6. 急诊处理

- 有血栓史的APS
  - ✓ 需要长期抗凝，对于男性和非妊娠女性的动静脉血栓形成，通常采用标准强度的华法林治疗（目标INR为2～3）。
  - ✓ 如有额外心血管危险因素，可加用阿司匹林。
- APS合并妊娠：抗凝首选低分子肝素，低剂量阿司匹林能降低子痫前期风险。
- 灾难性APS：包括抗凝治疗、糖皮质激素冲击治疗、多次血浆置换、静脉注射免疫球蛋白。

（杨　婧）

内分泌急诊

■ 糖尿病酮症酸中毒

1. 定义

- 糖尿病酮症酸中毒（DKA）是由于胰岛素不足或作用明显减

弱和升糖激素不适当升高引起的糖、脂肪和蛋白质代谢严重紊乱综合征，致水电解质紊乱和酸碱平衡失调。

- 临床以高血糖、高血酮和代谢性酸中毒为主要表现，通常进展迅速。

2. 危险因素
- 胰岛素治疗不充分或中断。
- 新发糖尿病。
- 急性疾病：①感染；②脑血管意外；③心肌梗死；④急性胰腺炎。
- 药物：①糖皮质激素；②较大剂量噻嗪类利尿药；③拟交感神经药，如多巴酚丁胺和特布他林；④精神类药物：氯氮平、奥氮平、锂剂；⑤可卡因。

3. 临床表现
- 症状
  ✓ 高血糖症状：多饮、多尿、烦渴和体重下降。
  ✓ 消化道症状：恶心、呕吐和腹痛。
  ✓ 神经系统症状。
  ✓ 感染或其他诱因相关临床表现。
- 查体
  ✓ 容量不足：皮肤弹性下降、皮肤黏膜干燥、心动过速、低血压。
  ✓ Kussmaul 呼吸。
  ✓ 呼出气体有水果味。

4. 必做检查
- 快速血糖检测：最快的评估方法，也是实时监测疗效的方法。
- 静脉血糖检测：是标准的葡萄糖测量方法，有助于评估血糖过高而不适用血糖仪、ABG 测量的患者。
- 尿常规：注意尿酮、尿糖、尿蛋白水平，也可以提供泌尿系感染的线索。
- ABG：明确有无酸中毒及程度。DKA 为阴离子间隙（AG）增高型代谢性酸中毒。对于无尿患者，血糖升高伴 AG 增高是诊断 DKA 的重要依据。
- 血常规、电解质、肌酐、尿素氮、肝功能、血糖：DKA 患者常有假性低钠血症，可用公式校正：校正 Na^+ 浓度＝实测 Na^+ 浓度＋ [$2×$（血糖浓度 -5.5）$/5.5$]，单位均为 mmol/L。
- ECG：明确有无心律失常，除外急性心血管事件诱因。

5. 选做检查
- 血清酮体：可为无尿患者诊断 DKA 提供依据。

223

- 感染筛查：感染为最常见诱因，查PCT，根据情况留取血培养、痰培养、尿培养等，免疫抑制患者筛查G试验、GM试验。
- 胰功检测：除外急性胰腺炎。
- 影像学检查：头颅CT、胸腹盆CT、腹部超声等，除外感染及其他诱因。
- 血浆渗透压检测：意识障碍者需除外高渗性高血糖状态（HHS）。

6. 诊断策略
- DKA特征性三联征：高血糖、AG增高型代谢性酸中毒和酮血症，其中代谢性酸中毒常是主要表现。
- 通常血糖浓度升高，但常<33mmol/L，尿酮体阳性，合并高AG代谢性酸中毒即可诊断。
- 需要与HHS、酒精性酮症酸中毒、饥饿性酮症及其他AG增高型酸中毒鉴别。

7. 急诊处理
- 补液治疗
  ✓ 补液量按照体重的10%估算，补液应先快后慢。
  ✓ 无心力衰竭患者前2小时予1000～2000ml液体，第3、第4小时各予300～500ml液体，以后每4～6小时输入1000ml，争取12小时内输入4000ml，第1个24小时输入4000～5000ml，失水严重者可达6000～8000ml。
  ✓ 口服与静脉补液均可。
- 胰岛素治疗
  ✓ 第一阶段（血糖>13.9mmol/L）：目标是血糖每小时下降3.9～6.1mmol/L。
    ◇ 先予负荷量胰岛素0.1U/kg，此后短效胰岛素用量为0.1U/（kg·h），可静脉泵入，也可用胰岛素50U＋NS 500ml ivgtt（1ml/min）。
    ◇ 每1～2小时复查血糖、尿酮。
    ◇ 此阶段使用生理盐水、平衡盐溶液等不含糖溶液进行补液。
  ✓ 第二阶段（血糖≤13.9mmol/L）：目标血糖<11.1mmol/L，血HCO_3^-≥18mmol/L，pH>7.3，尿酮转阴。
    ◇ 胰岛素泵入/滴注速率降低至0.05U/（kg·h），至少每4～6小时复查血糖、尿酮。
    ◇ 此阶段使用5%葡萄糖或糖盐水进行补液，并按1U胰岛素：2～4g葡萄糖加入胰岛素。
  ✓ 第三阶段（血糖<11.1mmol/L，尿酮转阴）：目标是消除诱因，维持血糖平稳下降，逐渐过渡至皮下胰岛素。

◇ 停胰岛素泵入，开始皮下注射胰岛素继续治疗。

◇ 血糖难以控制者可考虑在停用胰岛素泵入前 1～2 小时皮下注射 1 次胰岛素，一般为 8U，以防血糖回跳。

- 补钾治疗
  - ✓ 只要无高钾血症，就需要积极补钾。
  - ✓ 前提是尿量 ≥ 30ml/h。若尿少则暂缓补钾，待尿量增加后再开始补钾。
  - ✓ 若补钾效果不佳，可考虑补镁。
- 纠正酸中毒
  - ✓ 指征：pH < 7.1，或 HCO_3^- < 5.0mmol/L，或 CO_2CP < 6.7mmol/L。
  - ✓ 常用 5% $NaHCO_3$ 100～200ml ivgtt（1 小时左右，不宜过快）。
- 纠正诱因：感染是最常见诱因，要注意积极寻找感染线索。

(宗 良)

■ 高渗性高血糖状态

1. 定义
- 高渗性高血糖状态（HHS）是糖尿病严重急性并发症之一。
- 临床以严重高血糖伴或不伴酮症酸中毒、血浆渗透压显著升高、失水和意识障碍为特征。

2. 危险因素
- 胰岛素治疗不充分或中断。
- 急性疾病
  - ✓ 感染：如肺炎、泌尿系感染、脓毒症。
  - ✓ 心脑血管疾病：脑血管意外、心肌梗死、急性肺栓塞。
  - ✓ 消化系统疾病：急性胰腺炎、肠梗阻、肠系膜血管栓塞。
  - ✓ 泌尿系统疾病：肾衰竭、血液透析、腹膜透析。
  - ✓ 外伤：硬膜下血肿、严重烧伤。
  - ✓ 理化因素：热射病、低体温。
- 内分泌疾病：肢端肥大症、甲状腺危象、库欣（Cushing）综合征。
- 药物及治疗：β 受体阻断药如普萘洛尔；钙通道阻滞药；H_2 受体阻断药如西咪替丁；噻嗪类利尿药；精神类药物如氯氮平、奥氮平、氯丙嗪、洛沙平；糖皮质激素；免疫抑制药；L-门冬酰胺酶；苯妥英钠；全肠外营养（TPN）；先前未诊断的糖尿病。

3. 临床表现
- 症状：HHS 发展较 DKA 隐匿。
  - ✓ 高血糖症状：多尿、烦渴和体重下降常会在入院前持续数日。

✓ 神经系统症状：较DKA明显，主要见于有效血浆渗透压 > 320mmol/L者，包括嗜睡、神经系统定位体征（轻偏瘫或偏盲）、意识混乱和癫痫，直至昏迷。

- 体征：容量不足体征较DKA更明显，皮肤弹性下降、皮肤黏膜干燥、心动过速、低血压。

4. 必做检查
- 静脉血糖检测：血糖值常 > 33.3mmol/L，超过快速血糖仪测量上限，因此需测量静脉血糖。
- 血浆渗透压检测：有效血浆渗透压通常 > 320mmol/L。可使用如下公式估计有效渗透压：有效血浆渗透压 = 2×Na^+浓度 + 血糖浓度，单位均为mmol/L。
- ABG：鉴别DKA。ABG结果报告快，能及时获得电解质、血糖、乳酸信息。
- 尿常规：尿酮阴性或弱阳性，可与DKA鉴别，也可提供泌尿系感染的线索。
- 血常规、电解质、肌酐、尿素氮、肝功能、血糖：常有假性低钠血症，需使用公式校正，具体参见糖尿病酮症酸中毒。
- 头颅CT：除外脑血管病。
- ECG：明确有无心律失常，除外急性心血管事件诱因。

5. 选做检查
- 血清酮体检测：血清酮体正常或轻度增高，可为无尿患者鉴别DKA提供依据。
- 感染筛查：感染为最常见诱因，检测PCT，根据情况留取血培养、痰培养、尿培养等，免疫抑制患者筛查G试验、GM试验。
- 胰功检测：除外急性胰腺炎。
- 影像学检查：胸腹盆CT、腹部超声等，排查感染及其他诱因。

6. 诊断策略
- 患者体内几乎或完全没有酮酸蓄积。
- 血清葡萄糖浓度常 > 33.3mmol/L，血浆渗透压 > 320mmol/L。
- 常出现神经系统异常。
- 需与脑血管病及其他代谢性脑病鉴别。

7. 急诊处理
- 原则：较DKA更强调补液，对胰岛素更敏感。
- 补液＋胰岛素治疗
  ✓ 补液量可按体重10% ～ 15%估计，也可按公式估计：失水量（L）=（患者血浆渗透压-300）÷300×体重（kg）×0.6估计。
  ✓ 补液速度：先快后慢，前2小时内1000 ～ 2000ml，前4小时补总量1/3，前12小时输总液量1/2＋尿量，24小时内补足。

✓ 第一阶段（血糖＞16.7mmol/L，血浆渗透压＞330mmol/L）

◇ 补液首选生理盐水。

◇ 若补液1000～2000ml后血浆渗透压仍＞330mmol/L，血Na$^+$＞155mmol/L，可谨慎补充一定低渗（0.45%）盐水。

◇ 对能进水的患者可以静脉输入生理盐水同时口服等量温开水。

◇ 胰岛素用量比DKA小，予负荷量5～10U iv，后继续3～7U/h静脉维持。

✓ 第二阶段（血糖≤16.7mmol/L，血浆渗透压≤330mol/L）

◇ 使用5%葡萄糖或糖盐水进行补液，并按1U胰岛素：2～4g葡萄糖加入胰岛素。

◇ 停止补液指征：血糖＜13.9mmol/L，尿量＞50ml/h，血浆渗透压正常，患者能饮食。

● 纠正电解质紊乱

✓ 前提是尿量≥30ml/h。

✓ 若尿少则暂缓补钾，待尿量增加后再开始补钾。

✓ 若补钾效果不佳，可考虑补镁。

● 去除诱因，治疗并发症。

（宗　良）

■ 低血糖症

1. 定义

● 对于糖尿病患者，低血糖症被定义为所有使患者面临伤害的血浆葡萄糖浓度异常降低发作，无论有无症状。若糖尿病患者自我监测血糖水平≤3.9mmol/L，应关注低血糖的可能性。

● 对于非糖尿病患者，低血糖症应符合Whipple三联征：认识患者的症状可以由低血糖引起，证明出现症状时患者血糖浓度低（≤2.8mmol/L），应用葡萄糖纠正低血糖可使症状缓解。

2. 危险因素

● 药物

✓ 糖尿病用药：外源性胰岛素、胰岛素促泌剂（如格列本脲、格列吡嗪、格列美脲、瑞格列奈、那格列奈）。

注意：胰岛素增敏剂（二甲双胍、噻唑烷二酮类）、葡萄糖苷酶抑制剂、胰高血糖素样肽-1（GLP-1）受体激动剂、钠-葡萄糖协同转运蛋白2抑制剂和二肽基肽酶Ⅳ抑制剂不会引起低血糖。

✓非糖尿病用药：最常见的是乙醇、喹诺酮类、喷他脒、奎宁、β受体阻断药和ACEI。
- 严重疾病：脓毒症（包括疟疾）、慢性肾病、严重肝衰竭。
- 营养不良。
- 皮质醇缺乏、生长激素缺乏等升糖激素不足，警惕希恩（Sheehan）综合征（常有产后大出血史）。
- 非胰岛细胞肿瘤：通常是间叶细胞性或上皮细胞性的巨大肿瘤，与肿瘤生成不完全的加工的胰岛素样生长因子-2（IGF-2）相关。
- 内源性高胰岛素血症：胰岛素促泌剂，B细胞肿瘤，非胰岛素瘤胰源性低血糖综合征（NIPHS），胰岛素自身免疫性低血糖。
- 偶发、隐匿性低血糖。

3. 临床表现
- 症状：无特异性
  ✓自主神经症状：震颤、心悸和焦虑/觉醒（儿茶酚胺介导的肾上腺素能症状），以及出汗、饥饿和感觉异常（乙酰胆碱介导的胆碱能症状）。
  ✓神经精神症状：认知损害、行为改变、精神运动异常、癫痫发作和昏迷。
- 体征
  ✓出汗和苍白最常见。
  ✓心率增快和收缩压升高，但幅度不会很大。
  ✓常可见神经精神表现。

4. 必做检查
　　血糖检测：指尖快速血糖检测是发现低血糖最快速的方法。一般空腹血糖下限为3.9mmol/L，出现低血糖症状通常需至3.0mmol/L以下，但个体差异很大。需注意，该方法在较低的血糖范围内可靠性不足，还需检查静脉血糖。

5. 选做检查
- 血浆胰岛素测定：低血糖时，若胰岛素浓度升高提示胰岛素相关低血糖；若胰岛素浓度不高则需考虑药物（除外胰岛素和胰岛素促泌剂）、全身疾病等所致低血糖。
- 血浆C肽、胰岛素原测定：可区分外源性和内源性高胰岛素血症。在高胰岛素血症患者中，若C肽、胰岛素原水平升高，提示内源性高胰岛素血症，否则为外源性高胰岛素血症。
- 影像学检查：CT、B超、MRI可发现大部分胰岛素瘤，也可发现引起低血糖的其他原因，如巨大肿瘤、感染灶等。

6. 诊断策略
- 发现低血糖：对于以自主神经和神经精神症状起病的患者均需测量血糖，尤其是不明原因突发昏迷、精神运动异常、心悸、出汗的患者。
- 对于有症状伴低血糖的患者，除外饮食、药物因素后需要检查血浆同步血糖、C肽、胰岛素原，以明确低血糖原因。

7. 急诊处理
- 无症状：接受药物治疗的糖尿病患者，血糖≤3.9mmol/L，即使无症状也应采取预防措施，包括15～60分钟内重复测量，避免承担驾驶等重要任务，可以摄入碳水化合物和调整治疗方案。
- 轻症
    - ✓ 摄入15～20g速效碳水化合物，如1勺白糖、半杯果汁、1勺蜂蜜、6～8块硬糖等，通常使血糖升高至安全范围而不会引起高血糖。
    - ✓ 15分钟后复测血糖，若仍<3.9mmol/L，可能需重复治疗。
    - ✓ 之后可使用长效碳水化合物（进餐或零食）以预防症状发生。
- 重症
    - ✓ 立即予静脉注射20g 50%葡萄糖，15分钟后复测血糖。
    - ✓ 对于胰岛素瘤、长效胰岛素过量、晚期肝衰竭等患者，需注意持续性低血糖可能，使用高糖静脉注射后，需要5%～10%葡萄糖静脉滴注维持并监测血糖。
    - ✓ 注意维持水电解质平衡。

（宗　良）

■ 甲状腺危象

1. 定义
- 甲状腺危象又称甲亢危象，指甲状腺功能亢进症（简称甲亢）在病情未被控制的情况下，由于一些应激的激发因素，使甲亢病情突然加重，出现严重危及患者健康和生命的状态。
- 甲状腺危象是内分泌科急症，病死率高，需在抢救室或ICU接受全面生命支持。

2. 危险因素
- 甲亢（Graves病、毒性多结节性甲状腺肿、孤立性毒性甲状腺腺瘤）长期未得到治疗。
- 急性事件诱发，如甲状腺或非甲状腺手术、创伤、感染、急性碘负荷或分娩。

- 停用或不规律使用抗甲状腺药物。

3. 临床表现
- 症状
  - ✓ 高热：体温可达40℃或更高，可伴大汗。
  - ✓ 心血管症状：是最主要表现，表现为心悸，出现心动过速，心率常 > 140次/分，可能会出现心房颤动等心律失常，血压升高，以收缩压升高为主，甚至可出现充血性心力衰竭、肺水肿、休克。
  - ✓ 神经精神症状：烦躁、焦虑、谵妄、精神病性症状、木僵或昏迷也很常见，多认为这些是诊断的必要条件。
  - ✓ 胃肠道表现：恶心、呕吐、腹痛、腹泻等，也有可能出现伴黄疸的肝衰竭。
- 体征
  甲状腺肿、眼病（存在Graves病时）、上睑迟落、手震颤和皮肤温暖潮湿。

4. 必做检查
- 甲功：所有显性原发性甲亢患者都存在TSH浓度低，游离T_4和/或T_3浓度高。甲状腺危象患者的甲状腺激素增多程度通常不高于单纯性甲状腺毒症患者。
- ECG：明确心动过速性质，监测治疗效果。
- 感染指标检测：血常规、PCT、CRP等，以反映有无感染诱因，并除外感染诱发的高热。
- 肝功能检查：甲状腺危象时可能引起肝功能损害，使用抗甲状腺药物前也应明确肝功能情况，并监测药物不良反应。
- 肾功能及电解质检查：甲状腺危象患者可能出现轻度高血糖、高钙血症、低钾血症等，监测电解质并维持水电解质平衡，以免出现严重心律失常。
- 头颅CT：除外颅内疾病所致发热及意识障碍。

5. 选做检查
- 甲状腺超声：甲状腺危象时不是必须，如有条件可完善，以帮助明确甲亢病因，若拟行手术则需完善。
- 甲状腺相关抗体：TR-Ab、TPO-Ab、Tg-Ab等，为明确甲亢病因提供依据。
- 腰穿：发热伴意识障碍者，若考虑中枢神经系统感染，则需完善该检查，可评估脑脊液性状、压力、病原学，也可检查脑脊液自身抗体，除外自身免疫性脑炎。
- 影像学：如胸腹盆CT、超声等，明确有无感染等诱因证据。

6. 诊断策略

有生化证据证明甲亢患者（游离 T_4 和/或 T_3 升高，TSH 抑制），存在危及生命的严重症状（高热、心血管功能障碍、精神状态改变）。

7. 急诊处理

- 支持治疗：保证充足热量和水分，补液量可能达 3000～6000ml/d。
- 抑制甲状腺激素合成
    - ✓ 确诊后立即最先进行。
    - ✓ 首选丙硫氧嘧啶（PTU），首剂 600mg 口服或经胃管注入，继之 200mg q8h。
    - ✓ 不能使用 PTU 者，可予甲巯咪唑首剂 40mg 口服，继之 20mg q8h。
- 抑制甲状腺激素释放：使用 PTU 后 1 小时再加用复方碘液，首剂 10 滴，以后 5～10 滴，q6～8h，一般 3～7 天停药。
- 抑制 T_4 转化为 T_3
    - ✓ PTU、碘剂、普萘洛尔和糖皮质激素均有此作用，如无禁忌可联合使用。
    - ✓ 普萘洛尔 20～40mg q6～8h，根据心率、血压调整剂量，充分控制心率，急性心力衰竭、哮喘病史禁用。
    - ✓ 氢化可的松 100mg 加入 5% 葡萄糖盐水中静脉滴注，q6～8h。
- 抑制甲状腺激素的肝-肠循环：可口服胆汁酸螯合剂考来烯胺 4g q6h。
- 降低甲状腺激素浓度：若上述常规治疗不满意，可选用血浆置换等。
- 控制心率
    - ✓ 首选普萘洛尔，用法同前。
    - ✓ 也可使用短效 β 受体阻断药艾司洛尔。
    - ✓ 对于有反应性气道疾病患者，可考虑使用心脏选择性 β 受体阻断药，如美托洛尔、阿替洛尔，但仍应谨慎进行。
    - ✓ 某些可能有禁忌的重度哮喘患者，可使用地尔硫草等钙通道阻滞药控制心率。
- 对症治疗
    - ✓ 高热者予物理降温，避免使用乙酰水杨酸类药物。
    - ✓ 急性心力衰竭患者避免使用 β 受体阻断药，可使用洋地黄和利尿药。

（宗 良）

■ 黏液性水肿昏迷

1. 定义
- 黏液性水肿昏迷指重度甲状腺功能减退症（简称甲减）导致的精神状态下降、低体温及多器官功能减慢相关的其他症状。
- 是内分泌科急症，病死率可达30% ～ 50%。

2. 危险因素
- 老年女性最常受累。
- 长期重度甲减的极端表现。
- 急性事件诱发的表现，如感染、心肌梗死、寒冷暴露、手术或使用镇静药（尤其是阿片类药物）。

3. 临床表现
- 神经系统表现
  - ✓ 轻度意识改变常见，表现为意识模糊伴嗜睡和意识混沌。
  - ✓ 也可能出现较活跃的表现，具有突出的精神病性特征。
  - ✓ 若不治疗可进展为昏迷。
- 低体温。
- 黏液性水肿。
- 心血管异常
  - ✓ 重度甲减可有心动过缓、心肌收缩力下降和心输出量降低，有时可致低血压。
  - ✓ 可能存在心包积液，可有心音减弱、心电图低电压，胸片显示心影增大。
- 通气不足。

4. 必做检查
- 甲功
  - ✓ 血清T_4浓度通常很低。
  - ✓ 若血清TSH浓度较高，表明存在原发性甲减。
  - ✓ 若血清TSH浓度较低、正常或略高，表明存在中枢性甲减。
  - ✓ 大多数黏液性水肿昏迷患者存在原发性甲减。
- 肾上腺皮质功能检查：ACTH、血清皮质醇，以除外肾上腺皮质功能不全。
- 血糖检测：常有低血糖。
- 肝肾功能＋电解质检测：多合并低钠血症。
- ABG：通气不足通常导致呼吸性酸中毒和高碳酸血症。
- 头颅CT：除外颅内疾病所致意识障碍。
- 超声心动图：评价心功能，是否存在心包积液（大部分患者存在心包积液，部分患者甚至存在大量心包积液）。

5. 选做检查

影像学检查：如胸腹盆CT、超声等，明确有无感染等诱因证据。

6. 诊断策略

昏迷或精神状态低下患者，若伴低体温、低钠血症和/或高碳酸血症，应考虑黏液性水肿昏迷。

7. 急诊处理
- 甲状腺激素：建议使用T_4（左甲状腺素）和T_3（碘塞罗宁）联合治疗，而不是单用T_4。推荐静脉用药，因为患者的胃肠道吸收功能可能受损。
  - ✓ 用法：通常静脉予200 ～ 400μg T_4作为初始剂量，随后静脉予50 ～ 100μg/d，直到患者可以口服T_4。同时静脉给予T_3，初始剂量为5 ～ 20μg，随后为2.5 ～ 10μg q8h。继续使用T_3直到临床改善且病情稳定。
  - ✓ 监测：每1 ～ 2天应检测1次血清T_4（或游离T_4）和T_3，以证实治疗有效并避免T_3水平过高。血清TSH通常每周降低约50%。血清TSH未降低则表明治疗不充分。
  - ✓ 风险：快速增加血清甲状腺激素浓度后，有促发心肌梗死或房性心律失常的风险。
- 糖皮质激素：排除并存的肾上腺皮质功能减退症前，必须采用应激剂量的糖皮质激素治疗，可静脉予氢化可的松100mg q8h。
- 支持治疗
  - ✓ 低钠血症：不应使用稀释液体，以免血浆钠浓度进一步降低。
  - ✓ 血流动力学：若存在并非由容量不足引起的低血压，持续数小时至数日的甲状腺激素治疗可予以纠正。输注液体无效的重度低血压应采用血管加压药治疗，直到T_4发挥作用。
  - ✓ 低体温：纠正低体温时，优先使用毛毯被动复温。主动复温可能引起血管扩张和低血压恶化。
  - ✓ 抗感染：与任何危重昏迷患者一样，应考虑经验性使用抗生素，直至恰当培养结果证实为阴性。

（宗 良）

■ 肾上腺危象

1. 定义
- 肾上腺危象指各种原因引起的肾上腺皮质功能衰竭状态，可产生一系列肾上腺皮质激素缺乏的急性临床表现：高热、胃

233

肠紊乱、休克、淡漠、躁动、谵妄甚至昏迷。

- 应尽早干预以提高患者生存率。

2. 危险因素

- 慢性原发性肾上腺皮质功能减退患者，发生严重感染或其他重大应激。
- 已知存在原发性或继发性肾上腺皮质功能减退患者，替代治疗不足：①补充糖皮质激素和/或盐皮质激素的日剂量不足；②感染或其他重大疾病期间未增加糖皮质激素剂量；③胃肠疾病导致药物吸收减少。
- 肾上腺破坏急性病因：双侧肾上腺梗死或出血。
- 继发性肾上腺皮质功能减退的急性病因：垂体梗死。
- 突然停用超生理剂量糖皮质激素。

3. 临床表现

- 症状：休克是主要表现，常有非特异性症状，如食欲减退、恶心、呕吐、腹痛、无力、疲乏、嗜睡、发热、意识模糊或昏迷。
- 查体：特异性体征有直立性低血压、嗜盐。原发性肾上腺皮质功能不全者可出现皮肤色素过度沉着。

4. 必做检查

- 血常规：可有正细胞性贫血。
- 生化检查：可有低钠血症、高钾血症等电解质异常，以及低血糖。
- 清晨血清皮质醇浓度测定：< 82.8nmol/L 应高度怀疑肾上腺皮质功能减退。应激情况下抽血查皮质醇和 ACTH 水平同样有助于评估肾上腺皮质功能。
- 保留血样用于血浆 ACTH 浓度和血总皮质醇测定，同时抽血查甲功、GH、IGF-1、性激素，以全面评估垂体功能。血皮质醇低 ACTH 高，考虑为原发性肾上腺皮质功能减退；血 F 和 ACTH 浓度均减低，则为继发性。
- 腹部 CT：判断有无肾上腺增大或钙化（结核病），以及有无感染性、出血性或转移性病因。

5. 诊断策略

- 对于慢性肾上腺皮质功能减退、皮质醇合成不足的患者，一旦有感染、外伤或手术等应激，出现明显消化道症状、神志改变和循环衰竭即可诊断肾上腺危象。
- 不明原因的休克或昏迷，注意有无色素沉着及电解质异常。
- 休克患者积极抗休克仍无好转。

6. 急诊处理
- 心电监护，建立静脉通路，持续生命体征监护。
- 采集血电解质、血糖，留取血样检测血清皮质醇及ACTH，疑诊时尽快专科会诊。
- 循环支持
  - ✓ 最初12～24小时内静脉输入1～3L 0.9%盐水或糖盐水（5%GS加入到0.9%NS中，纠正可能存在的低血糖）。
  - ✓ 持续血流动力学监测。
  - ✓ 密切监测血电解质，以避免医源性液体过负荷。
- 激素替代治疗
  - ✓ 氢化可的松100mg iv负荷量，序贯q6～8h 50mg iv，或第一个24小时序贯200mg/24h持续静脉滴注。
  - ✓ 若氢化可的松不可得，替代药物可用泼尼松龙、泼尼松或地塞米松（4mg iv，不干扰血清皮质醇测定）。
  - ✓ 除非存在严重的共存疾病，否则肠外糖皮质激素治疗应在1～3天内逐渐减量。如胃肠功能正常，可逐渐过渡为口服制剂。
- 支持治疗：包括低钠血症、高钾血症及少见的高钙血症。
- 诊断性检查：注意寻找肾上腺危象的诱因（如细菌感染、病毒性胃肠炎），并予相应治疗。

（唐晗琪）

■ 嗜铬细胞瘤危象

1. 定义
- 嗜铬细胞瘤危象（PCC）指儿茶酚胺突然大量释放后出现的血流动力学不稳定，最终导致器官功能损害或丧失。
- 嗜铬细胞瘤危象包括高血压危象、高血压与低血压交替、发作性低血压与休克、急性左心功能不全、上消化道大出血、糖尿病酮症酸中毒及低血糖危象等。

2. 危险因素
挤压、精神刺激、剧烈运动、体位改变、外伤、感染、手术及某些药物。

3. 临床表现
- 症状
  - ✓ 经典三联征：阵发性头痛、发汗、心动过速。大多数患者无经典症状。
  - ✓ 50%患者有阵发性高血压。
  - ✓ 可能表现：高血压或低血压、过热（体温＞40℃）、神志改变和其他器官功能障碍。

　　✓ 不常见的症状与体征：直立性低血压、视物模糊、视盘水肿、体重减轻、多尿、烦渴、便秘、ESR增快、胰岛素抵抗、高血糖、精神障碍、心肌病（类似应激性心肌病、肺水肿，并随着β受体阻断药的应用而恶化）及心律失常。

- 体征：阵发性高血压、高血压与低血压交替、高热、心率加快、神志改变、心律失常等。

4. 必做检查

- 生化检查：血常规、肝功能、肾全、凝血功能、电解质、血糖、心肌酶等。
- 内分泌相关检查：血MN、NMN，24小时尿儿茶酚胺。
- ECG：合并儿茶酚胺心肌病患者可能出现类似急性冠脉综合征的心电图，应注意鉴别，同时评估有无心律失常。
- 超声心动图：应完善。
- 影像学检查：腹部增强CT和超声明确肿块大小及其与周围器官的关系。散发性嗜铬细胞瘤大多直径≥3cm。

5. 选做检查

- 间碘苄胍（^{123}I-MIBG）显像：如临床和生化支持，但腹盆CT或MRI阴性，仍怀疑嗜铬细胞瘤，可进行该检查，特异性较高。用于检测CT或MRI不能发现的肿瘤或CT/MRI阳性时检出多发肿瘤。
- 奥曲肽显像：有助于发现肾上腺外的副神经节瘤。
- FDG-PET：检测转移灶敏感性高于MIBG及CT/MRI，但特异性低。
- 头颅CT：患者可能出现恶性高血压、意识障碍或精神症状，需警惕急性脑血管事件。

6. 诊断策略

- 有症状患者的病史、偶然发现肾上腺肿块或有家族性疾病患者的家族史通常可提示嗜铬细胞瘤。
- 在骤发高血压或持续性高血压阵发性加剧的基础上，伴下列一项或多项症状，可诊断嗜铬细胞瘤危象。

　　✓ 发作时有剧烈头痛、呕吐、视力下降且血压＞220/180mmHg。

　　✓ 有短暂意识丧失、抽搐、脑出血等明显高血压脑病症状。

　　✓ 严重心律失常、心力衰竭、心肌损害等心脏损害。

　　✓ 剧烈腹痛、消化道出血、急性溃疡穿孔等消化道急症。

　　✓ 高热（体温＞39℃）。

　　✓ 出现休克或高血压与低血压反复交替出现。

- 增强CT和腹部超声发现肾上腺肿物。

- 需鉴别的其他诊断：ACS、顽固性高血压、主动脉夹层、脑血管事件、甲亢等。

7. 急诊处理
- 一般治疗：吸氧，心电监护，建立静脉通路。
- 嗜铬细胞瘤危象
  - ✓ 高血压危象：降压治疗，迅速酚妥拉明 1～5mg iv（5% GS 20ml 稀释），血压 160/100mmHg→酚妥拉明 10～50mg 稀释后持续静脉滴注以控制血压 150/90mmHg；必要时可加用硝普钠静脉注射 [0.5～5.0μg/(kg·min)]、尼卡地平 5～15mg/h 静脉滴注；若加用酚妥拉明后心率加快，可使用普萘洛尔（但切勿单独使用，因为单独使用将加重高血压）。
  - ✓ 低血压
    - ◇ 补充血容量，适当补液。
    - ◇ 术前正常进食或高钠饮食（心力衰竭、肾衰竭者慎用）。
    - ◇ 必要时输注血浆或胶体溶液，消除直立性低血压（目标：坐位＜120/80mmHg，HR 60～70次/分，站位 SBP ＞90mmHg，HR 70～80次/分，Hct＜45%）。
    - ◇ 除非处于持续休克状态，原则上不宜用升压药维持血压。
  - ✓ 其他并发症
    - ◇ 心律失常：应使用利多卡因（50～100mg iv）或艾司洛尔 [50～200μg/(kg·min)]。
    - ◇ 低血糖：禁止使用肾上腺素及糖皮质激素。
- 避免诱因：如挤压、创伤、情绪激动、手术、运动、分娩等，避免应用吗啡、组胺、甲氧氯普胺等药物。
- 积极处理诱因：如外伤、感染等。
- 手术治疗
  - ✓ 90% 以上病例可通过切除病灶而治愈，尽可能在手术前纠正病理状态。
  - ✓ 术前降压：最重要的药物是 α 受体阻断药，如酚苄明、乌拉地尔。降压效果不佳者可静脉泵入乌拉地尔。
  - ✓ 纠正低血容量：至关重要，尤其对于出现低血压患者。
  - ✓ 评估肿瘤：内分泌科及泌尿外科会诊，完善相关检查。
  - ✓ 择期手术切除肿瘤。

（唐晗琪）

■ 尿崩症

1. 定义
- 尿崩症（DI）是以多尿为主要临床表现的功能失常。

- 原因：抗利尿激素（ADH）分泌减少（中枢性尿崩症），或肾对 ADH 作用产生抵抗（肾性尿崩症）导致集合系统水重吸收减少。
- 尿量范围可能从轻度部分性尿崩症患者的 2L/d 至病情严重患者的 10 ～ 15L/d 以上。

2. 分类
- 中枢性尿崩症（CDI）：其特征是 ADH（又称血管加压素）释放减少，导致不同程度的多尿。对于绝大多数病例而言，CDI 的最常见病因是特发性 CDI、原发性或继发性肿瘤或浸润性疾病（如朗格汉斯细胞组织细胞增生症）、神经外科手术及创伤。
- 肾性尿崩症（NDI）：指对 ADH 作用的抵抗导致尿液浓缩能力下降。儿童常见病因为遗传性 NDI，成人则为长期摄入锂剂及高钙血症。

3. 临床表现
- 中至重度 NDI 或 CDI 患者通常表现为多尿（成人 > 3L/d，儿童 > $2L/m^2$）、低比重尿（尿比重 < 1.005）、夜尿及烦渴。
- 若渴觉受损或不能表达渴觉，可发生中至重度高钠血症，出现高热、精神症状、谵妄甚至死亡。

4. 必做检查
- 记录 24 小时尿量。
- 尿比重、尿渗透压、血浆渗透压测定。
- 血常规、肝肾功能、电解质（重点关注血 Na^+）。
- ESR、IgG4。
- AFP ＋ CEA。
- 血总皮质醇、ACTH、甲功 2、GH、IGF-1、β-HCG、性激素。

5. 选做检查
- 颅骨正侧位 X 线片＋垂体 CT 或 MRI：评估有无中枢性病变等 CDI 病因。
- 胸腹盆增强 CT。
- 视力、视野、眼底检查。
- 伴腺垂体受累，需做相应检查。
- 禁水加压素试验（通常在内分泌科病房完成）。
  - ✓ 一般禁水 8 ～ 18 小时，使血清钠达到 145mmol/L。
  - ✓ 大多数尿渗透压 > 100mmol/kg 者可进行整夜限水，次日早晨评价。
  - ✓ 严重多尿且尿渗透压 < 100mmol/kg 者，限水 2 ～ 3 小时即可。
  - ✓ 限水试验次日检测尿渗透压、血浆渗透压和血清钠浓度。

✓ 两次尿渗透压差值＜30mmol/kg时，予垂体后叶素5U皮下注射，连续观察2小时尿渗透压或尿比重。

✓ 过程中，每1～2小时测尿量、尿比重、尿渗透压。

✓ 密切观察体重和血压，体重下降＞3%停止试验。

✓ 试验前、注射垂体后叶素前测血浆渗透压一次，同步测尿渗透压。

6. 诊断策略（主要为中枢性）

● 多尿：多为4～8L/d。

● 低比重尿：尿比重＜1.006（部分性尿崩症，严重脱水者可达1.010），尿渗透压＜200mmol/L。

● 烦渴、多饮，高钠血症。

● 原发病症状。

● 部分不典型患者可能需要行禁水加压素试验（表37）。

表37　禁水加压素试验结果解读

类别	禁水后渗透压（mmol/L）	精氨酸加压素（AVP）反应
正常人	尿渗透压＞血浆渗透压，尿渗透压可＞800	尿渗透压不变或升高≤5%
精神性多饮	尿渗透压＞血浆渗透压	尿渗透压不变或升高≤5%
完全性DI	尿渗透压＜血浆渗透压，血浆渗透压＞300	尿渗透压升高＞50%以上
部分性DI	尿渗透压稍＞血浆渗透压，但尿渗透压＜700，血浆渗透压≤300	尿渗透压升高在10%～50%，少许达60%
完全性NDI	尿渗透压＜血浆渗透压	无反应
部分性NDI	尿渗透压＜血浆渗透压	有部分反应，尿渗透压可升高，但升高＜50%

● 需鉴别其他原因所致多尿及高钠血症：如未控制的糖尿病、高钙血症、高蛋白饮食产生的尿素、精神性多饮或原发性烦渴症。

7. 急诊处理

● 心电监护，建立静脉通路。

● 存在神经精神症状者，尽快完善头颅CT及急诊化验，专科会诊。

● 纠正高钠血症

✓ 尿崩症患者如果渴感正常，可不出现显著高钠血症，保持饮水，出入量平衡即可。

✓ 对出现明显高钠血症患者，可按如下方法处理。

◇ 急性高钠血症患者（＜48小时）：静脉输注5%葡萄糖，3～6ml/（kg·h）；每2～3小时监测血钠和血糖，直至血钠＜145mmol/L，而后输注速度降为1ml/（kg·h），并持续至血钠140mmol/L。目标是每小时降低血钠1～2mmol/L，并在24小时内使血钠恢复至正常值。

◇ 慢性高钠血症患者（＞48小时）：静脉输注5%葡萄糖，速度为1.35ml/（kg·h），70kg患者约100ml/h；也可通过鼻胃管摄入水。目标是24小时内降低血钠浓度约10mmol/L，不超过12mmol/L。

注意：快速输注5%葡萄糖可能引起高血糖，注意监测血糖。

● 激素替代治疗：对于CDI患者，可加用去氨加压素替代治疗，弥凝100μg/片，每次0.5～1片，2～3次/日。需监测出入量，量出为入，警惕低钠血症。

（唐晗琪）

内环境紊乱急诊

■ 高钾血症

1. 定义

高钾血症指细胞外液钾离子浓度＞5.5mmol/L。

2. 常见病因

● 急性钾摄入增加。

● 钾离子由细胞内释放到细胞外。

✓ 假性高钾血症：见于静脉采血时机械性损伤或采血期间反复握拳导致钾移出肌肉细胞。

✓ 代谢性酸中毒：除有机酸中毒（如乳酸酸中毒、酮症酸中毒）外，其他代谢性酸中毒时为维持细胞的电中性，钾离子转移至细胞外以缓冲细胞内过量的氢离子。

✓ 胰岛素缺乏、高血糖、高渗透压：除糖尿病患者外，高钠血症或应用甘露醇等高渗压药物者，亦可出现血钾升高，合并肾功能不全者更常见。

✓ 组织分解代谢增加：如严重创伤、烧伤、白血病或淋巴瘤患者接受化疗（溶瘤综合征）等。

✓ 药物因素。

    ✓ 高钾性周期性麻痹。
- 钾排出减少
    ✓ 醛固酮分泌减少。
    ✓ 醛固酮反应降低：如应用保钾利尿药（如螺内酯、依普利酮、阿米洛利或氨苯蝶啶），或存在电压依赖型肾小管性酸中毒（如尿路梗阻）。
    ✓ 肾小管远端钠输送减少，最常见原因是有效循环血量减少。
    ✓ 急性/慢性肾病，急性肾损伤。

3. 临床表现
- 血钾轻度升高者：临床表现不明显。
- 血钾严重升高者：血清钾缓慢升高 > 7mmol/L 或急剧升高 < 7mmol/L，可有以下表现。
    ✓ 肌无力/麻痹：通常从下肢开始，逐渐进展至躯干、上肢，呼吸肌一般不受影响。
    ✓ 心电图异常/心律失常：高钾血症可伴多种心电图改变，T 波高尖伴 QT 间期缩短最常见，可伴左/右束支传导阻滞、高度房室传导阻滞、窦性心动过缓、窦性停搏、缓慢性室性自主心律、室性心动过速、心室颤动甚至心搏骤停。

4. 必做检查
    ABG、血常规、肝肾功能、肌酸激酶（CK、CK-MB）、肌红蛋白、心电图。

5. 选做检查
    cTn、NT-proBNP、血浆渗透压、尿常规等。

6. 急诊处理
- 紧急处理
    ✓ 指征：①肌无力/肌麻痹；②心电图呈现心脏传导异常/心律失常，如窦性心动过缓、窦性停搏、缓慢性心室自主心律、室性心动过速、心室颤动、心搏骤停等；③高钾血症：血钾 > 6.5mmol/L，或血钾 > 5.5mol/L 伴导致血钾升高的其他因素，如活动性消化道出血、横纹肌溶解等。
    ✓ 方案
      ◇ 钙剂：静脉给予钙剂拮抗高钾血症的细胞膜作用，对于有心电图改变的高钾血症患者应尽快使用，通常选择葡萄糖酸钙，常用剂量 1g（10% 溶液 10ml），静脉推注 2 ~ 3 分钟。若高钾血症仍存在且血钙不高，可每 30 ~ 60 分钟重复给药。
      ◇ 高糖胰岛素：静脉给予高糖胰岛素促进血钾向细胞内转移。常用方案为在 500ml 浓度为 10%GS 中加入 10 ~ 20U

胰岛素。监测血钾的同时注意监测血糖，避免低血糖。

◇ 清除钾离子：肾功能未严重受损者可应用袢利尿药或噻嗪类利尿药；肾功能严重受损者可选择肠道阳离子交换剂（如聚苯乙烯磺酸钠、环硅酸锆盐）、血液透析。

注意：聚苯乙烯磺酸钠使用时须配合通便药物同时使用，以便将结合的钾迅速排出体外。以下情况禁用聚苯乙烯磺酸钠（存在肠坏死高风险）：术后、肠梗阻或正在使用阿片类药物、基础肠道疾病如溃疡性结肠炎者。

◇ 静脉应用碳酸氢钠：疗效有限，建议联用其他降钾治疗。
◇ 停用潜在导致血钾升高的药物。
◇ 纠正低血容量等可逆因素。

注意：以上治疗需在心电监护下实施，每隔 1～2 小时监测血钾浓度。

- 若高钾血症患者不存在上述紧急情况，可根据病因选择上述方法中的一种或多种方法尽快降钾，并嘱患者低钾饮食。

（王春婷）

■ 低钾血症

1. 定义
   低钾血症指细胞外液钾离子浓度 < 3.5mmol/L。

2. 常见病因
- 钾摄入减少。
- 钾离子转移至细胞内
   ✓ 胰岛素利用度增加：如 DKA/非酮症高血糖者应用胰岛素降糖时。
   ✓ β肾上腺素能活性增强：如应激诱发肾上腺素释放（见于酒精戒断、急性心肌梗死、头部损伤等），或外源性应用β受体激动药（如沙丁胺醇、特布他林），或者应用拟交感神经药物（如麻黄碱）。
   ✓ 外周血 pH 升高：如代谢性/呼吸性碱中毒，pH 每升高 0.1，血钾降低 < 0.4mmol/L。
   ✓ 低钾性周期性麻痹。
   ✓ 低体温。
- 钾丢失增多
   ✓ 经胃肠道丢失：任何原因导致的呕吐、腹泻或留置相关导

242

管引流，长期腹泻者需警惕血管活性肠肽瘤。

✓ 经尿丢失增加：常见原因为使用利尿药；少见原因如盐皮质激素活性增加（如原发性醛固酮增多症）、肾小管性酸中毒、应用两性霉素B、Bartter综合征与Gitelman综合征等。

3. 临床表现
● 肌无力
   ✓ 是低钾血症的首要临床表现。
   ✓ 长期慢性低钾，血钾>2.5mmol/L，通常不会出现肌无力。
   ✓ 血钾<2.5mmol/L可发生肌无力，通常从下肢开始，逐渐进展至躯干、上肢，严重者表现为肢体麻痹。
● 横纹肌溶解
   ✓ 严重低钾血症（血钾<2.5mmol/L）可导致肌肉痛性痉挛、横纹肌溶解。
   ✓ 横纹肌溶解使钾从细胞内释放到细胞外，这一过程可能掩盖基础低钾血症，甚至导致血钾浓度正常或升高。
● 心电图异常/心律失常
   ✓ 心电图可呈现特征性改变，典型表现为T波结束后出现U波（图20），可合并ST段压低、T波低平、QT间期延长。
   ✓ 严重者可出现各种类型的心律失常，包括房性/室性期前收缩、窦性心动过缓、室上性心动过速、房室传导阻滞、室性心动过速，甚至心室颤动。

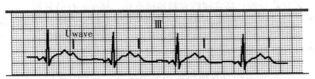

图20 低钾血症典型心电图改变

注：T波结束后可见U波出现。

4. 必做检查
   ABG、血常规、肝功能、肾全、电解质、心电图。

5. 选做检查
● 心肌酶（包括CK、CK-MB）、肌钙蛋白、肌红蛋白、血糖。
● 24小时尿钾、肾素活性、醛固酮卧立位试验。
● 肾上腺CT。

6. 急诊处理
● 补钾：通常选择氯化钾制剂，伴代谢性酸中毒的患者优先选择枸橼酸钾或醋酸钾。

✓ 氯化钾口服补钾
◇ 有液体、缓释片制剂类型。
◇ 液态氯化钾虽味涩，但起效快，为首选。
◇ 对于留置胃管/无法吞咽片剂的患者，也优先选择液态氯化钾。
◇ 起始剂量通常为每次 10～20ml，补钾治疗强度取决于低钾血症的严重程度。口服 40～60ml 后血清钾浓度可暂时升高 1～1.5mmol/L。
◇ 缓释片耐受性一般较好，但起效慢，因高浓度钾局部聚积，存在胃肠道溃疡/出血风险。

✓ 氯化钾静脉补钾
◇ 用于不能口服治疗或作为口服补钾辅助治疗的危重患者。
◇ 液体载体通常用生理盐水而非葡萄糖溶液，因为葡萄糖会刺激胰岛素释放，促进钾从细胞外转入细胞内加重低钾血症。
◇ 通常 500ml 液体承载的最大钾量为 30mmol（即 500ml 液体最多加 2.25g 氯化钾），过高浓度的钾会因外周静脉刺激而无法耐受。
◇ 若患者因原发病需限制液体入量或提高补钾速度，应考虑用微量泵经中心静脉导管持续泵入氯化钾，一般建议速度不超过 20mmol/h（约每小时 1.5g 氯化钾）。

✓ 食物补钾：富含钾的食物包括香蕉、橘子，疗效甚微。

- 积极寻找低钾血症的原因：如甲状腺功能亢进症、原发性醛固酮增多症，根据临床分型，采取手术或螺内酯治疗。

- 并发症处理
✓ 心律失常
◇ 低钾血症是导致猝死的原因之一，大多因低钾血症引发心室颤动所致。
◇ 对于严重低钾血症患者（＜2.0mmol/L），需持续心电监护，出现心室颤动时第一时间予电除颤。

✓ 麻痹、横纹肌溶解
◇ 补钾同时予充分补液，监测肌酸激酶、肾功能、电解质。
◇ 若肌酸激酶持续升高，或急性肾损伤持续加重，需考虑急诊血液透析。

7. 治疗监测
- 密切监测低钾血症表现：包括心电图异常、肌无力、麻痹。对于严重低钾血症（＜2.0mmol/L）患者，需给予持续心电、血压、血氧监护，以及早识别及治疗心律失常。

- 密切监测血钾浓度：治疗初期建议每2～4小时监测血钾浓度，评估治疗反应。
- 治疗目标：低钾血症的相关症状消失，血清钾浓度持续＞3.5mmol/L。

（王春婷）

■ 高钠血症

1. 定义
   高钠血症指血清钠浓度＞145mmol/L。

2. 常见病因
- 丢失的水分未得到补充
   ✓ 经皮肤丢失：如剧烈运动出汗、高温暴露等。
   ✓ 经胃肠道丢失：如呕吐、渗透性腹泻。
   ✓ 经尿液丢失：如尿崩症（中枢性/肾性）、渗透性利尿（如高血糖、甘露醇、尿素）。
   ✓ 损害渴感/渗透压感受器功能的下丘脑病变：如渴感减退性尿崩症。
- 水转移至细胞内：见于剧烈运动或电击诱导的惊厥。
- 钠超负荷
   ✓ 盐中毒：不常见，主要见于婴幼儿。
   ✓ 医源性钠负荷：如未控制的糖尿病合并高血糖，重度氮质血症恢复过程中，胃肠减压，水肿的危重患者。

3. 临床表现
- 急性高钠血症
   ✓ 可表现为嗜睡、乏力、易激惹，严重者抽搐、痫性发作甚至昏迷，上述症状通常在血钠＞158mmol/L时出现。
   ✓ 血钠＞180mmol/L者，死亡率随之增加。
- 慢性高钠血症
   ✓ 指高钠血症持续超过48小时。
   ✓ 常伴原发病表现，难以评估高钠血症引起的症状。

4. 必做检查
   血常规、肝肾功能、电解质。

5. 选做检查
   血渗透压、尿渗透压、糖化血红蛋白、头颅CT平扫、头颅MRI。

6. 急诊处理
- 予稀释性液体，以纠正缺水并补充仍在丢失的水分。

- 初始补液方案
  - ✓ 急性高钠血症：不常见，可发生于盐中毒、尿崩症患者急性丧失补充水的能力。
    - ◇ 静脉输注5%葡萄糖［3～6ml/(kg·h)］，每2～3小时监测血清钠和血糖水平，至血清钠降至145mmol/L后，输注速度降为1ml/(kg·h)，持续至血清钠恢复至140mmol/L。
    - ◇ 目标：每小时降低血清钠1～2mmol/L，并于24小时内恢复至正常值。
  - ✓ 慢性高钠血症：几乎所有高钠血症都会发展为慢性。
    - ◇ 静脉注射5%葡萄糖［1.35ml/(kg·h)］，低血容量性高钠血症患者需输注等渗溶液。
    - ◇ 若病情允许，也可经口饮水或经鼻胃管鼻饲白开水。
    - ◇ 4～6小时复测血清钠浓度。
    - ◇ 目标：24小时内使血清钠下降约10mmol/L，但不超过12mmol/L。
  - ✓ 特殊情况
    - ◇ 高血糖伴高钠血症：见于糖尿病酮症酸中毒或高渗性高血糖状态的患者，大多有低血容量和高血糖，因此水补充常采用0.45%盐溶液而非5%葡萄糖，速度6～12ml/(kg·h)。
    - ◇ 儿童及年龄＜40岁的患者：降钠方案采用慢性高钠血症所需补液方案缓慢纠正。
    - ◇ 年长患者：尚未报道过快速纠正高血糖期间发生脑水肿。相反，这些患者发生严重高血糖或急性高钠血症产生的高渗状态与渗透性脱髓鞘综合征有关。因此，降钠方案采用急性高钠血症的补液方案迅速纠正。
  - ✓ 中枢性尿崩症：通过提高抗利尿激素（ADH）活性而减少尿量。
    - ◇ 去氨加压素：首选治疗，但需警惕低钠血症的风险，因此起始目标为控制多尿所需最小剂量。方案通常为在睡前服用去氨加压素0.05mg片剂（0.1mg片剂半片）。定期复查血钠。
    - ◇ 其他药物：氯磺丙脲、卡马西平、噻嗪类利尿药、NSAID。
    - ◇ 低溶质膳食（低钠、低蛋白质）。
  - ✓ 肾性尿崩症（NDI）：肾部分或完全抵抗ADH作用，因此激素（如去氨加压素）或增加肾对ADH反应或增加ADH分泌的药物基本无效。
    - ◇ 药物：利尿药（如噻嗪类利尿药、阿米洛利）、NSAID对减少NDI患者尿量有一定帮助。

◇ 遗传性NDI患者，尤其是婴幼儿人群，因不能独立对口渴做出反应，应以每2小时1次的频率为其提供水分，严重者需持续鼻饲。

◇ 低盐、低蛋白饮食。

（王春婷）

■ 低钠血症

1. 定义

● 低钠血症指血清钠浓度＜135mmol/L。

● 根据血清钠浓度界定如下：轻度低钠血症，血清钠浓度130～135mmol/L；中度低钠血症，血清钠浓度121～129mmol/L；重度低钠血症，血清钠浓度≤120mmol/L。

2. 常见病因

● 稀释性低渗透压（＜275mmol/kg）低钠血症病因。

  ✓ 真性血容量不足：是常见原因，如胃肠道丢失（呕吐、腹泻等）或肾性丢失（常见于应用噻嗪类而非袢利尿药时）或大量失血。

  ✓ 血容量过多但有效循环血容量不足：如心力衰竭时心输出量降低或肝硬化时内脏血管扩张而导致组织灌注减少。

  ✓ 血容量正常：最常见于抗利尿激素分泌不当综合征（SIADH），可由中枢神经系统疾病、恶性肿瘤、某些药物及近期手术导致。亦可见于肾上腺皮质功能减退症、甲状腺功能减退等内分泌疾病。一些疾病尽管ADH分泌被适当抑制，患者仍发生低钠血症，如原发性烦渴、低溶质膳食摄入、终末期肾衰竭。

> 注：血浆渗透压可通过血清中主要溶质浓度（单位均为mmol/L）计算：血浆渗透压（mmol/kg）＝血钠×2＋血糖＋尿素氮。

● 高渗透压低钠血症病因：大部分低钠血症均伴血浆渗透压成比例降低，但某些疾病情况下，患者低钠血症伴血浆渗透压升高。

  ✓ 常见病因：糖尿病酮症酸中毒或高渗性高血糖状态。

  ✓ 少见原因：高渗甘露醇、麦芽糖或蔗糖的使用及随后的液体潴留。

● 正常渗透压低钠血症病因

  ✓ 非导电性灌注液：向细胞外间隙加入等渗（或接近等渗）

但不含钠的液体可产生等渗性低钠血症。如在经尿道前列腺或膀胱切除术或在宫腔镜检查或腹腔镜手术过程中，吸收不等量的非导电性甘氨酸或山梨醇灌洗液。

✓ 假性低钠血症：血脂或血清蛋白浓度显著升高，导致血清内水的比例降低，产生血清钠偏低的假象。

3. 临床表现

- 急性/超急性低钠血症
  - ✓ 急性低钠血症指已知或推测低钠血症起于过去24小时内。
  - ✓ 超急性低钠血症指由于水摄入大量增加导致仅数小时内出现低钠血症，如自我诱导的水中毒，见于马拉松运动员、精神病患者或摇头丸使用者。
  - ✓ 血清钠浓度降至125～130mmol/L，首先表现恶心等不适。
  - ✓ 血清钠浓度降至115～120mmol/L，则可能发生头痛、嗜睡、意识模糊，甚至痫性发作、昏迷、呼吸停止。

- 慢性低钠血症
  - ✓ 慢性低钠血症指已知低钠血症已持续超过48小时，或持续时间不明；亚急性低钠血症指低钠血症发生在24～48小时内。
  - ✓ 由于机体的保护性反应，慢性低钠血症患者脑水肿较急性低钠血症轻得多，神经系统症状亦较轻。
  - ✓ 临床症状通常在血钠＜120mmol/L才出现，表现为乏力、恶心、呕吐、头晕、步态不稳、记忆力下降、意识模糊、嗜睡、肌肉痛性痉挛。

4. 必做检查

血常规、肝肾功能、电解质、血糖。

5. 选做检查

- ABG、心肌损伤标志物、NT-proBNP、血脂、血清蛋白电泳、尿常规。
- 血总皮质醇、ACTH、甲功。
- 血浆渗透压、尿渗透压、24小时尿钠、GH、IGF-1、性激素。
- 头颅CT平扫。

6. 急诊处理

- 紧急治疗
  - ✓ 适应证：①低钠血症引起严重症状，如痫性发作或意识障碍；②急性/超急性低钠血症患者出现低钠症状，因可导致危及生命的脑水肿，即使症状轻微，也需要紧急治疗；③自我诱导性水中毒导致的超急性低钠血症，即使初始评估无症状，也需紧急治疗，警惕脑疝；④有症状的术后急性低钠血症/颅内病变相关的低钠血症。

✓目标：数小时（6小时）内使血清钠浓度快速升高4～6mmol/L。需注意24小时内血钠浓度升高不应超过8～12mmol/L。

✓方法
  ◇ 通常在10～15分钟内快速输注高渗盐水100ml。
  ◇ 3%盐水100ml，快速输注，可使血清钠浓度快速增加2～3mmol/L，以减轻脑水肿。
  ◇ 若神经系统症状持续恶化，或血清钠浓度无增加，可重复3%盐水1～2次，每次间隔时间10分钟。

✓监测：每2小时复测血清钠浓度，确保血钠按预期速度增加。

- 非紧急治疗
  ✓适应证：除上述紧急情况外，其他低钠血症患者无须紧急治疗，但以下患者也要尽快开始治疗：
    ◇ 无症状的急性/亚急性低钠血症，采用高渗盐水50ml，单次快速输注或缓慢持续输注。
    ◇ 无症状或有轻至中度症状（如头晕、健忘、步态不稳、恶心、呕吐、意识模糊、嗜睡）的慢性重度低钠血症（血钠浓度≤120mmol/L），采用最初应用高渗盐水以15～30ml/h速度缓慢输注，或单次快速输注50ml，可联合去氨加压素治疗（每8小时静脉/皮下予1～2μg，共24～48小时）。
    ◇ 轻至中度症状的中度慢性低钠血症，通常不需要高渗盐水，治疗取决于基础病。

  ✓对于低钠高血容量（如心力衰竭、肝硬化、晚期肾衰竭或原发性烦渴症）或低钠等血容量（如SIADH）患者：予液体限制（＜800ml/d）。

  ✓对于心力衰竭或SIADH患者：可予袢利尿药或ADH受体拮抗药，SIAHD患者也可口服氯化钠。

  ✓对于低钠低血容量患者（如恶病质钠摄入不足、脑耗盐综合征、利尿药诱导的低钠血症）：可予等渗盐水治疗。

  ✓对于利尿药诱导的低钠血症/药物导致的SIADH患者：只需停用致病药物。

  ✓目标：缓慢升高血清钠浓度、缓解症状。在任意24小时内，血清钠浓度升高均不应超过8～12mmol/L。

  ✓监测：每4小时复测血清钠浓度，确保血钠纠正速度适当。

7. 注意事项
- 所有患者，在治疗低钠血症的同时，均应尝试纠正低钠血症的基础病因，如停用致病药物、应用糖皮质激素治疗肾上腺皮质功能减退症等。

- 血钠纠正速度不宜过快，24小时内血钠浓度升高不应超过 8～12mmol/L，否则血钠上升过快可能导致渗透性脱髓鞘。
- 去氨加压素不适用于自我诱导性水中毒的精神病患者。

（王春婷）

■ 高钙血症

1. 定义

- 血清校正钙（mmol/L）＝血清测定 Ca^{2+}（mmol/L）＋0.02× ［40－Alb（g/L）］。
- 血清校正钙＞2.5mmol/L。
- 离子钙（血气中 Ca^{2+}，有生物活性、游离的钙）＞1.5mmol/L。
- 原发性甲状旁腺功能亢进症（简称甲旁亢）和恶性肿瘤是高钙血症最常见病因，占所有病例90%以上。

2. 病因

- PTH介导的高钙血症：原发性甲旁亢、继发性甲旁亢、遗传性（家族性低尿钙高钙血症、多发性内分泌瘤综合征等）。
- 非PTH介导的高钙血症：恶性肿瘤、慢性肉芽肿性疾病、维生素D中毒等。
- 药物：噻嗪类利尿药、锂剂、维生素A、茶碱中毒等。
- 其他：甲亢、嗜铬细胞瘤、肾上腺皮质功能减退症、佩吉特（Paget）骨病、制动、胃肠外营养、乳-碱综合征、横纹肌溶解和急性肾衰竭等。

3. 临床表现

- 症状
  - ✓ 神经精神：焦虑、抑郁及认知功能障碍最常见。随着钙浓度增加，症状可逐渐加重，包括嗜睡、意识模糊、木僵及昏迷。
  - ✓ 胃肠道：食欲缺乏、恶心、便秘，少见的有胰腺炎、消化性溃疡。
  - ✓ 肾：常见表现是多尿、烦渴，可导致脱水。慢性高钙血症合并高钙尿症可导致肾结石、肾功能不全、肾钙沉着症。
  - ✓ 心血管：重度高钙血症患者可能出现心律失常。急性高钙血症常表现为QT间期缩短；慢性高钙血症可能导致心脏瓣膜、冠状动脉和心肌纤维钙质沉积，以及高血压及心肌病。
  - ✓ 肌肉骨骼：肌无力、骨痛等。
- 查体

✓ 通常无高钙血症的特异性表现。

✓ 与基础疾病（如恶性肿瘤）相关的特异性表现。

✓ 与脱水相关的非特异性表现。

✓ 带状角膜病变是角膜上皮下磷酸钙沉积的反应，极少见。

4. 必做检查

● 血钙测定：血清总钙（生化）和离子钙（血气）。应根据白蛋白校正血清钙，钙浓度升高时应通过重复采样确认。

● 甲状旁腺激素（PTH）测定：对于区分PTH介导的和非PTH介导的高钙血症病因十分重要。存在高钙血症的情况下，PTH浓度升高可能是原发性甲旁亢的结果。对于PTH浓度低的高钙血症，则需进行进一步评估以明确高钙血症的其他病因如肿瘤等。

● 肾功能检查：评估高钙血症是否合并肾功能不全，并协助后续的治疗决策。

● ECG：评估高钙血症的心脏情况。

5. 选做检查

● PTH相关蛋白测定：适用于血清PTH浓度偏低（＜20ng/L）。其浓度升高，提示恶性肿瘤引起的体液性高钙血症。但临床上多数恶性肿瘤患者都会有明显临床表现，因此通常不必做这种测定。

● 维生素D代谢产物测定：若无明显的恶性肿瘤且PTH水平未升高，应测定血清维生素D代谢产物浓度，即25-羟维生素D（骨化二醇）和1,25-双羟维生素D（骨化三醇）。

● 其他：血清和尿蛋白电泳（疑诊多发性骨髓瘤者）、甲功（包括TSH）、维生素A、血清磷酸盐浓度和尿钙排泄量等。

6. 诊断策略（图21）

7. 急诊处理

● 无症状、症状轻微的轻度高钙血症（血清钙＜3mmol/L）或慢性中度高钙血症（血清钙3～3.5mmol/L）：一般不需立即治疗。避免可能加重高钙血症的因素（如噻嗪类利尿药），补足容量，寻找并治疗病因。

● 重度高钙血症（血清钙＞3.5mmol/L）或血钙急剧升高引起神志改变：需要急诊积极处理。

● 补液治疗：在无水肿的情况下，合理的治疗方案是初始以200～300ml/h的速度输注等张盐水，然后调整输液速度，维持尿量在100～150ml/h。密切监测，避免液体过剩或电解质紊乱。

● 祥利尿药：补足液体后使用祥利尿药，以进一步增加尿钙排

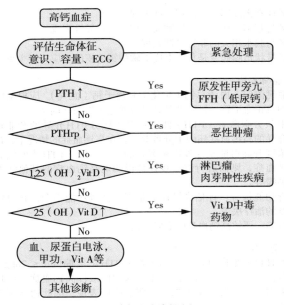

图21 高钙血症诊断流程

注：FFH，家族性低尿钙性高钙血症；PTHrp，PTH相关蛋白。

泄。若患者不存在肾衰竭或心力衰竭，不推荐常规使用袢利尿药，因为该治疗可能引起并发症，且存在其他可选的降钙药物。

- 鲑降钙素：起效快，每6～12小时可重复给予4～8IU/kg，最多可使血清钙浓度降低0.5mmol/L，其效力时间有限，数日后产生快速耐受。降钙素可与补液联合作为重度高钙血症的初始治疗方法。
- 双膦酸盐：首选唑来膦酸（4mg iv 15分钟）、帕米膦酸二钠（60mg，输注2小时），前者更强效且疗效更好。双膦酸盐类药物会在用药第2～4天达到最大疗效，因此可以维持对高钙血症的控制。

应注意，双膦酸盐类药物有潜在肾毒性。注意参考一下说明书上对eGFR的要求（十分重要）。

- 糖皮质激素：用于治疗由淋巴瘤、肉芽肿性疾病、维生素D中毒引起的高钙血症。

- 血液透析：适用于重度高钙血症合并心/肾功能不全者。

(刘 洋)

■ 低钙血症

1. 定义
- 血清校正钙（mmol/L）＜2.2mmol/L。
- 离子钙（血气中 Ca^{2+}）＜1.1mmol/L。
- 低钙血症病因以术后甲状旁腺功能减退症（简称甲旁减）、自身免疫性甲状旁腺功能减退和维生素D缺乏最常见。
- 低钙血症症状和体征的严重程度取决于钙的绝对含量及下降速度。急性低钙血症比慢性低钙血症出现症状的血清钙阈值更高。

2. 病因
- 甲状旁腺功能减退症（低PTH）：术后、放疗后、自身免疫性、遗传性、甲状旁腺浸润（含铁血黄素沉着症、转移瘤）、骨饥饿综合征、HIV感染。
- 高PTH：PTH抵抗（假性甲旁减）、维生素D缺乏/抵抗、肾病、血管外沉积（高磷血症、溶瘤综合征、胰腺炎、成骨性转移癌/瘤、碱中毒、脓毒症或其他严重疾病）。
- 药物：降钙素、双膦酸盐、地诺单抗、钙螯合剂（EDTA、枸橼酸）、膦甲酸钠、苯妥英钠、氟化物、呋塞米等。
- 镁代谢紊乱。

3. 临床表现
- 症状：特征是神经肌肉易激惹。
  - ✓手足搐搦：肌肉痉挛、声门和呼吸肌痉挛、口周和肢端感觉异常。
  - ✓癫痫发作。
  - ✓自主神经：出汗、支气管痉挛和胆绞痛。
  - ✓心血管：低血压和/或充血性心力衰竭，心律失常不多见。
- 体征
  - ✓陶瑟征：血压计袖带充气至收缩压以上持续3分钟诱发手痉挛。
  - ✓面神经征：叩击恰好在耳前的面神经引出同侧面部肌肉收缩。
  - ✓视盘水肿。

4. 必做检查
- 生化检查：多次重复测量经白蛋白校正的血清总钙浓度，以确定低钙血症的存在。血清镁、磷、血肌酐、淀粉酶、肌酶、碱性磷酸酶的检测有助于协助明确低钙血症的原因及治疗。

- ABG：测定离子钙及体内酸碱平衡情况。
- ECG：可见特征性QT间期延长。
- 血清PTH测定：在可能有助于区分低钙血症病因的检测中，该检查最有价值。低钙血症是PTH分泌最有效的刺激，血清PTH浓度偏低或正常是甲旁减的有力证据。

5. 选做检查

- 维生素D代谢产物测定：维生素D缺乏个体的血清25（OH）维生素D浓度低，而1,25（OH）$_2$维生素D通常正常或较高。甲旁减患者血清25（OH）维生素D可能正常，而1,25（OH）$_2$维生素D浓度低。
- 其他：尿钙、尿镁等。

6. 诊断策略

- 病史、查体和常规实验室检查可帮助明确低钙血症的病因，包括手术史、用药史、胰腺炎、急性或慢性肾脏病等。
- PTH↓：甲旁减。
- PTH↑＋25（OH）维生素D↓＋1,25（OH）$_2$维生素D↑：维生素D缺乏（日照缺乏、营养不良、药物、遗传）。
- PTH↑＋P↑：PTH抵抗、急性肾衰竭、横纹肌溶解、溶瘤综合征（需结合病史）。
- PTH↑＋P↑＋1,25（OH）$_2$维生素D↓＋Cr↑：慢性肾脏病。

7. 急诊处理

- 症状严重的低钙血症（如手足搐搦、抽搐、心功能不全或QT间期延长）或重度急性血清钙下降者（血清校正钙＜1.9mmol/L）：建议收入抢救室监护，并立即予静脉补钙，否则可能出现严重并发症。

    ✓方案

10%葡萄糖酸钙	20ml	ivgtt（20分钟）相当于补充元素钙
NS/5%GS	100ml	180mg
10%葡萄糖酸钙	110ml	ivgtt（50ml/h）相当于补充元素钙
NS	1000ml	50mg/h

    ✓监测血钙，维持在正常值下限。

    ✓静脉补钙应持续至患者接受有效的口服钙剂和维生素D方案为止。

    ✓静脉钙剂可加重血管收缩，在休克患者中使用需格外谨慎。

✓ 钙剂输注不宜过快，否则可能导致严重心律失常或心功能不全。

- 慢性或有轻微神经肌肉易激惹症状（感觉异常）且校正后血钙＞1.9mmol/L者：碳酸钙500 ～ 1000mg tid po，联合服用维生素D。

- 继发于短暂或永久性甲旁减或维生素D缺乏的低钙血症：补钙只有短暂效果（需要不停输注），且口服补钙不易吸收。只有加用维生素D才能治疗成功，且通常还可降低补钙剂量。

- 肾功能受损的无症状性低钙血症：初始治疗不需要静脉补钙，首要目标通常是纠正高磷血症和循环1,25（OH）$_2$维生素D低下。

- 低镁血症合并低钙血症：只有先纠正低镁才能有效纠正低钙。硫酸镁1 ～ 2g入液或联合门冬氨酸钾镁，注意监测。

- 必要时内分泌科专科会诊，协助诊治。

（刘 洋）

■ 乳酸酸中毒

1. 定义
- 乳酸酸中毒定义为血清乳酸浓度＞4mmol/L。
- 正常血乳酸浓度为0.5 ～ 1.5mmol/L。

2. 病因及临床表现
- A型乳酸酸中毒：组织氧合明显受损。
  - ✓ 常见病因：低血容量、心力衰竭、脓毒症、呼吸心搏骤停所致组织灌注严重不足。
  - ✓ 临床表现：体循环血压降低、肢端湿冷（脓毒症休克等高动力型休克患者早期可有皮肤潮红）、少尿或无尿、精神状态改变。
- B型乳酸酸中毒：全身灌注不足的证据不明显。
  - ✓ 可能机制：毒素诱导的细胞代谢障碍及局部缺血。
  - ✓ 常见病因：糖尿病（见于采用二甲双胍治疗的2型糖尿病、DKA、D-乳酸积聚）、恶性肿瘤（包括白血病、淋巴瘤、恶性实体肿瘤）、酗酒、HIV感染、应用β受体激动药、线粒体功能障碍（包括先天性线粒体缺陷）、药物（如抗反转录病毒药物、丙泊酚、利奈唑胺等）诱导的线粒体功能障碍）。
- D-乳酸酸中毒：罕见，L-乳酸是人类产生的主要异构体，D-乳酸是L-乳酸的立体异构体。
  - ✓ 病因：短肠综合征或其他原因所致胃肠道吸收不良，快速大量摄入丙二醇，DKA。

✓ 临床表现：通常表现为发作性代谢性酸中毒（通常发生于高糖饮食后）和特征性神经系统异常，包括意识模糊、小脑共济失调、言语不清、记忆丧失。

✓ 乳酸的标准实验室酶测定采用的是L-乳酸脱氢酶，因此常规不会检测到D-乳酸，确诊有赖于D-乳酸脱氢酶测定。

3. 必做检查

ABG、乳酸、电解质。

4. 选做检查

- 血常规，肝肾功能、血糖检测。
- 心肌损伤标志物、NT-proBNP检测。
- 感染指标筛查（如HIV）。
- CRP、ESR、PCT检测。
- 影像学检查。

5. 急诊处理

- 改善基础疾病状态，纠正病因。

  ✓ 低血容量：积极补液、容量复苏，如存在持续失血因素，如消化道出血，积极评估出血原因、部位、完善胃镜/结肠镜检查，内科保守治疗无效者需考虑介入/手术治疗。

  ✓ 脓毒症休克：初始复苏治疗（快速恢复灌注及早期给予抗生素）对纠正酸中毒、改善患者预后起至关重要的作用。

  ✓ 恢复组织灌注：积极给予静脉液体输注，通常是晶体液（平衡晶体液或生理盐水），用量30ml/kg（实际体重），起病后1小时内开始，并于3小时内完成。

  ✓ 经验性抗生素治疗以感染的疑似微生物及部位为目标，最好在第1小时内给予。

  ✓ 治疗过程中监测患者生命体征、MAP、CVP、$ScvO_2$、尿量、乳酸等变化情况，观察有无肺水肿表现。

  ✓ 若初始复苏治疗失败，需及时应用血管活性药物（一线药物为去甲肾上腺素）。

- 心源性休克：常见原因为急性心肌梗死。

  ✓ 容量管理

    ◇ 对于右心室梗死、休克患者，如胸片/胸部CT无肺淤血证据，且无呼吸窘迫，可考虑补充容量，需密切观察有无肺水肿表现。

    ◇ 对于广泛前壁心肌梗死，尤其老年患者，应避免过度补液致肺水肿。

  ✓ 血管活性药及正性肌力药物：首选去甲肾上腺素，应使用所需的最小剂量。可联合多巴胺、多巴酚丁胺。

- ✓ 主动脉内球囊反搏。
- ✓ 机械辅助装置：左心室/双心室辅助装置、ECMO、Impella 装置。
- ✓ 再灌注/血运重建：PCI、冠状动脉旁路移植术（CABG）。
- 呼吸心搏骤停
  - ✓ 积极胸外按压，建立气道，稳定生命体征。
  - ✓ 查找引起呼吸心搏骤停的病因（如低血容量、缺氧、高钾/低钾血症、酸中毒/碱中毒、低/高体温、低/高血糖、急性冠脉综合征、肺栓塞、张力性气胸、心脏压塞、毒物等），予对因治疗。
- 纠正酸中毒
  - ✓ 重度酸血症：动脉血$pH < 7.1$且血清碳酸氢盐$\leq 6mmol/L$，或$pH\ 7.1 \sim 7.2$，但存在严重急性肾损伤。
  - ✓ $30 \sim 60$分钟后复测血气、乳酸、电解质，若pH仍< 7.1，可重复给药。
  - ✓ 接受碳酸氢钠治疗者需保证充足通气，以确保CO_2能最大限度及时排出。
  - ✓ 若患者$pH \leq 7.1$，而血清碳酸氢盐$> 6mmol/L$，提示$PaCO_2 > 20mmHg$，表明通气不足，应首先考虑充足通气，如机械辅助通气，此时应用碳酸氢钠可能加重呼吸性酸中毒。

（王春婷）

■ 二甲双胍相关乳酸酸中毒

1. 概述
- 二甲双胍常规服用者出现二甲双胍相关乳酸酸中毒（MALA）较罕见。
- 高危因素：合并肾功能损害、合并肝病、酗酒、不稳定性或急性心力衰竭、有服用二甲双胍期间乳酸酸中毒的病史、休克、缺氧状态，或严重急性疾病、摄入大于1片药物的儿童。
- 二甲双胍可降低胰岛素抵抗、减少肝糖原输出、增加外周葡萄糖摄取，用于2型糖尿病的治疗。MALA可能机制：①二甲双胍促使葡萄糖在小肠血管网转化为乳酸；②二甲双胍抑制线粒体呼吸链复合体1，导致以乳酸、丙酮酸和丙氨酸为来源的糖异生减少，乳酸生成的底物进而增加。

2. 临床表现
　　不特异，可表现为恶心、腹痛、腹泻、精神状态改变、呼吸急促等。

3. 急诊处理
- 胃肠道去污：急性摄入者建议应用活性炭，除非存在禁忌证（如肠梗阻、急腹症）。慢性摄入者获益不多。
- 碳酸氢盐：给药原则同前述乳酸酸中毒情况。
- MALA出现下述情况可考虑血液透析：①血乳酸＞20mmol/L；②pH＜7.0；③支持治疗和碳酸氢盐治疗2～4小时病情无改善。
- 目标：血乳酸浓度＜3mmol/L且pH＞7.35，可停止血液透析。

（王春婷）

皮肤疾病急诊

■ 重症药疹

1. 定义

　　重症药疹指药物经由口服或输注进入体内，引起大面积皮肤受累并合并系统表现。

2. 常见疾病及临床表现
- 急性泛发性发疹性脓疱病（AGEP）：一种急性发热性药疹，皮肤表现为大面积水肿性红斑，其上许多小的非毛囊性无菌性脓疱。
  - ✓ 皮疹多始发于面部及间擦部位，如颈部、腋窝、腹股沟区等，之后迅速扩散。
  - ✓ 脓疱非常细小（＜5mm），伴烧灼和/或瘙痒感。
  - ✓ 多伴高热，部分可出现肝肾损害及急性呼吸窘迫综合征。
- Stevens-Johnson综合征（SJS）及中毒性表皮坏死松解症（TEN）：严重的皮肤黏膜急性疾病。一般认为两者均为多形红斑的重症阶段，区别在于表皮受累面积不同。
  - ✓ 体表面积（BSA）＜10%为SJS，BSA在10%～30%为SJS/TEN重叠，BSA＞30%为TEN。
  - ✓ 两者初始症状为发热、眼部刺痛、吞咽困难，早期皮损为红斑、暗红斑，可见靶形皮损，之后迅速融合为大面积红斑。
  - ✓ 红斑之上的水疱、大疱极易破溃形成大面积糜烂面，尼氏征阳性（在无自发剥离的表皮上手指推压红斑，如发生表皮真皮分离即为阳性），"烫伤样"或"湿烟纸"样外观。
  - ✓ 眼部、口腔、外阴黏膜通常出现糜烂及血痂。
  - ✓ 常合并发热、电解质紊乱、感染等。
  - ✓ TEN病死率高达30%。

- 伴嗜酸性粒细胞增多和系统症状的药物反应（DRESS）：又称药物超敏综合征（DIHS）。
  - ✓ 皮损及系统受累多表现为迟发性，可在用药后3周以上甚至更久才出现皮肤斑丘疹。
  - ✓ 有些可表现红皮病、剥脱性皮炎等皮肤表现，伴外周血嗜酸性粒细胞增多、肝功能异常及全身淋巴结肿大。

3. 必做检查
- 血常规：判断是否合并感染，是否出现嗜酸性粒细胞增多等。
- 生化检查：发现电解质紊乱等。患者一般处于循环不足、缺水、电解质紊乱状态，需着重关注患者肝肾功能。

4. 选做检查
- 胸片：发现有无潜在感染等，为药物选择提供依据。
- ABG：精准判断低氧、过度通气或CO_2潴留、酸碱平衡失调等。
- 皮肤组织病理活检：若不能判断是否为药物引起的疾病，可行皮肤活检与自身免疫性皮肤病等疾病进行鉴别。

5. 诊断策略
- 病史追溯是诊断最重要的一环。
  - ✓ 着重追问一切用药情况，包括抗生素、磺胺类药物、抗癫痫药物、抗结核药物、解热镇痛药物、中药、眼药等。
  - ✓ 所用药物剂量、时间应详细记录。
  - ✓ 用药与发疹存在先后顺序。
  - ✓ 极少数药疹患者由于各种原因无法提供有用的用药史。
- 结合药疹的典型表现。
  - ✓ AGEP典型表现为皱褶、间擦部位的红斑及细小脓疱。
  - ✓ SJS及TEN靶形皮损及表皮松解，黏膜（眼、口腔、外阴）受累。
  - ✓ DRESS陈旧性皮肤红斑、肝损害及嗜酸性粒细胞增多。
- 需要鉴别的其他诊断。①脓疱型银屑病；②自身免疫性大疱病；③其他原因引发的红皮病。

6. 急诊处理
- 呼吸、循环等生命体征判断和支持，维持水电解质平衡。
- 早期足量糖皮质激素使用，推荐剂量为$1 \sim 2mg/(kg \cdot d)$。
- 静脉注射免疫球蛋白（IVIG），推荐剂量成人20g/d，或$0.4 \sim 0.6g/(kg \cdot d)$。
- 皮肤创面的清洁与护理：对于已出现大面积表皮剥脱的患者，极易经由皮肤糜烂面引发感染，需每日对创面进行生理盐水清洁及外用凡士林油纱覆盖，凡士林油纱外侧可选择抗生素软膏外涂。必要时全身使用抗生素。

- 严禁再次使用可疑致敏药物及同类药物。
- 皮肤科及眼科、口腔科等专科会诊。

（毛笑非）

■ 感染性皮肤病

1. 定义

任何由细菌、真菌、病毒引起的皮肤感染类疾病，都是皮肤感染。

2. 常见疾病及临床表现

- 脓肿、疖和痈
  - ✓ 常见于青少年和年轻人，金黄色葡萄球菌是最常见的致病微生物。
  - ✓ 脓肿一般表现为炎症性局限性皮肤红肿，其中出现脓液。
  - ✓ 疖是急性炎症性、毛囊性及其周围的化脓性损害，面部、颈部、头皮、股部、臀部、会阴等处易发，伴疼痛，破溃后疼痛减轻。
  - ✓ 痈由疖聚集而成，可出现窦道。
- 丹毒
  - ✓ A组链球菌所致皮肤软组织感染。
  - ✓ 皮肤表现为大面积水肿性红斑，界限清晰、触痛，其上可出现水疱，可发生于面部、下肢，患处皮温增高、疼痛，伴局部淋巴结肿大。
  - ✓ 多伴发热、寒战等全身症状。
  - ✓ 可因治疗不当或其他原因转为慢性。
- 水痘及带状疱疹
  - ✓ 由水痘-带状疱疹病毒引起。
  - ✓ 水痘通过空气播散飞沫传播，通常有发热、乏力等前驱症状，之后出现全身瘙痒性丘疹，之后皮损迅速发展成直径1～3mm的水疱，周围有红晕，7～10天后逐渐结痂愈合。
  - ✓ 带状疱疹表现为前驱的局部皮肤感觉过敏、疼痛，之后沿同一神经节段区出现局限性疼痛性红斑，其上出现密集的水疱、大疱。

3. 必做检查

- 血常规：细菌感染可出现白细胞及中性粒细胞计数升高。
- 生化检查：细菌、病毒感染时，许多抗细菌、抗病毒药物会有肝肾损害，需关注肝肾功能。

4. 选做检查

皮肤病原学：如细菌感染性疾病局部有破溃，可使用皮肤拭子采取脓液送检细菌培养。

5. 诊断策略
- 通过典型皮肤表现不难诊断。下肢丹毒常有足癣病史，并观察足趾间有无破溃，面部丹毒需要询问口腔、牙龈、鼻腔等处感染病史。
- 水痘及带状疱疹一般通过典型病史、皮肤表现（水疱）即可诊断，一般无须进行病毒PCR检测。
- 鉴别诊断
  - ✓脓肿、疖和痈：需与痤疮、毛囊炎等鉴别。
  - ✓丹毒：需与急性蜂窝织炎、下肢深静脉血栓形成等鉴别。
  - ✓水痘：需与病毒疹、急性苔藓痘疮样糠疹、丘疹型荨麻疹鉴别。
  - ✓带状疱疹：需与单纯疱疹、细菌性感染、接触性皮炎等鉴别。

6. 急诊处理
- 细菌性感染：首选外用抗生素软膏，如莫匹罗星、多黏菌素等。
- 疖、痈：应口服抗生素治疗，无须等待皮肤拭子培养结果，一般建议经验性口服抗生素7～10天。疖、痈若已合并破溃建议引流。
- 丹毒：需尽早静脉输入抗生素，首选青霉素类药物，有药物过敏史者可选择头孢类抗生素。
- 水痘：一般建议对症支持治疗，退热、炉甘石洗剂外用等。成人水痘或免疫功能低下者带状疱疹建议加用系统抗病毒药物，口服伐昔洛韦或静脉注入阿昔洛韦。
- 带状疱疹：局部红斑水疱未破溃者，使用炉甘石洗剂。已破溃者外用抗生素软膏及抗病毒药物。
- 皮肤科及外科会诊。

（毛笑非）

■ 荨麻疹和血管性水肿

1. 定义
- 荨麻疹是急诊、皮肤科、变态反应科的常见疾病。
- 起病迅速，表现为红斑、风团，伴瘙痒。
- 多合并血管性水肿，表现为口腔、黏膜区肿胀。

2. 常见疾病及临床表现
- 荨麻疹
  - ✓ 以24小时内快速出现、消退的皮肤风团为主要表现。
  - ✓ 风团是红色或苍白的浅表真皮肿胀，其周围有红晕，可表现为细小的风团或手掌大小的风团，临床表现多样。
  - ✓ 物理性荨麻疹可表现为延物理刺激方向或搔抓方向的条状风团。
  - ✓ 伴明显瘙痒。
- 血管性水肿
  - ✓ 易出现于眼睑周围、口周、肠道等部位。
  - ✓ 累及咽部时可能出现喉头水肿，导致窒息死亡（喉头水肿和过敏性休克的处理见相关章节）。
  - ✓ 肿胀发生于真皮深层及皮肤、黏膜下组织，自觉疼痛，面积比风团大，边界模糊，可持续2～3天。

3. 必做检查

　　血常规＋尿常规＋粪便常规：呼吸道、消化道、泌尿系急性感染可引发荨麻疹。药物引起时可能合并嗜酸性粒细胞计数升高。

4. 选做检查
- 生化检查：感染时，考虑到使用药物，需关注肝肾功能。
- 过敏原筛查：建议停用抗过敏药物及糖皮质激素后进行。
- C1酯酶抑制物检测：排除遗传性血管性水肿。

5. 诊断策略
- 通过急性出现的典型皮肤红斑、风团及黏膜肿胀等进行诊断。
- 需要仔细询问发作频率，皮损持续时间，是否合并呼吸困难、血压下降等，以及家族史、职业及生活活动情况。
- 荨麻疹就诊时应进行大概分类，如急性或慢性，可能诱因如感染引起或由食物、药物等引起。
- 鉴别诊断：需与荨麻疹性血管炎、固定型药疹等鉴别。

6. 急诊处理
- 抗组胺药物：口服一种或两种，目标为用药后2～3天症状完全缓解。
- 糖皮质激素：适用于急性荨麻疹皮损面积大，或考虑急性药物性荨麻疹，或血管性水肿患者。可予甲泼尼龙40mg单次静脉输入，之后根据病情变化灵活给予糖皮质激素。
- 外用药物：皮肤风团外用炉甘石洗剂，面部血管性水肿外用硼酸洗液湿敷。
- 皮肤科及变态反应科专科会诊。

（毛笑非）

■ 过敏性休克

1. 定义

过敏性休克指外界某些抗原性物质进入已致敏的机体后，通过免疫机制在短时间内发生的一种强烈的多脏器受累的症状群。

2. 临床表现

- 常为急性发病，一般在接触过敏原后数分钟至30分钟内发病，出现血压下降，SBP < 90mmHg或比基础值下降 > 30%。
- 以周围循环衰竭为主要特征，通常有四肢冰冷、脉搏细而弱、意识障碍。
- 伴过敏表现，如面色潮红、皮肤发痒、全身皮疹、腹痛、呕吐，或胸闷、气急，甚至因喉头水肿、支气管痉挛导致呼吸困难、缺氧、发绀等。

> 应注意，对有明显呼吸窘迫症状而尚未发生血压下降者，参照过敏性休克进行处理。

3. 急诊处理（图22）

- 终止接触可疑的过敏原，立即将患者放置平车送至抢救室（抢救区）。
- 持续心电、血压、SpO₂等生命体征监测。
- 平卧位休息，保持安静、注意保暖。
- 保持呼吸道通畅，警惕气道堵塞或误吸，必要时行气管插管或紧急气管切开。
- 采用鼻导管或面罩吸氧，必要时可用简易呼吸器辅助通气。
- 立即开放外周静脉通路并快速补液（NS 500ml快速输注），必要时适当增加输液量。
- 应用肾上腺素
  - ✓ 立即肌内注射肾上腺素 0.3 ~ 0.5mg（按照0.01mg/kg给予，成人最大剂量0.5mg；对 < 14岁的儿童最大剂量0.3mg），浓度为1mg/ml（1:1000），等同于现有1ml:1mg肾上腺素的浓度。
  - ✓ 应用肾上腺素5 ~ 15分钟后，若血压仍不回升，可重复使用一次相同剂量肾上腺素，严重者可缩短用药间隔。
  - ✓ 对于意识丧失、血压严重下降（如SBP < 80mmHg），即将发生心搏骤停的患者，可静脉注射肾上腺素 0.1 ~ 0.2mg。
    - ◇ 对 < 14岁的儿童，剂量为2 ~ 10µg/kg。
    - ◇ 注意静脉注射肾上腺素需要将现有1ml:1mg肾上腺素稀

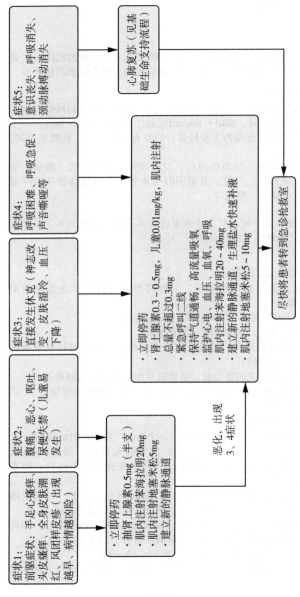

图 22 严重过敏反应抢救流程

症状1：前驱症状：手足心瘙痒、头皮瘙痒、全身皮肤潮红、风团样皮疹（出现趣早、病情趣凶险）

立即停药
· 抽肾上腺素0.5mg（半支）
· 肌内注射苯海拉明20mg
· 肌内注射地塞米松5mg
· 建立新的静脉通道

症状2：腹痛、恶心、呕吐、尿便失禁（儿童易发生）

症状3：直接发生休克（神志改变、皮肤湿冷、血压下降）

恶化，出现3、4症状

立即停药
· 肾上腺素0.3～0.5mg，儿童0.01mg/kg，肌内注射总量不超过0.3mg
· 紧急呼叫二线
· 保持气道通畅，高流量吸氧
· 监护心电、血压、血氧、呼吸
· 肌内注射苯海拉明20～40mg
· 建立新的静脉通道，生理盐水快速补液
· 肌内注射地塞米松5～10mg

症状4：呼吸困难、呼吸急促、声音嘶哑等

症状5：意识丧失、呼吸消失、颈动脉搏动消失

心肺复苏（见基础生命支持流程）

尽快将患者转到诊抢救室

264

释10倍使用，浓度为0.1mg/ml（1:10000）。

✓ 数次肌内注射肾上腺素且积极液体复苏治疗无效、低血压仍持续存在，可考虑使用肾上腺素中心静脉持续输注。

◇ 成人以0.1μg/（kg·min）的速率开始静脉输注肾上腺素，每2～3分钟增加0.05μg/（kg·min），直至血压和灌注改善。

◇ 参考配液方案：体重60kg患者，予肾上腺素9mg＋NS 500ml，20ml/h起始。

- 抗组胺药物和糖皮质激素：苯海拉明20mg肌内注射；糖皮质激素静脉输注，如地塞米松10～20mg，或氢化可的松200～300mg，或甲泼尼龙1～2mg/kg。
- 若发生呼吸衰竭，简易呼吸器辅助通气，有条件时行气管插管。
- 若出现呼吸心搏骤停，立即进行心肺复苏。
- 部分患者可在初次发作后数小时内出现二次发作，因此出现过敏性休克的患者建议观察24小时。

（刘业成）

妇产科急诊

■ 异位妊娠

1. 定义

- 异位妊娠指发育中的胚胎在宫腔子宫内膜以外的部位植入。
- 最常见的宫外植入部位是输卵管，其他部位包括宫颈、宫角、子宫切开术瘢痕、子宫肌壁间、卵巢或腹腔。极少数多胎妊娠可能为宫内、宫外同时妊娠。

2. 危险因素

- 高风险因素：异位妊娠病史，输卵管病变，绝育术，宫内节育器植入，体外受精和其他辅助生殖技术。
- 中风险因素：吸烟，避孕药使用，性传播疾病病史，盆腔炎病史，己烯雌酚宫腔暴露史，盆腹腔手术史，自然流产史。
- 低风险因素：药物流产史，不孕症，年龄≥40岁，阴道冲洗，初次性行为年龄＜18岁，阑尾切除术后。

3. 临床表现

- 症状
  ✓ 阴道出血和/或腹痛最常见，也可无症状。
  ✓ 症状一般发生在末次月经后6～8周。
  ✓ 阴道出血缺乏固定特异性形式。

   ✓腹痛部位通常在盆腔，可为弥漫或局限。

   ✓疼痛缺乏特异性，破裂时可能出现剧烈疼痛。

   ✓血液淤积在直肠子宫陷凹可引起强烈的便意。

- 查体

   ✓腹部压痛阳性。

   ✓压痛部位较常见在下腹部和盆腔，少数病例可有中上腹压痛。

   ✓若破裂出血可见腹部膨隆，也可有反跳痛阳性。

   ✓应完成双合诊和内镜检查，明确子宫大小和通过阴道镜确定出血来源。

4. 必做检查

- HCG测定：首先测定HCG以明确妊娠诊断，之后动态监测，以评估是否为异位妊娠。多数以2000U/L为临界值。

- FAST超声：由急诊医师主导床旁完成，通过腹盆腔游离积液，明确患者是否存在异位妊娠破裂出血。

- 子宫＋双附件B超：明确是否为宫内妊娠，并寻找其他常见异位妊娠部位的包块。还可了解是否存在子宫＋双附件结构异常，评估风险因素。经阴道超声检查（TVUS）是评估的标准方法。血流动力学不稳定者不宜外出，直至完成该检查。

- 血常规：明确是否有出血导致的贫血。

- 生化检查：明确肝肾功能状态，以确定后续手术和药物治疗是否存在禁忌证，并确定是否存在出血造成的休克，协助评估病情危重程度。

- 凝血功能检查：为手术和药物治疗确定是否存在禁忌证，对存在血流动力学不稳定的危急状态，应予纠正。

5. 选做检查

- ABG：应对存在异位妊娠破裂可能和血流动力学不稳定的危重患者进行该检查评估，了解组织灌注状态。

- 血型筛查：若患者存在潜在手术治疗可能，或需急诊输血，应对患者进行早期的血型评估，以便进行后续的配血治疗。

- 其他影像学检查：对于极少见的异位妊娠部位可能需要除腹盆超声检查外的其他影像学检查。

6. 诊断策略

- 明确已妊娠并确定提示异位妊娠的症状：通过病史采集明确月经史和评估危险因素，并获取此次就诊时存在的症状，完善HCG检查。

- 评估血流动力学稳定性：通过生命体征、突发症状加重、查体、FAST超声评估结果、血常规等明确患者的血流动力学状态，判断患者是否处于活动性出血和预估失血量。

- 评估妊娠部位：通过腹盆超声检查或其他影像学检查明确妊娠部位。
- 根据HCG测定和超声检查结果确认或排除异位妊娠：监测HCG水平变化以确定。对于存在诊断非常困难的案例可及时安排其他检查手段明确诊断，如后穹隆穿刺。
- 与其他疾病鉴别：黄体破裂、流产、卵巢囊肿蒂扭转、阑尾炎、肠梗阻等。

7. 急诊处理

- 快速识别血流动力学不稳定的患者，心电监护，建立静脉通路，急诊妇产科床旁会诊，完善术前评估和诊断的相关检查。
- 快速补液扩容，必要时输注血制品，进行血流动力学监测，若仍不能维持可考虑血管活性药物治疗。
- 对尚不需急诊手术者，应密切观察，并尽快与妇产科专科医师协商是否应积极给予甲氨蝶呤治疗。
- 对于需要手术治疗者，应严密监测患者的一般状态，完善术前准备，推动急诊手术实施。

（史　迪）

■ 子痫前期/HELLP综合征

1. 定义

- 子痫前期指既往血压正常的女性在妊娠20周后出现新发高血压和蛋白尿，或出现新发高血压和显著的终末器官功能障碍，伴或不伴蛋白尿。
- 子痫前期也可见于产后，其严重类型可出现重度高血压或严重终末脏器损伤的表现。
- 子痫前期的血压通常为两次测量SBP均≥140mmHg或DBP≥90mmHg，且测量间隔4小时以上。
- HELLP综合征是以微血管病性溶血血涂片表现的溶血、肝酶升高和血小板计数降低为特征的综合征。它可能是一种严重的子痫前期。

2. 危险因素

- 子痫前期
  ✓ 既往妊娠史曾有子痫前期。
  ✓ 年龄＞40岁或＜18岁。
  ✓ 一级亲属的子痫前期家族史。
  ✓ 慢性高血压。

✓ 慢性肾脏疾病。

✓ 自身免疫病（抗磷脂综合征、系统性红斑狼疮等）。

✓ 血管疾病。

✓ 糖尿病。

✓ 多胎妊娠病史。

✓ 肥胖病史。

✓ 非洲裔人种。

✓ 胎儿水肿。

✓ 青少年妊娠。

✓ 胎儿生长受限。

✓ 血压正常的孕产妇距上一次的妊娠间期较长。

✓ 上一次妊娠出现子痫前期的孕产妇间期过短。

✓ 辅助生殖技术史。

✓ 睡眠呼吸暂停病史。

✓ 血铅水平升高。

✓ 创伤后应激障碍。

- HELLP综合征：子痫前期或HELLP综合征既往史，多种基因突变也可导致HELLP综合征发病。

3. 临床表现

- 子痫前期

  ✓ 症状：持续性和/或严重头痛，视觉异常［出现暗点、畏光、视物模糊或短暂失明（罕见症状）］，上腹痛或胃区疼痛，意识状态改变，呼吸困难或胸骨后疼痛，少尿，外周性水肿，胎盘早剥。

  ✓ 体征：高血压（≥140/90mmHg），严重的子痫前期可出现脑卒中的神经定位体征，反射亢进，颜面部水肿和体重增加，肺水肿，腹部压痛，视力和视野检查异常。

- HELLP综合征

  ✓ 腹痛，中上腹、右上腹或胸骨下压痛，伴恶心、呕吐。

  ✓ 血压升高同子痫前期，血压升高和蛋白尿在重度HELLP综合征的女性中可能缺失。

  ✓ 可见腹水、黄疸。

  ✓ 较少出现DIC、胎盘早剥、急性肾衰竭、肺水肿、被膜下或肝实质血肿、视网膜剥脱。

4. 必做检查

- 尿常规：随机尿蛋白呈阳性。
- 24小时尿蛋白测定：尿蛋白 ≥ 0.3g/24h。
- 生化检查

  ✓ 肌酐：水平升高，如 > 97.3μmol/L，应警惕严重类型的子痫前期。

✓ 肝功能：一般正常，但转氨酶升高可见于重度子痫前期和HELLP综合征。HELLP综合征患者还会出现胆红素水平升高。

✓ 高尿酸血症：常见，但不可作为严重程度的预测指标。

- 血常规：$PLT < 150 \times 10^9/L$，严重子痫前期和HELLP综合征$PLT < 100 \times 10^9/L$。还可见中性粒细胞增多表现。

- 心肌酶＋BNP/NT-proBNP测定：cTnI存在升高可能，特别是少部分重度子痫前期患者提示心肌损害或全面舒张功能障碍。BNP/NT-proBNP存在升高可能，通常比正常患者或慢性高血压患者升高4倍。

- 血涂片：可见溶血后红细胞碎片。

- 胎儿超声：需要评估胎儿状态，是否存在胎盘灌注减少后的胎儿生长受限、胎儿水肿。

5. 选做检查

- 凝血功能检查：除非存在特殊的肝功能受累或严重出凝血障碍并发症，凝血功能在子痫前期多为正常表现。

- ECG：对于存在心肌损伤、胸痛、肺水肿的患者应进行ECG评估，明确患者是否存在心脏供血异常。

- 尿常规检查：通常为良性结果。

- 腹部超声检查：通过肾形态学变化，明确肾大小、皮质髓质病变性质，明确是否存在既往慢性肾病。评估其他腹腔内脏器，明确是否存在肝病变或HELLP综合征等继发的血肿等病变。

- 子宫动脉和脐动脉多普勒超声：子宫动脉血流速度测量，可发现子宫动脉内血流阻抗增加，但诊断的敏感性、特异性不高。

- 床旁超声心动图：通过心房室腔的大小、运动、血流等评估患者的血流动力学状态。

- 尿钙测定：可见低尿钙，与肾小管对钙的重吸收有关。

- 头颅MRI：如患者出现脑卒中表现，首选影像学检查为MRI，但应充分评估患者意识状态和危重程度，以了解能否进行相关检查。

6. 诊断策略

- 对于存在典型临床表现，伴妊娠20周后的新发高血压，应考虑子痫前期可能。

- 对进行患者相应实验室检查的同时，应尽快评估胎儿状态，对HELLP综合征的诊断依靠血常规、血涂片、肝功能检查。

- 患者急诊就诊时应由急诊科、妇产科协同诊治。

- 若患者出现神经功能障碍/神经系统查体异常、眼部体征和症状、剧烈持续的疼痛，应考虑神经科急诊会诊。

- 诊断时应考虑以下可能的鉴别诊断：既往存在高血压病；原发性肾病恶化；抗磷脂综合征；妊娠期急性脂肪肝；血栓性血小板减少性紫癜；系统性红斑狼疮病情活动加重；嗜铬细胞瘤；镜像综合征；其他内外科疾病如肝炎、胆囊炎、消化性溃疡等。

急诊疾病

7. 急诊处理
- 建立静脉通路，生命体征监护，完善实验室筛查，组织相关科室的多学科会诊。
- 对于重度疾病表现的子痫前期患者应由产科医师决定是否终止妊娠，但识别重度疾病特征的子痫前期是急诊科医师的重要责任。对于未足月妊娠的子痫前期患者更倾向于保守治疗。
- 有以下情况，应考虑手术治疗。
  - ✓ 间隔4小时的两侧肢体测量SBP ≥ 160mmHg，或DBP ≥ 110mmHg。
  - ✓ 中枢神经系统异常表现，如新发现的视力障碍或神经系统症状。
  - ✓ 肝功能异常，转氨酶高于正常值上限2倍或右上腹疼痛。
  - ✓ PLT降至 100×10^9/L以下。
  - ✓ 肾功能异常，通常以血肌酐 > 97.2μmol/L或2倍以上增高作为评价标准。
  - ✓ 存在肺水肿。
- 控制血压治疗
  - ✓ 不伴重度疾病特征的子痫前期未足月者和等待终止妊娠的患者应尽快开展。
  - ✓ 拉贝洛尔、肼屈嗪、硝苯地平可作为用药选择。
  - ✓ 目标血压为血压持续 < 150/100mmHg。
  - ✓ 对于重度高血压应选择静脉降压药物。
  - ✓ HELLP综合征患者如前期降压无效，可考虑应用硝普钠。
- 硫酸镁静脉泵入：对于子痫前期或伴重度特征的子痫前期患者应用硫酸镁治疗，但本药对血压影响极小。需警惕硫酸镁药物过量的临床表现。
- 限制钠盐摄入。
- 尽快评估胎儿状况。
- 妊娠不足34周的患者应在产科医师指导下完善产前糖皮质激素的使用。
- 动态监测患者生命体征变化，定期进行重要器官功能评估，监测胎儿状态。

（史　迪）

急性中毒

■ 中毒

1. 定义
- 中毒指进入人体的化学物质达到中毒剂量，导致组织或器官损害而引起的全身性疾病。引起中毒的化学物质称为毒物。
- 根据暴露毒物的毒性、剂量和时间，通常将中毒分为急性中毒和慢性中毒。
  - ✓ 急性中毒：指机体一次大剂量暴露或24小时内多次暴露于某种或某些有毒物质引起急性病理变化而出现的临床表现。
  - ✓ 慢性中毒：指长时间暴露毒物引起人体蓄积中毒而出现的临床表现。

2. 常见病因及临床表现
- 急性中毒：不同化学物质急性中毒表现不尽相同，严重中毒时共同表现有发热、昏迷、惊厥、呼吸困难、休克和少尿等。
  - ✓ 皮肤黏膜表现
    - ◇ 皮肤及口腔黏膜灼伤见于强酸、强碱、甲醛、苯酚、百草枯等腐蚀性毒物灼伤。
    - ◇ 硝酸灼伤皮肤黏膜呈黄色，盐酸呈棕色，硫酸呈黑色。
    - ◇ 皮肤颜色变化：可有发绀、发红、黄疸。
  - ✓ 眼部表现
    - ◇ 瞳孔散大见于阿托品、莨菪碱类中毒。
    - ◇ 瞳孔缩小见于有机磷杀虫药（OPI）、氨基甲酸酯类杀虫药中毒。
    - ◇ 视神经炎见于甲醇中毒。
  - ✓ 神经系统表现：昏迷、谵妄、肌束颤动、惊厥、瘫痪、精神失常。
  - ✓ 呼吸系统表现
    - ◇ 呼出特殊气味：乙醇中毒呼出气有酒味；氰化物中毒有苦杏仁味；OPI等中毒时有蒜味；苯酚、甲酚皂溶液中毒有苯酚味等。
    - ◇ 呼吸加快：水杨酸类、甲醇等中毒兴奋呼吸中枢；刺激性气体（如二氧化氮等）中毒引起呼吸加快。
    - ◇ 呼吸减慢：镇静催眠或吗啡类药物中毒抑制呼吸中枢致呼吸肌麻痹，使呼吸减慢甚至骤停。
    - ◇ 肺水肿：刺激性气体、OPI或百草枯等中毒常发生肺水肿。
  - ✓ 循环系统表现

◇ 心律失常：洋地黄、夹竹桃、蟾蜍毒素中毒兴奋迷走神经，拟肾上腺素药、三环类抗抑郁药中毒兴奋交感神经，氨茶碱中毒所致心律失常的机制多样。

◇ 心搏骤停

□ 心肌毒性作用：见于洋地黄、奎尼丁、锑剂或依米丁（吐根碱）等中毒。

□ 缺氧：见于一氧化碳、硫化氢、氰化物、苯胺、亚硝酸盐等中毒。

□ 严重低钾血症：见于可溶性钡盐、棉酚或降钾药物中毒。

◇ 休克：强酸和强碱引起严重灼伤致血浆渗出，三氧化二砷中毒引起剧烈呕吐和腹泻，麻醉药过量、严重巴比妥类药物中毒抑制血管中枢导致外周血管扩张。以上因素都可通过不同途径引起循环血容量绝对或相对减少，发生休克。

✓ 泌尿系统表现：中毒后肾损害、肾缺血或肾小管坏死导致急性肾衰竭，出现少尿或无尿。

✓ 血液系统表现

◇ 砷化氢中毒、苯胺或硝基苯等中毒引起溶血性贫血和黄疸。

◇ 水杨酸类、肝素或双香豆素、敌鼠钠盐、溴敌隆和蛇毒咬伤中毒引起凝血功能障碍导致出血。

◇ 氯霉素、抗肿瘤药或苯等中毒引起白细胞减少。

✓ 发热：见于阿托品、二硝基酚或棉酚等中毒。

● 慢性中毒

✓ 神经系统表现：痴呆（见于四乙铅或一氧化碳等中毒）、帕金森病（见于一氧化碳、吩噻嗪或锰等中毒）、周围神经病（见于铅、砷或OPI中毒）。

✓ 消化系统表现：砷、四氯化碳、三硝基甲苯或氯乙烯中毒引起中毒性肝病。

✓ 泌尿系统表现：镉、汞或铅中毒引起中毒性肾损害。

✓ 血液系统表现：苯、三硝基甲苯可引起白细胞减少或再生障碍性贫血。

✓ 骨骼系统：氟中毒可引起氟骨症；黄磷中毒可引起下颌骨坏死。

3. 诊断策略

由病史（毒物接触史、既往史）、临床表现及毒物检测结果综合判断。

4. 急诊处理

- 立即终止毒物接触
  - ✓ 立即将患者撤离中毒现场，转到空气新鲜的地方，脱去污染衣物。
  - ✓ 常规毒物中毒，用温水或肥皂水清洗掉皮肤和毛发上的毒物。
  - ✓ 用清水彻底冲洗，清除眼内毒物。
  - ✓ 清除伤口处毒物。
- 紧急复苏和对症支持治疗
  - ✓ 以优先保证气道、循环、呼吸等主要生命体征稳定，给予有效急救复苏措施，为后续治疗提供基础保证。
  - ✓ 清除体内尚未吸收的毒物：经口中毒者，早期清除胃肠道尚未吸收的毒物可明显改善病情，越早、越彻底越好。常用方法为催吐、洗胃、肠道毒物吸附、导泻、灌肠、全肠灌洗。
- 促进毒物排出
  - ✓ 强化利尿和改变尿液酸碱度。
  - ✓ 吸氧：一氧化碳中毒时，吸氧可促使碳氧血红蛋白解离，加速一氧化碳排出。
  - ✓ 高压氧治疗是一氧化碳中毒的特效疗法。
  - ✓ 血液净化：用于血液中毒物浓度明显增高、中毒严重、昏迷时间长、有并发症和经积极支持疗法病情仍日趋恶化者。
    - ◇ 血液透析：清除血液中分子量较小和非脂溶性的毒物（如苯巴比妥、水杨酸类、甲醇、茶碱、乙二醇和锂等）。短效巴比妥类、格鲁米特（导眠能）和OPI因具有脂溶性，一般不进行血液透析。氯酸盐或重铬酸盐中毒能引起急性肾衰竭，首选血液透析。中毒12小时内进行血液透析效果好。如中毒时间过长，毒物与血浆蛋白结合，则不易透出。
    - ◇ 血液灌流：血液流过装有活性炭或树脂的灌流柱，毒物被吸附后，再将血液输回患者体内。此法能吸附脂溶性或与蛋白质结合的化学物，清除血液中巴比妥类和百草枯等，是目前最常用的中毒抢救措施。
    - ◇ 血浆置换：用于清除游离或与蛋白结合的毒物，特别是生物毒（如蛇毒、毒蕈中毒）及砷化氢等溶血毒物中毒。一般需在数小时内置换3～5L血浆。
- 应用解毒药
  - ✓ 金属中毒解毒药：多属螯合剂，常用的有氨羧螯合剂和巯基螯合剂。
    - ◇ 依地酸钙钠（EDTA Ca-Na）：是最常用的氨羧螯合剂，

用于治疗铅中毒。

◇ 二巯丙醇（BAL）：用于治疗砷、汞中毒。

◇ 二巯丙磺钠（DMPS）：用于治疗汞、砷、铜或锑等中毒。

◇ 二巯丁二钠（DMS）：用于治疗锑、铅、汞、砷或铜等中毒。

✓ 高铁血红蛋白解毒药：亚甲蓝（美蓝）。小剂量亚甲蓝可使高铁血红蛋白还原为正常血红蛋白，用于治疗亚硝酸盐、苯胺或硝基苯等中毒引起的高铁血红蛋白血症。

✓ 氰化物中毒解毒药：中毒后，立即吸入亚硝酸异戊酯。随即，3%亚硝酸钠溶液10ml缓慢静脉注射。继而用50%硫代硫酸钠50ml缓慢静脉注射。

✓ 甲吡唑：它和乙醇是治疗乙二醇和甲醇中毒的有效解毒药，二者都是乙醇脱氢酶（ADH）抑制剂，前者较后者作用更强。

✓ 奥曲肽：能降低胰岛B细胞的作用，用于治疗磺脲类药物过量引起的低血糖。

✓ 高血糖素：能诱导释放儿茶酚胺，是β受体阻断药和钙通道阻滞药中毒的解毒剂，也可用于普鲁卡因、奎尼丁和三环类抗抑郁药过量。

✓ 中枢神经系统抑制剂解毒药

◇ 纳洛酮：属阿片受体拮抗药，是阿片类麻醉药的解毒药，对麻醉镇痛药引起的呼吸抑制有特异性拮抗作用；对急性酒精中毒有催醒作用，对各种镇静催眠药如地西泮等中毒也有一定疗效。

◇ 氟马西尼：是苯二氮䓬类药物中毒的解毒药。

✓ OPI中毒解毒药：应用阿托品和碘解磷定。

● 预防并发症

✓ 保护惊厥患者，避免受伤。

✓ 卧床时间较长者，应定时翻身，以免发生坠积性肺炎、压疮或下肢深静脉血栓形成等。

（付阳阳）

■ 有机磷中毒

1. 定义

● 急性有机磷杀虫药中毒（AOPIP）指有机磷杀虫药（OPI）进入人体内抑制胆碱酯酶（ChE）活性，引起生理效应部位乙酰胆碱（Ach）大量蓄积，出现毒蕈碱样、烟碱样和中枢神经系统等中毒症状和体征。

● OPI主要经胃肠、呼吸道及皮肤黏膜吸收。吸收后迅速分布全身各器官，其中以肝内浓度最高，其次为肾、肺、脾等，肌肉和脑含量最少。OPI主要在肝内进行生物转化和代谢。OPI经水解后毒性降低。OPI吸收后6～12小时血中浓度达高峰，24小时内由尿液排泄，多数OPI及代谢产约48小时后可完全排出体外，少数品种如剧毒类在体内存留可达数周甚至更长时间。

- 患者常死于呼吸衰竭。

2. 临床表现

- 急性中毒：口服中毒者10分钟至2小时发病；吸入中毒者数分钟至半小时内发病；皮肤吸收2～6小时发病。中毒后出现急性胆碱能危象。

  ✓ 毒蕈碱样症状：又称M样症状，主要是副交感神经末梢过度兴奋，类似毒蕈碱样作用。

    ◇ 平滑肌痉挛：表现为瞳孔缩小、腹痛、腹泻。

    ◇ 括约肌松弛：表现尿便失禁。

    ◇ 腺体分泌增加：表现为大汗、流泪和流涎。

    ◇ 气道分泌物增多：表现为咳嗽、气促、呼吸困难、双肺湿啰音，严重者发生肺水肿。

  ✓ 烟碱样症状：又称N样症状，包括肌束颤动、全身肌强直性痉挛，也可出现肌力减退或瘫痪，呼吸肌麻痹引起呼吸衰竭。交感神经节后纤维末梢释放儿茶酚胺，表现为血压增高和心律失常。

  ✓ 中枢神经系统症状

    ◇ 血ChE浓度明显降低而脑组织ChE活力>60%时，通常不出现中毒症状和体征。

    ◇ 脑ChE活力<60%时，出现头晕、头痛、烦躁不安、谵妄、抽搐和昏迷，有的发生呼吸、循环衰竭死亡。

  ✓ 局部损害：有些OPI接触皮肤后发生过敏性皮炎、皮肤水疱或剥脱性皮炎；污染眼部出现结膜充血和瞳孔缩小。

- 中间型综合征

  ✓ 多发生在重度OPI中毒后24～96小时及ChE复能药用量不足患者，经治疗胆碱能危象消失或迟发性多发神经病发生前。

  ✓ 突然出现屈颈肌和四肢近端肌无力，以及第Ⅲ、Ⅶ、Ⅸ、Ⅹ对脑神经支配的肌无力，出现上睑下垂、眼外展障碍、面瘫和呼吸肌麻痹。

  ✓ 如引起通气障碍性呼吸困难或衰竭，可导致死亡。

- 迟发性多发神经病

  ✓ 急性重度和中度OPI中毒患者症状消失后2～3周出现。

✓ 表现为感觉、运动型多发神经病变，主要累及肢体末端，发生下肢瘫痪、四肢肌萎缩等。

3. 必做检查

● 血 ChE 活力测定：血 ChE 活力是诊断 OPI 中毒的特异性实验指标，对判断中毒程度、疗效和预后极为重要。

● 毒物检测：患者血、尿、粪便或胃内容物中可检测到 OPI 或其特异性代谢产物成分。OPI 的动态血药浓度检测有助于病情评估及治疗。

4. 诊断策略

● OPI 暴露史。

● OPI 中毒症状及体征。

● 全血 ChE 活力降低。

● 血、胃内容物 OPI 及其代谢物检测。

5. 急性中毒诊断分级

● 轻度中毒：仅有 M 样症状，ChE 活力 70% ～ 50%。

● 中度中毒：M 样症状加重，出现 N 样症状，ChE 活力 50% ～ 30%。

● 重度中毒：具有 M、N 样症状，伴肺水肿、抽搐、昏迷，呼吸肌麻痹和脑水肿，ChE 活力 30% 以下。

6. 急诊处理

● 迅速清除毒物

✓ 立即将患者撤离中毒现场。

✓ 彻底清除未被机体吸收入血的毒物，如迅速脱去污染衣服，用肥皂水清洗污染皮肤、毛发和指甲。

✓ 眼部污染时，用清水、生理盐水、2% 碳酸氢钠溶液或 3% 硼酸溶液冲洗。

✓ 口服中毒者，用清水洗胃，并及时导泻。

● 紧急复苏：立刻清除呼吸道分泌物，保持呼吸道通畅，吸氧，必要时机械通气。

● 应用解毒药：在清除毒物过程中，同时应用 ChE 复能药和胆碱受体阻断药治疗。

✓ 用药原则：根据病情，要早期、足量、联合和重复应用解毒药。

◇ 轻度中毒：单用 ChE 复能药。

◇ 中至重度中毒：可联合应用 ChE 复能药与胆碱受体阻断药，两药合用时，应减少胆碱受体阻断药（阿托品）用量，以免发生中毒。

✓ ChE 复能药肟类化合物能使被抑制的 ChE 恢复活性。所用药物如下。

◇ 氯解磷定：临床上首选，复能作用强，毒性小，水溶性大，可供静脉或肌内注射。

◇ 碘解磷定：复能作用较差，毒性小，水溶性小，仅能静脉注射，临床上次选。

◇ 双复磷：重活化作用强，毒性较大，水溶性大，可静脉或肌内注射。

✓ 胆碱受体阻断药

◇ M胆碱受体阻断药：又称外周性抗胆碱能药，常用有阿托品和山莨菪碱等。

□ 阿托品每10～30分钟或1～2小时给药1次，直至患者M样症状消失或出现阿托品化。

□ 阿托品化：指征有口干、皮肤干燥、心率增快（90～100次/分）和肺湿啰音消失，应减少阿托品剂量或停用。

□ 阿托品中毒：表现为瞳孔明显散大、意识模糊、烦躁不安、抽搐、昏迷和尿潴留等，应立即停用阿托品。

◇ N胆碱受体阻断药：如东莨菪碱、丙环定等。

□ 盐酸戊乙奎醚（长托宁）对外周M受体和中枢M、N受体均有作用，但选择性作用于M_1、M_3受体亚型，对位于心脏的M_2受体作用极弱，对心率无明显影响。

□ 抗胆碱作用较阿托品强，尚能改善M样症状。

□ 有效剂量小，作用时间长（半衰期6～8小时），且在脑组织维持时间长。

□ 不良反应少，首次用药需与氯解磷定合用。

• 对症治疗：重度OPI中毒常伴多种并发症，如酸中毒、低钾血症、严重心律失常、脑水肿等，特别是合并严重呼吸和循环衰竭者，若处理不及时，解毒药尚未发挥作用患者即已死亡。

• 中间型综合征治疗

✓ 立即给予机械通气。

✓ 应用氯解磷定，每次1g im，酌情选择给药间隔时间，连用2～3天。

✓ 积极对症治疗。

（付阳阳）

■ 一氧化碳中毒

1. 定义

• 一氧化碳（CO）中毒指含碳物质燃烧不完全时的产物经呼吸道吸入引起的中毒。

- CO对全身组织细胞均有毒性作用，尤其对大脑皮质的影响最严重。

2. **危险因素**
   - ✓ 工业上炼钢、炼焦、烧窑等生产过程中炉门不严，煤气管道漏气，汽车排放尾气，都可逸出大量CO。
   - ✓ 矿井打眼放炮产生的炮烟及煤矿瓦斯爆炸均能引起大量CO产生。
   - ✓ 化学工业合成氨、甲醇、丙酮等都要接触CO。
   - ✓ 冬季用煤炉取暖室内门窗紧闭。
   - ✓ 失火现场空气中CO浓度高。

3. **临床表现**
   - 有产生煤气的条件及接触史：职业性中毒常为集体性，生活性中毒常为冬季生火取暖而室内通风不良所致，同室人也有中毒表现，使用燃气热水器也是煤气中毒的重要原因。
   - 症状
     - ✓ 多变且主要为非特异性。
     - ✓ 口唇、皮肤呈樱桃色，呼吸及脉搏加快。
     - ✓ 轻度或中度CO中毒
       - ◇ 通常表现为全身症状，包括头痛（最常见主诉）、不适、恶心及头晕，并可能被误诊为急性病毒性综合征。
       - ◇ 临床医师还应特别询问患者和/或目击者患者是否有意识丧失。
     - ✓ 重度CO中毒
       - ◇ 神经系统症状：如癫痫发作、晕厥或昏迷。
       - ◇ 心血管和代谢表现：如心肌缺血、室性心律失常、肺水肿和严重的乳酸酸中毒。
     - ✓ 迟发性脑病：急性CO中毒患者在清醒后，经过2～60天的假愈期，可出现下列临床表现。
       - ◇ 精神意识障碍：出现幻视、幻听、抑郁、烦躁等精神异常，少数可发展为痴呆。
       - ◇ 锥体外系症状：出现震颤麻痹，部分患者逐渐出现表情缺乏、肌张力增加、肢体震颤及运动迟缓。
       - ◇ 锥体系神经损害及大脑局灶性功能障碍：可发生肢体瘫痪、尿便失禁、失语、失明等。

4. **必做检查**

   ABG：尤其是血中COHb测定，正常人血液中COHb含量最高不超过10%；CO中毒者COHb明显升高，但脱离CO接触8小时后COHb即可降至正常。轻度中毒：血液COHb浓度

$10\% \sim 30\%$。中度中毒：血液COHb浓度$30\% \sim 50\%$。重度中毒：血液COHb浓度$> 50\%$。

5. 选做检查
- 胸片：表现不特异，可能发现误吸。
- ECG：可能存在各种心律失常。
- 头颅CT/MRI：可发现不同程度的颅内水肿，并除外急性脑血管事件。
- 肝肾功能检查：评估患者基础状态，但对诊断非必须。
- BNP、cTnI检测：对诊断帮助不大。

6. 诊断策略
- 根据CO接触史、突然昏迷、皮肤黏膜樱桃红色等做出诊断。
- CO中毒需有以下3条诊断依据：①与CO中毒相一致的症状；②近期有CO接触史；③血液COHb浓度升高。

7. 急诊处理
- 心电监护，建立静脉通路，维持气道开放。
- 迅速将患者转移到空气新鲜的地方，卧床休息，保暖，保持呼吸道通畅。
- 吸氧
  - ✓ 吸入氧气可加速COHb解离，增加CO排出。
  - ✓ 最终目标：从患者体中消除CO，以避免急性和长期并发症。
  - ✓ 治疗应持续至COHb降至正常值（$< 3\%$），且患者无症状。
  - ✓ 吸入新鲜空气时，CO由COHb释放出半量约需4小时；吸入纯氧时可缩短至$30 \sim 40$分钟；吸入3个大气压的纯氧可缩短至20分钟。
- 高压氧治疗
  - ✓ 能增加血液中溶解氧，提高动脉血氧分压，使毛细血管内的氧易向细胞内弥散。
  - ✓ 可迅速纠正组织缺氧。
  - ✓ 预防长期伤害，如皮质功能障碍、帕金森综合征、帕金森病、痴呆、心脏并发症，以及降低长期病死率。
- 防治脑水肿：严重中毒后，脑水肿可在$24 \sim 48$小时发展到高峰。
  - ✓ 20%甘露醇：最常用，静脉快速滴注。待$2 \sim 3$天后颅内压增高现象好转可减量。
  - ✓ 呋塞米：可脱水。
  - ✓ 腺苷三磷酸、糖皮质激素（如地塞米松）：有助于缓解脑水肿。
  - ✓ 频繁抽搐者：首选药物为地西泮，抽搐停止后可再静脉滴注苯妥英钠。

（王　亚）

■ 百草枯中毒

1. 定义
- 百草枯（PQ）又名克芜踪、一扫光、对草快，为联吡啶杂环化合物，是一种全球使用的高效能非选择性接触型除草剂。
- 急性PQ中毒指口服后突出表现为进行性弥漫性肺纤维化，最终死于呼吸衰竭和/或多器官功能障碍综合征（MODS），病死率高达90%～100%。
- PQ中毒目前尚无特效解毒药。

2. 病因
- 常为口服自杀或误服中毒。
- 我国目前市售多为20%溶液，纯品为白色结晶，市售溶液加入着色剂呈蓝色。
- PQ易溶于水，微溶于低分子量的醇类（如乙醇）及丙酮，不溶于烃类，在酸性及中性溶液中稳定，可被碱水解。
- 成年人口服致死量为20%水溶液5～15ml（20～40mg/kg），也可经皮肤、呼吸道吸收及静脉注射中毒。

3. 临床表现
- 与毒物摄入途径、量、速度及基础健康状态有关。
- 局部损伤
  - ✓ 接触部位皮肤迟发出现红斑、水疱、糜烂、溃疡和坏死。
  - ✓ 口服中毒者，口腔、食管黏膜灼伤及溃烂。
  - ✓ 毒物污染眼部时，可灼伤结膜或角膜；吸入者可出现鼻出血。
- 系统损伤
  - ✓ 呼吸系统
    - ◇ 吞入PQ后主要损伤肺，2～4天逐渐出现咳嗽、呼吸急促（可因代谢性酸中毒、误吸或急性肺泡炎所致）及肺水肿，也可发生纵隔气肿和气胸。
    - ◇ 肺损伤者多于2～3周死于弥漫性肺纤维化所致呼吸衰竭。
    - ◇ 大量口服者24小时内发生肺水肿、肺出血，数天内死于急性呼吸窘迫综合征（ARDS）。
    - ◇ 中毒后迅速出现发绀和昏迷者，死亡较快。
  - ✓ 消化系统
    - ◇ 服毒后胸骨后烧灼感、恶心、呕吐、腹痛、腹泻、胃肠道穿孔和出血。

◇ 1～3天出现肝损伤和肝坏死。

✓ 其他

◇ 心悸、胸闷、气短、中毒性心肌炎症状。

◇ 头晕、头痛、抽搐或昏迷。

◇ PQ吸收后24小时内发生肾损害，表现为血尿、蛋白尿或急性肾衰竭。

◇ 溶血性贫血或DIC、休克。

◇ MODS者常于数天内死亡。

4. 临床分型

● 轻型：摄入量<20mg/kg，除胃肠道症状外，其他症状不明显，多数患者能完全恢复。

● 中、重型：摄入量20～40mg/kg，除胃肠道症状外可出现多系统受累表现，1～4天出现肝肾功能损伤，数日至2周出现肺损伤，多在2～3周死于呼吸衰竭。

● 暴发型：摄入量>40mg/kg，有严重胃肠道症状，1～4天死于MODS。

5. 必做检查

● 毒物测定：疑为PQ中毒时，取患者胃液或血标本检测PQ。血PQ浓度≥30mg/L，预后不良。服毒6小时后，尿液可测出PQ。

● 影像学检查：胸部X线或CT检查可协助诊断，早期呈下肺野散在细斑点状阴影，可迅速发展为肺水肿样改变。

6. 诊断

根据毒物接触史、肺损伤的突出表现及毒物测定诊断。

7. 急诊处理

● 对症复苏

✓ 保持气道通畅：监测SaO_2或ABG。

◇ 轻至中度低氧血症不宜常规供氧，吸氧会加速氧自由基形成，增强PQ毒性，增加病死率。

◇ PaO_2<40mmHg或出现ARDS者可吸氧，维持PaO_2≥70mmHg。

◇ 严重呼吸衰竭患者，机械通气治疗效果也不理想。

✓ 低血压：常为血容量不足，快速静脉补液恢复有效血容量。

✓ 对症支持：上消化道出血者，应用PPI；出现症状性急性肾衰竭者，可考虑血液透析。

● 减少毒物吸收

✓ 清除毒物污染

◇ 即刻脱去 PQ 污染的衣物，用肥皂水冲洗污染皮肤。

◇ 口服者，用复方硼砂漱口液或氯己定（洗必泰）漱口。

◇ 眼污染者，用生理盐水（如无生理盐水，可用流动清水）冲洗至少 15 ～ 20 分钟，然后请专科处理。

✓ 催吐和洗胃

◇ 口服中毒者，立即刺激咽喉部催吐。

◇ 用清水或碱性液体（如肥皂水）充分洗胃。

◇ 服毒1小时内，用15％白陶土溶液（成人1000ml，儿童15ml/kg）或活性炭（50 ～ 100g，儿童2g/kg）吸附性洗胃。

✓ 导泻：洗胃后予20％甘露醇、硫酸镁、硫酸钠、番泻叶（10 ～ 15g加200ml开水浸泡后凉服）或大黄导泻。

- 增加毒物排出

  ✓ 强化利尿积极充分静脉补液后，应用呋塞米维持尿量200ml/h。

  ✓ 血液净化应尽早（2 ～ 4小时内）进行，首先选用血液灌流，其PQ清除率为血液透析的5 ～ 7倍。

- 其他治疗

  ✓ 免疫抑制药：早期静脉应用大剂量甲泼尼龙、地塞米松和/或环磷酰胺。

  ✓ 抗氧化剂：如应用大剂量维生素C或维生素E、乙酰半胱氨酸、还原型谷脱甘肽或依达拉奉等。大剂量氨溴索也能直接清除体内自由基，减轻PQ急性肺损伤作用，促进肺泡表面活性物质生成。

  ✓ 抗纤维化药物：吡非尼酮抑制成纤维细胞的生物活性和胶原合成，防止、逆转纤维化及瘢痕形成。

  ✓ PQ 竞争剂：普萘洛尔（10 ～ 20mg tid po），可促使与肺组织结合的PQ释放。小剂量左旋多巴能竞争性抑制PQ通过血脑屏障。

（付阳阳）

■ 急性酒精中毒

1. 定义

急性酒精中毒，又称急性乙醇中毒，指一次饮入过量酒精或酒类饮料引起兴奋继而抑制的状态。

2. 临床表现

- 急性中毒：一次大量饮酒中毒可引起中枢神经系统抑制，症状与饮酒量、血乙醇浓度及个体耐受性有关，临床上分为3期。

✓ 兴奋期

◇ 血清乙醇浓度达到11mmol/L（50mg/dl）：即感头痛、欣快、兴奋。

◇ 血清乙醇浓度＞16mmol/L（75mg/dl）：健谈、饶舌、情绪不稳定、自负、易激怒，可有粗鲁行为或攻击行动，也可沉默、孤僻。

◇ 血清乙醇浓度达到22mmol/L（100mg/dl）：驾车易发生车祸。

✓ 共济失调期

◇ 血清乙醇浓度达到33mmol/L（150mg/dl）：肌肉运动不协调，行动笨拙，言语含糊不清，眼球震颤，视物模糊，复视，步态不稳，出现明显共济失调。

◇ 血清乙醇浓度达到43mmol/L（200mg/dl）：出现恶心、呕吐、困倦。

✓ 昏迷期

◇ 血清乙醇浓度升至54mmol/L（250mg/dl）：患者进入昏迷期，表现为昏睡、瞳孔散大、体温降低。

◇ 血清乙醇浓度＞87mmol/L（400mg/dl）：陷入深昏迷，心率快、血压下降，呼吸慢而有鼾音，可出现呼吸、循环麻痹而危及生命。

> 需注意，重症患者可并发意外损伤、酸碱平衡失调、水电解质紊乱、低血糖症、肺炎、急性肌病，甚至出现急性肾衰竭。

- 戒断综合征：长期酗酒者在突然停止饮酒或减少酒量后，可发生4种类型戒断反应。

  ✓ 单纯性戒断反应：在减少饮酒后6～24小时发病。出现震颤、焦虑不安、兴奋、失眠、心动过速、血压升高、大量出汗、恶心、呕吐，多在2～5天缓解自愈。

  ✓ 酒精性幻觉反应：患者意识清晰，定向力完整。以幻听为主，也可见幻视、错觉及视物变形。多为被害妄想，一般3～4周后缓解。

  ✓ 戒断性惊厥反应：通常与单纯性戒断反应同时发生，也可在其后发生癫痫大发作。多数只发作1～2次，每次数分钟。也可数日内多次发作。

  ✓ 震颤谵妄反应：在停止饮酒24～72小时后，也可在7～10小时后发生。患者精神错乱，全身肌肉出现粗大震颤。谵妄是在意识模糊的情况下出现生动、恐惧的幻视，可有大量出汗、心动过速、血压升高等交感神经兴奋表现。

3. 辅助检查

- 血清乙醇浓度测定：急性酒精中毒时呼出气中乙醇浓度与血清乙醇浓度相当。
- ABG：急性酒精中毒时可出现轻度代谢性酸中毒。
- 血清电解质测定：急慢性酒精中毒时均可见低血钾、低血镁和低血钙。
- 血糖检测：急性酒精中毒时可见低血糖症。
- 肝功能检查：慢性酒精中毒性肝病时可有明显肝功能异常。
- ECG：酒精中毒性心肌病可见心律失常和心肌损害。

4. 急诊处理

- 急性中毒
  - ✓ 轻症：无须治疗，兴奋躁动者必要时加以约束。对烦躁不安者，可用小剂量地西泮，避免用吗啡、氯丙嗪、苯巴比妥类镇静药。
  - ✓ 共济失调：患者应休息，做好安全防护，以免发生意外损伤。
  - ✓ 低血糖：是急性酒精中毒最严重的并发症之一。急性意识障碍者可考虑50%葡萄糖100ml ivgtt，维生素 B_1、维生素 B_6 各100mg im，以加速乙醇在体内氧化。
  - ✓ 昏迷：应注意是否同时服用其他药物。警惕韦尼克（Wernicke）脑病，可予维生素 B_1 100mg im。
  - ✓ 重症：可用血液透析促使体内乙醇排出。透析指征：血清乙醇含量＞108mmol/L（500mg/dl），伴酸中毒或同时服用甲醇或其他可疑药物。
  - ✓ 维持重要器官功能：维持气道和循环，心电监护，维持正常体温，维持水电解质和酸碱平衡，血镁低时补镁。强迫利尿对急性酒精中毒无效。
- 戒断综合征
  - ✓ 补充维生素 B_1、维生素 B_6。
  - ✓ 低血糖者予静脉注射葡萄糖。
  - ✓ 躁动者常选用地西泮，根据病情每1～2小时口服地西泮5～10mg，病情严重者可静脉给药。症状稳定后，可予维持镇静的剂量，每8～12小时服药1次。以后逐渐减量，1周内停药。有癫痫病史者可用苯妥英钠。有幻觉者可用氟哌啶醇。
- 专科会诊：酗酒者应接受精神科医师治疗。

（付阳阳）

■ 镇静类药物过量

1. 定义

- 镇静催眠药是中枢神经系统抑制药，具有镇静、催眠作用，过大剂量可麻醉全身，包括延髓。
- 一次大剂量服用可引起急性镇静催眠药中毒。长期滥用催眠药可引起耐药性和依赖性而导致慢性中毒，突然停药或减量可引起戒断综合征。

2. 镇静类药物分类

- 苯二氮䓬类
  - ✓ 长效类（半衰期＞30小时）：氯氮䓬、地西泮、氟西泮。
  - ✓ 中效类（半衰期6～30小时）：阿普唑仑、奥沙西泮、替马西泮。
  - ✓ 短效类（半衰期＜6小时）：三唑仑。
- 巴比妥类
  - ✓ 长效类（作用时间6～8小时）：巴比妥和苯巴比妥（鲁米那）。
  - ✓ 中效类（作用时间3～6小时）：戊巴比妥、异戊巴比妥、布他比妥。
  - ✓ 短效类（作用时间2～3小时）：司可巴比妥。
  - ✓ 超短效类（作用时间＜2小时）：硫喷妥钠。
- 非巴比妥非苯二氮䓬类（中效至短效）：水合氯醛、格鲁米特（导眠能）、甲喹酮（安眠酮）、甲丙氨酯（眠尔通）。
- 吩噻嗪类（抗精神病药）：指能治疗各类精神疾病及各种精神症状的药物。又称强安定药或神经阻滞药。按药物侧链结构不同可分为3类。
  - ✓ 脂肪族：如氯丙嗪。
  - ✓ 哌啶类：如硫利达嗪（甲硫达嗪）。
  - ✓ 哌嗪类：如奋乃静、氟奋乃静和三氟拉嗪。

3. 临床表现

- 急性中毒
  - ✓ 巴比妥类药物中毒：一次服大剂量巴比妥类，引起中枢神经系统抑制，症状严重程度与剂量有关。
    - ◇ 轻至中度中毒：情绪不稳定、注意力不集中、记忆力减退、共济失调、步态不稳和眼球震颤等。
    - ◇ 重度中毒：进行性中枢神经系统抑制，由中度昏迷至深昏迷，生命体征有改变，如出现呼吸节律改变、低血压。
  - ✓ 苯二氮䓬类药物中毒：中枢神经系统抑制较轻，主要症状是嗜睡、头晕、眩晕、乏力、言语不清、共济失调。如出现严重症状,应考虑同服其他镇静催眠药或酒精等因素。

- ✓ 非巴比妥非苯二氮䓬类中毒:症状虽与巴比妥类中毒相似,但有其自身特点。
  - ◇ 水合氯醛中毒:呼出气体有梨样气味,初期瞳孔缩小,后期散大,可有心律失常、肺水肿、肝肾功能损伤和昏迷等。
  - ◇ 格鲁米特中毒:意识障碍有周期性波动。循环系统抑制作用突出,出现低血压、休克等表现,有抗胆碱能神经症状,如瞳孔散大等。
  - ◇ 甲喹酮中毒:可有明显呼吸抑制,出现锥体束征(如肌阵挛、抽搐甚至癫痫发作等)。
  - ◇ 甲丙氨酯中毒:与巴比妥类药物中毒相似,常有血压下降。
- ✓ 吩噻嗪类中毒:锥体外系反应最常见。
  - ◇ 临床表现有以下3类:①帕金森综合征样表现;②静坐不能;③急性肌张力障碍反应,如斜颈、吞咽困难和牙关紧闭等。
  - ◇ 对氯丙嗪类药物过敏者,即使是治疗剂量,也有引起剥脱性皮炎、粒细胞缺乏症及胆汁淤积性肝炎而死亡者。
  - ◇ 这类药物有明显抗胆碱能作用,患者常有心动过速、高温及肠蠕动减少;对α受体的阻断作用导致血管扩张及血压降低。
- 慢性中毒:长期滥用大量催眠药的患者可发生慢性中毒,除有轻度中毒症状外,常伴精神症状,主要有以下3点。
  - ✓ 意识障碍和轻躁狂状态:出现一时性躁动不安或意识模糊。言语兴奋、欣快、易疲乏,伴震颤、咬字不清和步态不稳等。
  - ✓ 智力障碍:记忆力、计算力和理解力均有明显下降,工作学习能力减退。
  - ✓ 人格变化:患者丧失进取心,对家庭和社会失去责任感。
- 戒断综合征:主要表现为自主神经兴奋性增高和轻重度神经精神异常。
  - ✓ 轻症:最后一次服药后1日内或数日内出现焦虑、易激动、失眠、头痛、食欲减退、无力和震颤。2~3天后达到高峰,可有恶心、呕吐和肌肉痉挛。
  - ✓ 重症:突然停药后1~2天出现癫痫样发作(部分患者也可在停药后7~8天出现),有时出现幻视、定向力丧失、高热和谵妄,数日至3周内恢复,患者用药量多为治疗量的5倍以上,时间超过1个月。用药量大、时间长而骤然停药者症状严重。

- ✓ 滥用巴比妥类者：停药后发病较多、较早，且症状较重，出现癫痫样发作和轻躁狂状态者较多。
- ✓ 滥用苯二氮䓬类者：停药后发病较晚，原因可能与中间代谢产物排出较慢有关，症状较轻，以焦虑和失眠为主。

4. 必做检查

- 血液、尿液及胃液药物浓度测定：对诊断有参考意义，血清苯二氮䓬类浓度对判断中毒严重程度有限，因其活性代谢物半衰期及个人药物排出速度不同。
- 血生化检查：如血糖、尿素氮、肌酐和电解质等。
- ABG。

5. 诊断

- 急性中毒
  - ✓ 有服用大剂量镇静催眠药史。
  - ✓ 出现意识障碍和呼吸抑制及血压下降。
  - ✓ 胃液、血液、尿液中检出镇静催眠药或其代谢产物。
- 慢性中毒
  - ✓ 长期服用大剂量镇静催眠药。
  - ✓ 出现轻度共济失调和精神症状。
- 戒断综合征
  - ✓ 长期服用镇静催眠药。
  - ✓ 突然停药或急速减量后出现震颤、焦虑、失眠、谵妄、精神病性症状和癫痫样发作。

6. 急诊处理

- 急性中毒
  - ✓ 维持昏迷患者重要器官功能：保持气道通畅，维持血压，心电监护，促进意识恢复。
  - ✓ 清除毒物
    - ◇ 洗胃：采用1:5000高锰酸钾液洗胃。
    - ◇ 活性炭：对吸附各种镇静催眠药有效，巴比妥类中毒时可考虑使用多剂活性炭。
    - ◇ 导泻：不推荐单独使用导泻药物，常与洗胃或给予活性炭后联用，不选用脂溶性导泻药物，以免促进镇静类药物吸收，常用导泻药物有甘露醇、硫酸镁、复方聚乙二醇电解质散等。
    - ◇ 碱化尿液与利尿：用呋塞米和碱化尿液治疗，只对长效巴比妥类中毒有效，对吩噻嗪类中毒无效。
    - ◇ 血液净化：血液透析、血液灌流可促进苯巴比妥和吩噻嗪类药物清除，危重患者可考虑应用。苯巴比妥类药物蛋白结合率高，推荐选择血液灌流。血液净化治疗对苯二氮䓬类药物中毒作用有限。

- ✓ 特效解毒疗法：巴比妥类和吩噻嗪类药物中毒无特效解毒药。氟马西尼是苯二氮䓬类拮抗药，能通过竞争抑制苯二氮䓬类受体而阻断苯二氮䓬类药物的中枢神经系统作用。
- ✓ 对症治疗：多数镇静催眠类药物中毒以对症支持治疗为主。
- ✓ 专科会诊：应请精神科医师会诊。
- 慢性中毒及戒断综合征
  - ✓ 逐步缓慢减少药量，最终停用镇静催眠药。
  - ✓ 请精神科专科医师会诊，进行心理治疗。

（付阳阳）

■ 灭鼠药中毒

1. 定义

- 灭鼠药是专门用来杀死啮齿类动物的市售产品。
- 临床最常见的灭鼠药中毒都涉及长效"超级华法林"抗凝血药，其中代表为溴敌隆；其次是毒鼠强（四亚甲基二砜四胺）、有机氟类灭鼠剂（氟乙酸钠和氟乙酰胺）、磷化物、铊、砷等剧毒灭鼠药。

2. 病因

- "超级华法林"是最主要的灭鼠药，其他剧毒灭鼠药因许多国家都已禁止使用（表38）。
- 导致灭鼠药中毒最常见的原因为误食误用，少见于吞服自杀、转移接触二次中毒及投毒。
- 一旦怀疑灭鼠药中毒，应想办法找到该药的说明书，确定类型及毒力等级。

3. 临床表现

- 最常见的暴露途径为消化道，患者可能在暴露后24～48小时出现鼻、口腔、消化道、泌尿生殖道出血甚至颅内出血。
- 对于高度怀疑灭鼠药中毒的患者，即使48小时无出血倾向，也应警惕长效灭鼠药长达数天的潜伏期。
- 有明确接触史者，需仔细询问摄入的具体药物、摄入量、摄入时间及是否同时摄入其他药物。
- 对于无基础肝病、无规律使用抗凝药的出血患者，应警惕灭鼠药中毒，尤其是有可疑接触史或有自杀倾向的患者，应警惕大剂量灭鼠药中毒的可能性。

表 38 其他剧毒灭鼠药中毒

灭鼠药	LD$_{50}$（mg/kg）	暴露途径	毒理	临床表现	诊断	急诊处理
氟乙酰胺和氟乙酸钠	502	消化道、皮肤、吸入	阻断三羧酸循环	腹痛、腹泻、呼吸窘迫、激越状态、癫痫、昏迷、乳酸酸中毒、心律失常等	接触史、临床表现及毒物检测（气相色谱、质谱法或薄层色谱法）	活性炭去污染、支持治疗为主
铊-硫酸铊	508	消化道、皮肤、吸入	取代酶系统和钾离子、中断细胞能量的产生	腹痛、呕吐、脑神经功能障碍、共济失调、意识障碍、多器官衰竭、心源性猝死等	接触史、临床表现、腹部X线片及毒物检测（原子吸收光谱法测定24小时尿样）	洗胃、普鲁士蓝或多剂量活性炭（如不能获得，则采用全胃肠道灌洗）、血液透析
毒鼠强	500.66	消化道、皮肤、吸入	中枢神经兴奋剂，拮抗GABA	四肢抽搐、强直性发作、癫痫样大发作、角弓反张、呼吸衰竭甚至心源性猝死	接触史、临床经过、毒物检测（薄层析法或气相色谱分析）	洗胃、活性炭、苯巴比妥抗惊厥、血液灌流或血液透析、支持治疗等
磷化锌和磷化铝	—	吸入、口服、皮肤	抑制氧化磷酸化、促进脂质过氧化及胆碱酯酶抑制等学说	呕吐、腹痛、心律失常、心源性休克、呼吸衰竭、肝毒性等	接触史、临床表现、腹部X线片及毒物检测	纠正钾、镁等电解质异常，对症支持治疗，洗胃或活性炭等值得商榷

> 需谨记：接触史是建立灭鼠药中毒诊断的基础，临床表现是分析推断或验证诊断的主要依据，实验室检测则是确诊的必要补充。

4. 必做检查
- 凝血功能检查：PT、INR、APTT等，测定基线值或了解凝血功能受损程度。
- 血常规：了解血红蛋白基线值。
- 血型、感染4项、肝肾功能：做好输血前准备。
- 粪便常规＋粪便OB＋尿常规：寻找可能出血部位。
- 血糖＋电解质检测。

5. 选做检查
- 毒物检测：建议不明病因的凝血功能异常患者常规检查。
- 肝胆脾超声：鉴别肝病。
- 头颅CT：合并意识障碍者需除外颅内出血。

6. 急诊处理
- 大量（摄入量＞1mg）暴露：尽快（1小时内）服用活性炭以去污染（清醒状态下）。
- 仅凝血功能异常但无出血：可口服维生素K_1拮抗（根据INR值）。
- 轻微出血：如鼻出血或瘀斑，可口服维生素K_1（根据INR值）。
- 危及生命的出血或大出血：如颅内出血、消化道出血或尿血，应及时补充凝血酶原复合物（25～50U/kg）或输注新鲜血浆30ml/kg，同时予以维生素K_1拮抗（0.3mg/kg，每剂不超过10mg）。
- 定期监测凝血功能，避免可能导致出血的活动，大出血患者需卧床静养。
- 因自杀原因导致的抗凝血药灭鼠药中毒的患者，在离院前需请心理科医师会诊，稳定患者情绪。

（须　晋）

环境和创伤急诊

■ 中暑

1. 定义
- 中暑（HI）指在温度或湿度较高、不透风的环境下，因体温调节中枢功能障碍或汗腺功能衰竭，以及水电解质丢失过多，从而发生以中枢神经系统和/或心血管功能障碍为主要表现的急性疾病。

- 根据病情严重程度，分为3种类型。
  - ✓ 先兆中暑：暴露于高温环境时，出现大汗、四肢无力、头晕、口渴、头痛、注意力不集中、眼花、耳鸣、动作不协调等，伴或不伴体温升高。若脱离高温环境，及时通风降温补充冷盐水，短时间内即可缓解。
  - ✓ 轻症中暑：先兆中暑症状继续加重，体温上升到38℃以上，且出现皮肤灼热、面色潮红或脱水等症状。若脱离高温环境，及时通风降温补充冷盐水，数小时内可缓解。
  - ✓ 重症中暑：可分为热痉挛、热衰竭和热射病。
    - ◇ 热痉挛：指在劳力中或劳力后发生短暂性、间歇性肌肉痉挛，可能与钠盐丢失有关。
    - ◇ 热衰竭：指热应激时液体丢失所致以有效血容量不足为特征的临床综合征。
    - ◇ 热射病：指暴露于热环境和/或剧烈运动所致机体产热与散热失衡，以核心温度升高（>40℃）和中枢神经系统异常为特征，如精神状态改变、抽搐或昏迷，伴多器官损害的危及生命的临床综合征。
    - ◇ 热痉挛、热衰竭均是热损伤因素作用于机体引起的特定器官或系统的受损表现，可单独或合并存在，过于纠结它们之间的概念区分意义不大，本书不再强调上述概念，主要阐述热射病。
    - ◇ 根据发病原因和易感人群的不同，热射病分为经典型热射病（CHS）和劳力型热射病（EHS）。
      - □ CHS：主要由于被动暴露于热环境引起机体产热与散热失衡而发病。CHS常见于年幼者、孕妇和年老体衰者，以及有慢性基础疾病或免疫功能受损的个体。
      - □ EHS：主要由于高强度体力活动引起机体产热与散热失衡而发病。EHS常见于夏季剧烈运动的健康青年人，如在夏季参训的官兵、运动员、消防员、建筑工人等。尽管EHS在高温高湿环境中更易发生，但环境条件并非必需。

2. 危险因素
- 高温高湿的气候因素和高强度体力活动是导致热射病最主要的危险因素。
- CHS主要由高温和/或高湿环境因素引起，通常没有剧烈的体力活动；EHS的易感因素差异较大。

3. 临床表现

- 中枢神经系统
  - ✓ 中枢神经系统功能障碍是热射病的主要特征，早期即可出现严重损害，表现为谵妄、嗜睡、癫痫发作、昏迷等。
  - ✓ 还可出现行为怪异、幻觉、角弓反张、去大脑强直等。
- 凝血功能
  - ✓ 直接热损伤和热相关肝功能异常均会导致凝血功能障碍。
  - ✓ 临床表现为皮肤瘀点、瘀斑，以及穿刺点出血、结膜出血、黑便、血便、咯血、血尿、颅内出血等。
  - ✓ 合并DIC者约占45%，提示预后不良。
- 肝功能
  - ✓ 重度肝损伤是EHS的重要特征，与直接热损伤及低血压、内脏供血再分配相关。
  - ✓ 最常见的临床表现为乏力、食欲缺乏和巩膜黄染。
- 肾功能
  - ✓ 热射病患者多有肾损伤，与直接热损伤、容量不足导致的肾前性损害、肾灌注不足、横纹肌溶解及DIC等多种因素有关。
  - ✓ 表现为少尿或无尿，尿色深（浓茶色或酱油色尿）。
- 呼吸功能
  - ✓ 早期主要表现为呼吸急促、口唇发绀等。
  - ✓ 需要机械通气的患者约占60%，约10%患者可发展为急性呼吸窘迫综合征（ARDS）。
- 胃肠功能
  - ✓ 发病72小时内即可出现胃肠功能紊乱表现，如恶心、呕吐、腹痛、腹泻、水样便。
  - ✓ 严重者可出现消化道出血、穿孔、腹膜炎等。
- 横纹肌溶解
  - ✓ 是热射病的严重并发症，表现为肌肉酸痛、僵硬、肌无力、茶色尿、酱油尿。
  - ✓ 后期可出现肌肿胀和骨筋膜室综合征，最终导致急性肾衰竭。

EHS常有严重的横纹肌溶解，急性肾损伤、肝损伤和DIC出现更早，甚至在发病数小时内即可出现，且进展更快；CHS的表现可与基础疾病的表现混杂在一起，易引起误诊。热射病患者意识障碍可合并外伤或误吸等，使临床表现更复杂。

4. 必做检查

- 血常规、心肌损伤标志物、横纹肌溶解标志物、凝血功能、肝肾功能、电解质、血糖、ABG、炎症指标：由于热射病常伴多器官功能损伤，进行实验室检查时应尽可能全面。

- ECG：常见窦房结功能异常、快速性心律失常（窦性心动过速、室上性心动过速、心房颤动等）、传导异常（右束支传导阻滞、室内传导阻滞等）、QT间期延长、非特异性ST段改变等，少数患者可表现为心动过缓。

- 超声心动图：有助于了解心脏腔室形态、收缩及舒张功能、容量状况（如测量下腔静脉宽度和变异度）等，有助于鉴别其他原因导致的心肌损伤。

- 头颅CT：有助于发现和鉴别严重的脑水肿、出血等，发病早期头颅CT多无阳性发现，2～5天可出现脑实质弥漫性水肿。热射病患者全脑水肿大部分可逆，7～10天病情稳定后可逐渐消退。凝血功能障碍者可出现蛛网膜下腔出血、颅内出血或点状出血，也可以出现梗死灶。

5. 选做检查

- 血培养：持续高热或可疑感染者需完善该检查。
- 腹部超声：早期多无特异发现，严重肝脏受损患者可表现为肝实质回声增粗，分布欠均匀。
- 头颅MRI：热射病中枢神经系统损伤部位广泛，头颅MRI可用于明确不同性质的病变及部位。
- 脑电图：对于意识障碍的热射病患者，脑电图改变多无特异性。

6. 诊断策略

- 国际上关于热射病的诊断仍缺乏统一标准，在很大程度上主要根据病史和临床表现。有病史信息中任意一条加上临床表现中的任意一条，且不能用其他原因解释，应考虑热射病的诊断。
    - ✓ 病史信息：①暴露于高温、高湿环境；②高强度运动。
    - ✓ 临床表现：①中枢神经系统功能障碍表现（如昏迷、抽搐、谵妄、行为异常等）；②核心温度＞40℃；③多器官（≥2个）功能损伤表现（肝、肾、横纹肌、胃肠等）；④严重凝血功能障碍或DIC。
- 鉴别诊断：脑炎、脑膜炎、感染性疾病、恶性高热等。

7. 急诊处理

- 心电监护，建立静脉通路迅速补液扩容，快速、有效、持续降温，有效控制躁动和抽搐。
- 目标温度管理（TTM）：推荐监测直肠温度，维持直肠温度在37.0～38.5℃。方法包括控温毯、连续性血液净化治疗，不推荐药物降温。

- 呼吸支持：多数热射病患者存在意识障碍，需要进行气道保护，建议早期积极进行气管插管。
- 循环监测与管理：推荐以MAP为65mmHg作为初始复苏目标，既要充分液体复苏，又要避免液体过负荷。
- 凝血功能障碍：主要以替代治疗为主。
- 中枢神经系统损伤与脑保护：有效镇痛镇静，循环稳定后尽早启动脱水治疗。高压氧治疗可能会改善神经功能。
- 横纹肌溶解综合征的治疗：液体治疗及碱化尿液。对于难治性高钙血症、严重高钾血症、代谢性酸中毒和无尿患者，建议血液净化治疗，治疗模式选择连续血液滤过（CVVH）或连续透析滤过（CVVHDF）。

（宋　晓）

■ 创伤

1. 定义
- 创伤指机体遭受外力（机械、物理、化学等）直接或间接打击后，在外力直接作用下造成局部组织破坏；或在力的作用下，继发远处组织器官的损伤甚至发生全身反应。

2. 创伤处理必须掌握的3个原则
- 群体伤时优先处理有生命危险的伤员，多发伤时优先处理威胁生命的伤情。
- 不应因诊断不明确而延误有效的治疗。
- 应综合分析伤情，在首次评估与诊治中病史采集并非必需。

3. 重大事故优先处理原则
- 在伤员数量与严重程度不超过医务人员的处理能力时，优先处理病情危重、多发创伤者。
- 在伤员数量与严重程度超过医务人员的处理能力时，优先处理耗时短、所需医疗人力与设备少者。

4. 成人创伤的早期处理
- 初步评估与治疗（ABCDE）
  - ✓ Airway（气道评估和保护，必要时保持颈椎稳定）：气管插管，环甲膜穿刺。
  - ✓ Breathing and ventilation（呼吸和通气评估，保持充足氧合）：查看是否存在张力性气胸、大量血胸和急性心脏压塞，一旦确诊，应及时解除。
  - ✓ Circulation（循环评估，控制出血和保持足够的终末器官灌注）：开放外周/中心静脉或骨内通路补液扩容，控制危及生命的出血，必要时予紧急输血。

- ✓ Disability and neurologic evaluation（伤残评估，进行基本的神经系统评估）：采用GCS评分反映意识水平，对患者的瞳孔大小和反射性、大体运动功能及感觉功能进行评估。
- ✓ Exposure and environmental control（暴露和环境控制）：确保患者处于完全裸露状态，并确保其整个身体都已进行损伤征象的检查。
- 初次评估相关检查
  - ✓ 常规检查：血常规、血型、血糖、电解质、血气分析、凝血功能、肝肾功能、心肌损伤标志物、心电图。
  - ✓ 特殊检查
    - ◇ 超声检查（FAST检查）：FAST是血流动力学不稳定患者初步循环评估中的关键部分，主要用于检测心包和腹腔内出血。
    - ◇ 急诊CT检查：对于血流动力学不稳定者，若通过床旁立即可用的诊断性影像学检查不能确定其出血来源，或需要其他信息指导手术治疗，可行该检查。
    - ◇ 诊断性腹腔穿刺：可用于血流动力学不稳定的患者在无法实施FAST或FAST结果不明时，检测腹腔出血。
- 二次评估：包括详细的病史采集、全面且高效的查体，以及有针对性的诊断性检查。
  - ✓ 病史：了解损伤机制
    - ◇ 钝挫伤：了解是否使用安全带；了解方向盘是否变形；了解安全气囊是否打开；了解撞击的方向；了解汽车的损坏（特别是损坏侵入乘客座）程度；了解伤员从车里被弹出的距离、跌落的高度、身体着地部位。
    - ◇ 穿入伤：了解枪械类型、枪击距离、听到的枪声数、锐器的类型、锐器的长度。
  - ✓ 查体
    - ◇ 头部和面部：视诊和触诊头面部的整个骨性结构，检查是否存在压痛、出血和变形。
    - ◇ 颈部：应假设所有钝挫伤患者都有颈椎损伤。视诊和触诊整个颈部，以确定是否有损伤征象。
    - ◇ 胸部：视诊和触诊整个胸壁。
    - ◇ 腹部：视诊腹部和侧腰部，检查有无撕裂、挫伤（如安全带征）和瘀斑；触诊是否存在压痛和肌强直。安全带征、反跳痛、腹部膨隆或腹肌紧张现象都提示腹腔内损伤。需注意，无腹部压痛并不能排除腹腔内损伤。
    - ◇ 直肠和泌尿生殖系统：若怀疑存在尿道损伤或直肠穿入

伤，需直肠指检。

  ◇ 肌肉骨骼：视诊和触诊四肢的所有部分，寻找有无压痛、变形和关节活动度降低。

  ◇ 神经系统：详细评估四肢的感觉运动功能，并重新评估患者的GCS评分。

  ◇ 皮肤：皮肤检查可显示撕裂伤、擦伤、瘀斑、血肿形成。

✓ 二次评估相关检查

  ◇ 头胸腹盆CT：根据临床评估和损伤机制有选择性地进行特定部位CT检查。

  ◇ X线平片：评估脊柱、骨盆和四肢有无骨折、脱位和异物。

  ◇ 血管造影：评估出血性疾病的位置，同时可进行介入栓塞止血治疗。

5. 急诊处理
- 稳定生命体征，根据不同部位的损伤，采取相对应处理。
- 支持治疗＋急诊手术治疗，需多学科密切配合完成。

(王江山)

■ 电击伤

1. 定义
- 电击伤包括电烧伤和雷电击伤，电流的直接作用、电能转换为热能以及机械性钝挫伤均可导致组织破坏和器官功能障碍。
- 热量＝电流（I）×电压（V）×接触时间（t），因此组织损伤与流经身体的电流量有关。

2. 临床表现
- 因电击强度和触电时间而异，轻者出现浅表皮肤烧伤，严重者出现MODS甚至死亡。
- 心脏：可发生心律失常，心室颤动是最常见的致命性心律失常；心肌损伤罕见。
- 肾脏：横纹肌溶解可由大面积组织坏死引起，产生肌红蛋白诱导性急性肾损伤。
- 神经系统：包括昏迷、记忆障碍、自主神经功能紊乱、混合型外周运动和感觉障碍等。
- 皮肤：皮肤烧伤程度可从浅表烧伤到Ⅲ度烧伤不等，不能以表面损伤衡量内部损伤程度。电击伤会造成一种独特的烧伤特征，即"对吻烧伤"。该伤痕出现于屈肌的皱褶处，即屈肌表面在紧邻关节处相互接触的地方。

- 肌肉骨骼系统：严重热损伤可导致骨膜烧伤、骨基质破坏以及骨坏死；患者可能会出现严重的软组织和肌肉损伤，导致横纹肌溶解或急性骨筋膜室综合征。
- 血管、凝血系统及其他损伤：电击所致小血管凝固性坏死可导致各种血管损伤表现。

3. 体格检查
- 气道、呼吸和循环检查。
- 心血管功能检查：评估心律，检查脉搏。
- 皮肤检查：针对烧伤进行视诊；查找水疱、烧焦的皮肤和其他病损；注意皮肤褶皱、关节周围区域以及口腔（尤其是幼儿）。
- 神经系统功能检查：评估精神状态、瞳孔功能、肌力和运动功能，以及感觉功能。
- 眼科检查：评估视力；视诊眼部，包括眼底镜检查。
- 耳鼻喉检查：鼓膜视诊；评估听力。
- 肌肉骨骼系统检查：通过视诊和触诊评估有无骨折、急性骨筋膜室综合征等损伤征象。

4. 必做检查
- 血清电解质（包括钾和钙）＋肾功能检查。
- 血清肌酸激酶、肌红蛋白（检测肌肉损伤）、血清肌钙蛋白测定。
- 血常规。
- 凝血功能检查。
- ECG。
- 对疑似损伤的区域进行放射影像学检查。

5. 诊断
- 通过详细的病史采集、发病诱因、临床表现及详细查体，一般不难诊断。
- 有些昏迷患者，无现场目击人员，不能够提供详细的病史资料，需要详细的查体，查看有无典型的电击伤特征，即入口伤和出口伤。

6. 急诊处理
- 许多严重电击伤后心搏骤停（SCA）的患者都需要较长时间心肺复苏，结局常优于其他原因导致SCA的患者。
- 创伤评估和适当的复苏，迅速评估气道和心肺状态。存在昏迷或包括神志改变在内的神经功能障碍者，应立即进行头部和脊柱成像检查。
- 高压电击（＞1000V）伤幸存者应接受心脏和血流动力学

监测。

- 积极的静脉补液，尤其是对存在肌肉坏死的患者，同时监测是否发生急性骨筋膜室综合征、横纹肌溶解和急性肾损伤。
- 皮肤伤口的治疗方式与火烧伤或其他热烧伤治疗相似。非浅表性烧伤需局部抗生素预防性治疗。

（王江山）

急救技术

■ 急诊气道管理

——摘自《急诊气道管理共识》

1. 急诊气道特点

急诊气道最主要的特点是紧急和不可预见性。下列因素均增加急诊人工气道建立的难度：①在紧急情况下，没有充足的时间进行详细的病史询问、查体和辅助检查来评估患者；②病情多变，突发事件多，常需要非计划性紧急建立人工气道；③急诊患者病情危重，氧储备能力差，对人工气道建立时限要求高，且经常存在不能配合、生命体征不平稳、气道分泌物多、容易呕吐误吸等情况；④目前国内急诊所配备的气道管理工具相对单一和陈旧，遇到困难气道时手段有限；⑤急诊从业人员气道管理经验参差不齐。因此，急诊医学科必须结合自身的特点来制定标准化的气道管理规范，提高急诊医护人员的气道管理水平。

2. 基本概念

- 急诊困难气道：接受过系统培训的急诊医师，在面罩通气或气管插管时遇到困难，或者两者兼有的一种临床情况。
- 困难喉镜显露：直接喉镜经过2次努力后仍不能看到声带的任何部分（喉镜显露分级Ⅲ～Ⅳ级）。
- 困难气管插管：无论存在或不存在气道病理改变，需要2次以上尝试气管插管。
- 紧急气道：只要存在困难面罩通气，无论是否合并困难气管插管，均属紧急气道。患者极易陷入缺氧状态。

3. 急诊气道管理的临床决策流程

- 急诊气道管理两个步骤
    - ✓ Step 1：确保通气与氧合，同时初步评估气道情况。保证患者生命安全为首要目标。同时按"CHANNEL原则"初步评估患者气道情况。
    - ✓ Step 2：明确气道情况，建立人工气道。明确患者气道情况，按照"降阶梯"的思路进行准备，建议使用气道管理车，以提供立即可取的气道管理设备，迅速建立人工气道。有条件的患者可选择快速诱导插管程序。遇到困难气道时，遵循"优先维持通气与氧合"原则，切忌盲目多次尝试。人工气道的建立方式遵循"简便、有效、最小创伤"原则，优选可视化技术。详见急诊气道管理临床决策流程（图23）。
- CHANNEL原则

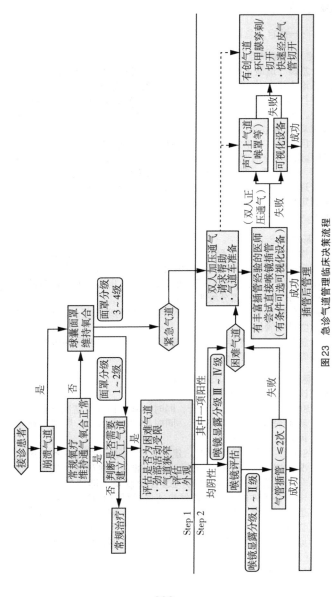

图 23 急诊气道管理临床决策流程

- ✓ C（crash airway，崩溃气道）：指患者处于深昏迷、濒临死亡、循环崩溃时，不能保证基本的通气氧合。此时需按紧急气道处置。
- ✓ H（hypoxia，低氧血症）：急诊气道管理首先需要纠正低氧血症。对于自主呼吸节律尚稳定的患者，可经鼻导管或面罩进行氧疗；若自主呼吸不稳定或通气氧合情况仍不正常，需给予球囊面罩通气。所有通气均应注意气道开放，避免CO_2潴留。以上方法不能纠正低氧血症时，可判断为紧急气道。紧急气道重点在于尽快建立有效人工气道，按困难气道流程处理，必要时直接选用有创气道技术。
  - ◇ 球囊面罩通气：操作关键是密闭和开放气道。若单人操作时通气不满意，则考虑双人加压辅助通气，配合手法开放气道、口咽或鼻咽通气道同时使用。若患者存在误吸和反流风险，应予环状软骨压迫。患者年龄＞55岁、肥胖（BMI＞26）、络腮胡、无牙、鼾症易出现困难面罩通气。球囊面罩通气分为4级，1～2级可获得良好通气，3～4级为困难面罩通气（表39）。

表39　面罩通气分级

分级	定义	描述
1级	通气顺畅	仰卧嗅物位，单手扣面罩即可获得良好通气
2级	轻微受阻	置入口咽/鼻咽通气道单手扣紧面罩；或单人双手托下颌扣紧面罩，即可获得良好通气*
3级	显著受阻	以上方法无法获得良好通气，需要双人加压辅助通气**，能够维持$SpO_2 \geqslant 90\%$
4级	通气失败	双人加压辅助通气下不能维持$SpO_2 \geqslant 90\%$

注：*，良好通气指排除面罩密封不严、过度漏气等因素，3次面罩正压通气的阻力适当（气道阻力$\leqslant 20cmH_2O$）、胸腹起伏良好、呼气末CO_2分压波形规则。**，双人加压辅助通气指在嗅物位下置入口咽/鼻咽通气道，由双人四手，用力托下颌扣面罩并加压通气。

  - ◇ Sellick手法：对于气道自我保护能力不足的患者，尤其合并饱腹情况，建议人手充足时，使用Sellick手法压迫环状软骨以防止反流误吸。使用示指和拇指下压环状软骨，封闭食管防止反流。需要注意正确动作。该手法至气管插管完成、气囊充气后停止。在环状软骨环使用20～40N（10N≈1kg）的力量将其向椎体即可产生足够的压力封闭食管防止反流。部分患者使用Sellick手法时可能影响插管或球囊面罩通气，暂停压迫环状软骨即可。

✓ A（artificial airway，人工气道）：对于尚能维持通气氧合的患者，仍需根据病情判断是否需要建立人工气道。人工气道包括无创气道和有创气道。无创气道包括经口/鼻气管插管、声门上技术（喉罩等）等。有创气道包括气管切开、环甲膜穿刺/切开等。其中气管插管是建立人工气道的主要方法。气管插管适应证：不能保护或维持气道；不能有效通气或不能维持基本氧合；根据经验判断患者可能出现上述情况。气管插管禁忌证：在致命性呼吸衰竭的情况下，无绝对禁忌证。相对禁忌证有喉水肿、急性咽峡（喉）炎、气管黏膜下血肿、气管离断、严重凝血功能障碍。

✓ N（neck mobility，颈部活动度）：常规气管插管需要调整体位至嗅物位，以增加插管成功率。但应关注患者是否合并颈部疾病，包括颈部活动受限、颈部损伤、颈部制动及体位配合困难等，此时应用直接喉镜插管难以充分暴露视野，增加气管插管难度。目前建议改用可视喉镜、支气管镜等其他可视化的插管技术。

✓ N（narrow，狭窄）：各种原因导致气管内径减小甚至完全阻塞，包括气管外组织压迫（如肿瘤、局部脓肿、血肿）、气管内异物、气管自身病变（如局部放疗、瘢痕挛缩），这类情况会增加气管插管的难度。

✓ E（evaluation，评估）：经口气管插管要求口轴、咽轴、喉轴尽可能地调整在同一直线上，3-3-2法则用于评估这三轴线的相关性（图24）。对于不能达到3-3-2法则的患者，提示应用直接喉镜暴露声门困难。如条件允许，可进行评估咽部结构分级，即改良的Mallampati分级（图25），咽部结构分级越高预示喉镜显露越困难，Ⅲ～Ⅳ级提示困难气道。

✓ L（look externally，外观）：快速观察患者有无特别的外观特征，以确定是否有气管插管或通气困难，如颈部粗短、过度肥胖、下颌短小、尖牙过长、外伤畸形等一些会导致特殊面部结构改变。

• 喉镜下操作

✓ 喉镜显露分级：患者配合或经适当镇静、镇痛、肌松后，可进行喉镜显露分级进一步评估气道情况（图26）。由于视野暴露程度不同，喉镜显露分级Ⅰ～Ⅱ级提示应用喉镜气管插管容易，Ⅲ级提示困难，Ⅳ级提示极度困难。Ⅲ～Ⅳ级提示困难气道。

✓ 初次插管：对于喉镜显露分级Ⅰ～Ⅱ级的情况，操作者可以尝试直接气管插管。如遇到困难，切忌反复多次尝

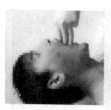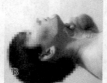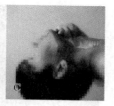

图24 3-3-2法则

注：A.张口大于3指。若能达到张口大于患者本人的3横指，提示张口可以容易容纳喉镜达到气道。B.颏至下颌舌骨处大于3指。若颏至下颌舌骨的距离能达到大于患者本人的3横指，提示下颌下有足够的空间进行插管操作。C.甲状软骨上窝至下颌舌骨处大于2横指，提示咽部和舌根的相对位置。若甲状软骨上窝至下颌舌骨处小于患者本人的2横指，提示咽部在颈部的位置太高，应用喉镜暴露视野有困难。

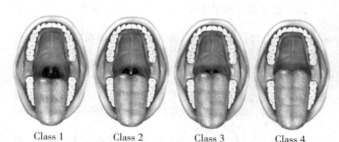

Class 1　　　　Class 2　　　　Class 3　　　　Class 4

Ⅰ级：可见软腭、咽腔、腭垂、咽腭弓；Ⅱ级：可见软腭、咽腔、腭垂；
Ⅲ级：仅见软腭、腭垂基底部；Ⅳ级：看不见软腭

图25 改良的Mallampati分级

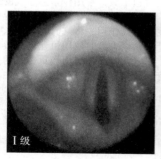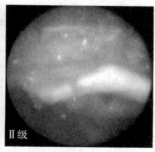

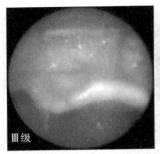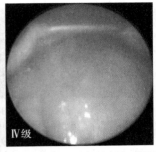

Ⅰ级显露会厌和声门；Ⅱ级显露会厌和部分声门；Ⅲ级仅见会厌；Ⅳ级看不见会厌

图26　喉镜显露分级

试，建议最多操作2次。若插管失败，立即按困难气道处理。

- 困难气道处理：面对困难气道，首先使用球囊面罩保证患者通气氧合良好，同时寻求有经验的医师支援，使用气道管理车保证齐全的气道管理设备，进入困难气道处理流程。

  ✓ 无创气道技术

  ◇ 可视化技术：近年来已广泛应用于临床。它使声门显露更容易、清晰，便于气管插管。常用设备有可视化喉镜、可视管芯、支气管镜等。

  ◇ 声门上气道技术：当喉及喉下气道非痉挛性梗阻时，可采用该技术，特别是在患者气管插管失败或以球囊面罩无法通气时。在这种情况下，放置声门上气道是一种应急措施。

  ◇ 喉罩：一种常用的声门上气道工具，常用作紧急通气的辅助工具。如喉镜暴露困难、通气困难、支气管镜引导插管时，喉罩可有效地发挥桥梁作用，将气管导管插入声门。喉罩在处理严重低氧血症患者时使用可建立有效的气道，便于后续处理。安全性方面，应用喉罩合并的胃内容物误吸并不比气管插管高。但喉罩的长久稳定性不如气管插管，置管后注意固定。清醒患者有强烈不适，通常难以耐受。

  ◇ 其他辅助插管技术：包括探条、管芯、气管食管联合导管等技术。

  ✓ 有创气道技术

  ◇ 环甲膜穿刺/切开：是一种快速建立确定性气道的临时方法。常用于以下情况：异物阻塞；喉上外伤；上呼吸道吸入性损伤；热损伤或腐蚀性损伤；血管神经性水肿；上呼吸道出血；会厌炎和假膜性喉炎（导致急性喉梗阻）或其他经口插管失败的紧急情况。该技术对外科技巧要求不高，更适合急诊使用。禁忌证：解剖标志无法识别；凝血功能障碍（相对的）；喉气管断裂且远端气管收缩至纵隔；未满8岁的儿童；喉部病变（狭窄、癌症、感染等所有与之相关的）；对技术不熟练（相对的）。

◇ 气管切开：可以替代气管插管。适于无法进行气管插管的患者建立长久稳定的确定性气道。急诊情况下，有条件时首选经皮快速气管切开。

- 药物应用：由于喉镜插入及气管插管有强烈的刺激，神志清楚的患者难以耐受，通常不能主动配合，影响操作。同时强烈的刺激引起交感神经兴奋，产生强烈的应激反应，出现血压升高、心率增快，可能会加重原发病。因此，建议根据患者的情况适当使用镇痛、镇静、肌松药物。由于药物不同的药理作用，且常规剂量使用难以用一种药物代替其他一种或两种的作用，建议合理选用药物降低插管难度。首选起效快、代谢快的药物。

  ✓ 镇痛：插管操作会产生明显的疼痛及不适感，但常规镇痛药物多有呼吸抑制作用。选用起效和代谢快速的药物比较符合临床要求，如瑞芬太尼、阿芬太尼、芬太尼和吗啡。

  ✓ 镇静：插管环境下会产生强烈的紧张、焦虑情绪，肌松后产生的无力、濒死感可导致不良回忆，同时意识清醒患者对操作会有躲避。建议使用镇静药物消除这些不良因素。可选用起效快的丙泊酚、依托咪酯、咪达唑仑。

  ✓ 肌松：肌肉痉挛或受刺激后的反射性肌紧张会使声门暴露困难，可使用肌松药。临床多选用起效迅速的氯化琥珀胆碱和罗库溴铵。在使用肌松药前必须先使用镇静药物。对于肌松药的使用应非常谨慎，通常患者给予肌松药后失去自主呼吸能力，一旦出现困难插管或通气则是致命的，因此需要正确评估患者情况后合理使用。

- 插管后管理

  ✓ 气管插管位置确定：气管导管放置后需重点确认其在气管内合适的位置。确认方法包括查体、呼气末CO_2监测、床旁超声、胸片等。上述方法各有利弊，结合患者情况选择，有条件需首选呼气末CO_2监测。

    ◇ 常用体格检查：包括胃泡区和双侧胸部（腋中线第4肋间）听诊、观察胸廓起伏、呼气时气管导管壁上出现

"水蒸气"样变化等，但结果并不可靠，需至少结合一种其他方法综合判断。

◇ 呼气末CO_2监测：是简单易行的可靠的定位气管导管位置的方法。大多数情况下，插管后连续监测到呼气末CO_2即可确认气管导管在气管内。需注意呼气末CO_2监测仅能除外食管内插管，不能判断气管导管的深度。

◇ 影像学方法：用于进一步判断气管插管深度。插管后胸片可用来评估气管导管插入的深度。支气管镜直视下可以明确导管位置。超声检查定位气管内导管可直接判断气管插管是否在气管内，通过间接征象可判断是否存在支气管内插管。

✓ 其他：注意气管插管后的管路固定、气囊压力监测、管路护理和患者循环情况。建议使用气囊测压装置定期监测气囊压力，避免压力过高导致气道黏膜损伤以及压力不足导致漏气。定时或按需清除导管分泌物，避免管路堵塞。注意患者血压，尤其对于使用镇痛镇静药物的患者，避免发生低血压。

4. 气道管理车

急诊患者气道情况多变，应强化"降阶梯思维"的急诊气道管理预案。建议设立专用的气道管理车，集中摆放气道管理设备。气道管理车应秉承"一个适应所有"（one fits all）原则，能根据急诊困难气道的临床决策需求和医师操作能力提供立即可取的气道管理设备，主要涉及如下装置：①不同型号的硬式喉镜及叶片；②可视喉镜；③多个型号的气管内导管；④气管内导管引导物，如硬质管芯、可视管芯、光棒等；⑤声门上气道，如喉罩或插管型喉罩；⑥光学纤维支气管镜；⑦环甲膜穿刺套件或气管切开套件；⑧呼出气体CO_2监测装置。

（王　亚　中国急诊气道管理协作组）

■ 急诊氧疗

——摘自《急诊氧气治疗专家共识》

1. 专用术语与定义

● 氧气治疗（氧疗）：使用高于空气氧体积分数的气体对患者进行治疗。

● 低氧血症：指血液中的动脉血氧分压（PaO_2）降低。大多数学者将标准大气压下$PaO_2 < 60mmHg$、经皮脉搏血氧饱和度（SpO_2）$< 90\%$，作为低氧血症的标准。

● 缺氧：指氧供不足以满足氧需求的病理生理状态。氧疗可以在某种程度上改善缺氧，但氧疗对于缺氧改善的程度取决于缺氧的类型。缺氧按照其原因可分为4类：低张性缺氧、血液性缺氧、循环性缺氧、组织性缺氧。

- 低流量装置：装置提供的空氧混合气体流速低于自主吸气时的气体流速，吸气时有外源性空气补充。
- 高流量装置：装置提供的空氧混合气体流速高于自主吸气时的气体流速，吸气时没有外源性空气补充。
- 储氧系统：可将氧气储存在储气囊中，吸气时可无外源性气体补充，但若储气囊未能储存足够氧气，吸气时将增加吸气负荷。

2. 氧疗的基本原则

- 氧疗的处方原则：氧疗中应将氧气作为一种特殊药物使用，开具氧疗处方或医嘱。
- 氧疗的降阶梯原则：对于病因未明的严重低氧血症患者，应贯彻降阶梯原则，根据病情选择从高浓度至低浓度的氧疗方式。
- 氧疗的目标导向原则：根据不同疾病选择合理的氧疗目标。有CO_2潴留风险的患者，SpO_2推荐目标为88% ~ 93%；对于无CO_2潴留风险的患者，SpO_2推荐目标为94% ~ 98%。

3. 氧疗的临床实施（图27）

- 保证患者生命安全前提下评估患者是否需要氧疗。
- 接诊患者后，首先判断患者是否为崩溃气道。崩溃气道患者无法保证基本的通气和氧合，参照《急诊气道管理共识》处理。对于非崩溃气道的患者，氧疗应当以纠正患者的低氧血症为目的，需要在氧疗开始前了解患者血氧饱和度情况，采用SpO_2或动脉血氧饱和度（SaO_2）进行监测。不推荐给予无低氧血症的患者氧疗，任何情况下的氧疗均需同时记录吸氧浓度。
- 使用ESCAPE工具设定氧疗目标：健康成人SpO_2的正常范围为96% ~ 98%。吸入高浓度氧可抑制肺血管收缩，导致吸收性肺不张及肺泡通气量下降。慢性CO_2潴留患者吸入高浓度氧可加重病情，因此，推荐使用筛查CO_2潴留的ESCAPE工具，根据是否存在CO_2潴留的高危因素制定不同的氧疗目标。对于存在CO_2潴留高危因素的患者，推荐SpO_2目标为SpO_2 88% ~ 93%；无CO_2潴留高危因素的患者，推荐SpO_2目标为94% ~ 98%。CO_2潴留危险因素评估ESCAPE工具：E, bronchi Ectasia, 支气管扩张；S, Spinal disease, 脊柱畸形或截瘫；C, Chest disease, 胸壁疾病；A, Airway obstructed disease, 气道阻塞性疾病（COPD、哮喘、肺纤维化）；P, Paralysis, 瘫痪（神经肌肉接头疾病，药物过量）；E,

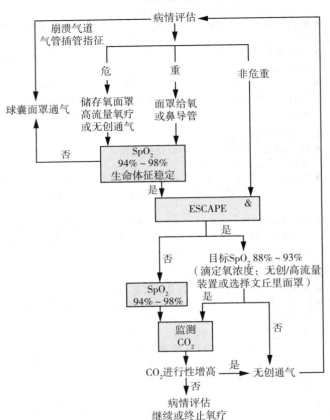

低氧患者接诊

病情评估

崩溃气道
气管插管指征

危　　　　　重　　　　非危重

储存氧面罩
高流量氧疗　　面罩给氧
或无创通气　　或鼻导管

球囊面罩通气

否

SpO_2
94%～98%
生命体征稳定

是

ESCAPE　&

是

否　　　　目标SpO_2 88%～93%
　　　　（滴定氧浓度：无创/高流量
　　　　装置或选择文丘里面罩）

是

SpO_2
94%～98%

是　　　否

监测
CO_2

CO_2进行性增高　　是　　无创通气

否

病情评估
继续或终止氧疗

图27　氧疗流程图

Elevated body weight，体重增加（肥胖）。

- 根据病情危重程度选择合适之氧疗工具：$SpO_2 < 80\%$为危；
  $80\% < SpO_2 < 88\%$为重（图28），根据病情选择高浓度或低
  浓度氧疗工具。
- 动态评估：氧疗开始后应每5～10分钟评估患者SpO_2变化情
  况。若SpO_2未能上升至目标范围，应积极寻找原因并行血气
  分析检查全面评估患者情况；若SpO_2上升至目标范围内，存
  在ESCAPE高危因素应在30～60分钟内复查血气了解血CO_2

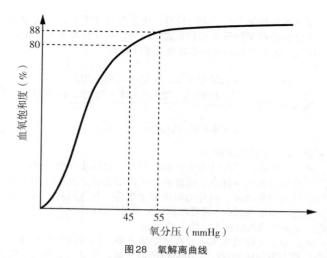

图28 氧解离曲线

注：当氧饱和度＜80%，氧分压将呈线性下降；当氧饱和度＞88%，氧饱和度随氧分压变化将趋于平坦。因此将SpO₂ 80%与88%作为判断病情的标准（海平面，1个大气压水平下）。

水平；若不存在ESCAPE高危因素，且临床情况稳定则无须复查血气。

- 氧疗的维持与撤离：稳定的恢复期患者，SpO₂稳定于目标区间高限一段时间后（通常4～8小时）可逐渐降低吸入氧气浓度。若心率、呼吸频率、SpO₂稳定，可酌情复查血气，逐渐降低吸入氧浓度直至停止氧疗。终止氧疗后，吸入空气时的SpO₂应当至少监测5分钟。若SpO₂仍处于目标范围内，可随后每1小时评估1次。若停止氧疗后出现低氧，则应当寻找恶化的原因，若氧合仍不能维持，应当再次给予重新评估并选择合理的氧疗方法。若患者原发疾病改善，且SpO₂在目标范围，可根据具体情况继续当前氧疗方式，直至停止氧疗。某些患者可能在安全的停止氧疗后，于轻微体力活动时出现间歇性低氧，可考虑允许患者在体力活动增加时接受氧疗，若出现一过性无症状的血氧饱和度下降，并不需要氧疗。

4. 急诊常用氧疗工具

- 鼻导管：是临床最常用的吸氧装置。鼻导管吸入氧体积分数与氧流量有关。在潮气量500ml，频率20次/分，呼气末暂停0.5秒，吸呼比1:2，口鼻无效腔50ml，氧气流速≤5L/min情况下可采用如下公式进行计算：由于患者呼吸方式不同导致计算值偏离实际吸氧体积分数。此外，鼻导管吸氧无法充分湿化，超过5L/min的流速时患者难以耐受。

$$吸入氧浓度 = \frac{无效腔量 + 吸入氧流速 \times 吸气时间 + （潮气量 - 无效腔量 - 吸入氧流速 \times 吸气时间）\times 21\%}{潮气量}$$

$$= 21 + 4 \times 吸入氧流量（L/min）$$

- 面罩：常用面罩见图29。
  - ✓ 普通面罩：可提供40% ～ 60%的吸入氧体积分数，适用于低氧血症且不伴有高碳酸血症风险的患者。使用时面罩需紧贴口鼻周围，由弹力带固定于枕部。氧气流速< 5L/min时，面罩内的CO_2将难以被完全冲刷导致CO_2复吸，因此普通面罩吸氧流速不应低于5L/min。
  - ✓ 部分重复呼吸和无重复呼吸储氧面罩：储氧面罩在普通面罩下附加体积600 ～ 1000ml的储气囊，若储气囊充满，吸氧体积分数可达60%以上。部分重复呼吸面罩在面罩与储气囊之间无单向阀，导致患者重复吸入部分呼出气体。在密闭较好的部分重复呼吸面罩，氧流量为6 ～ 10L/min时，

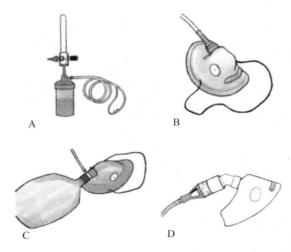

A. 鼻导管吸氧装置；B. 普通面罩吸氧装置；C. 储氧面罩；D. 文丘里面罩
图29　常用吸氧装备

312

吸入氧体积分数可达35% ～ 60%。无重复呼吸面罩在面罩与储气囊之间有单向阀，从而避免吸气相时重复吸入呼出气。为保证面罩内的呼出气体能够被冲刷出去，氧流量至少要6L/min。储氧面罩给氧体积分数高于普通面罩，不适于有CO_2潴留风险的COPD患者。

✓ 文丘里（Venturi）面罩：是可调节的高流量精确给氧装置。吸氧体积分数设定＜40%时与实测值误差＜2%；吸入氧体积分数设定为40%以上时与实测值相差约10%。文丘里面罩的作用原理为氧气经狭窄的孔道进入面罩，产生喷射气流使面罩周围产生负压，与大气的压力差促使一定量的空气流入面罩。随着供氧流速的增加，进入面罩内的空气流速也相应增加，且喷射入面罩的气流通常大于患者吸气时的最高流速要求，因此吸氧体积分数恒定。此外，高流速的气体不断冲刷面罩内部，呼出气中的CO_2难以在面罩潴留，故无重复呼吸。文丘里面罩可提供24%、28%、31%、35%、40%和60%浓度的氧气。因文丘里面罩可以实现高流量、低浓度给氧，适合伴高碳酸血症的低氧患者。使用文丘里面罩时，首先设定患者的吸入氧体积分数，其次根据患者的呼吸情况决定面罩提供的气体流量，最后调节氧源的给氧流量。

● 高流量氧疗：经鼻高流量氧疗装置包括鼻导管吸氧系统（加温湿化器，封闭式呼吸管路，双短鼻塞导管）和空氧混合器（图30）。能输送流速最高达60L/min的空氧混合气体，氧体积分数、流量可调，具有主动加温加湿功能。主要应用在急性呼吸衰竭、拔管后的序贯吸氧治疗、支气管镜等其他有创操作时。经鼻高流量氧疗设备在临床应用中疗效最明显的是急性低氧性呼吸衰竭的患者。高流量氧疗在治疗

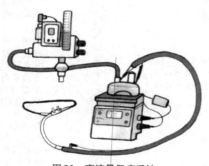

图30　高流量氧疗系统

这类患者时，与常规氧疗和无创通气对比，能够降低病死率及插管率。但应用于 CO_2 潴留的患者效果尚不明确。若患者鼻唇部结构存在异常或不能保持口唇闭合，将影响氧疗效果。首先，经湿化高流量鼻导管通气（HHFNC）可提供高流速气体，冲刷鼻咽部解剖无效腔中的 CO_2，减少 CO_2 的重复呼吸，同时提高肺换气效率。其次，鼻咽腔与气体、气体内部之间的摩擦会对吸气产生明显阻力，HHFNC 通过给予较高的气体流速，减少克服该阻力所需的呼吸功。再次，HHFNC 可产生持续气道正压。最后，HHFNC 系统的加温（37℃）加湿（100% 相对湿度）功能可以达到生理需求，减少生理加温加湿的能量消耗，提高了患者的舒适度及耐受性。上述各种氧疗设备比较见表40。

表40 不同氧疗设备比较

氧疗设备	流量（L/min）	输送氧体积分数（%）	优缺点
低流量氧疗设备			
鼻导管 适于低流量、低浓度给氧 流速 1～6L/min 氧体积分数25%～45%	1	25	优点： ·简便、快捷、价廉 ·满足大部分轻症患者 ·耐受性相对好，不影响患者进食、说话 缺点： ·供氧体积分数不稳定，受潮气量、呼吸频率等 ·多种因素影响不能提供高浓度氧 ·长时间或5L/min湿化不足，耐受性变差
	2	29	
	3	33	
	4	37	
	5	41	
	6	45	
普通面罩 适用于高浓度给氧流速 6～10L/min 氧体积分数35%～60%	6	35	优点： ·简便、经济 ·湿化及给氧体积分数比鼻导管高 ·不会窒息，比较适用于缺氧严重，而无 CO_2 潴留的患者 缺点： ·幽闭感，影响进食、说话，有误吸风险 ·氧流量低于5L/min会致 CO_2 重复吸入
	7	41	
	8	47	
	9	53	
	10	60	

氧疗设备	流量 （L/min）	输送氧 体积分数 （%）	优缺点
高流量氧疗设备			
文丘里面罩 　适用于精确给氧 　流速2～15L/min 　氧体积分数24%～ 60%通过旋转或不同 颜色输送目标氧体积 分数	蓝色-2 白色-4 橙色-6 黄色-8 红色-10 绿色-15	24 28 31 35 40 60	优点： ·精确给氧，流量高 ·患者呼吸模式不影响 吸氧体积分数，面罩不必与面部紧密接触，相对舒适 ·基本无CO_2重复吸入，适于低氧伴CO_2潴留的患者 缺点： ·价格相对贵，湿化能力一般，氧体积分数有限氧流量与氧体积分数之间需匹配
高流量氧疗 　流速～60L/min 　氧体积分数21%～ 100% 　温度37℃ 　绝对湿度44mgH₂O/L， 相对湿度100%	～60	21～100	优点： ·精确给氧 ·良好湿化、温化，舒适性、依从性好，无效腔冲洗效应 ·降低呼吸功，低水平气道正压 ·应用范围广泛，效果明显优于普通氧疗，不劣于NPPV 缺点： 　需专门设备和导管，价格昂贵
储氧面罩 　适用于高浓度给氧 与储氧袋配合使用 600～1000ml 　流速10～15L/min 　氧体积分数可达100%	10～15 双侧无活瓣 一侧有活瓣 双侧有活瓣	80～100 80～85 85～90 95～100	优点： ·提供更高浓度氧，适用于严重缺氧患者 缺点： ·幽闭感，影响进食、说话，有误吸风险 ·非重复面罩若氧流量不足，会增加吸气负荷

急救技术

315

5. 特殊疾病的氧疗

- COPD：是一种慢性呼吸系统疾病，特点为不完全可逆的气流受限。COPD急性加重期：推荐初始SpO_2为88% ~ 92%。通过鼻导管的低流量氧疗是最简单的氧疗方式，适用于多数轻中度COPD患者，在应用氧疗后需对患者SpO_2进行再评估，调整氧疗方式以达到目标SpO_2。由于存在重复吸入CO_2及吸入氧体积分数过高因素，普通面罩及储氧面罩不推荐用于COPD患者，可考虑使用文丘里面罩或HHFNC。

- 急性心肌梗死：对于怀疑或确诊心肌梗死的患者，在无低氧血症的情况下，尚不能确定对缺血部位的心肌提供高浓度的氧是否可使患者获益。但局部的高氧体积分数可能导致血管收缩，增加血管阻力，从而减少心肌氧供。建议心肌梗死时无ESCAPE风险的患者维持血氧饱和度94% ~ 98%，有ESCAPE风险的患者维持血氧饱和度88% ~ 92%，氧疗应基于以上目标谨慎使用。

- 休克：有证据表明早期纠正休克，患者的低氧可改善预后，但无证据表明高于正常的氧输送可使患者获益。对于休克患者的血氧饱和度目标仍有争议，大多数指南认为休克患者的SaO_2不应低于90%，建议将$SpO_2$94% ~ 98%作为理想目标。可首先使用储氧面罩15L/min开始氧疗，连续监测动脉血气变化。若循环稳定可考虑降低吸入氧体积分数。对于存在CO_2潴留风险的患者，则需要临床医师仔细权衡低氧与呼吸性酸中毒的风险，必要时考虑使用无创或有创通气辅助呼吸。

- 急性脑卒中：急性脑卒中伴低氧血症多发生于夜间，常由呼吸中枢受损、气道保护功能缺失所致，临床较常见，可加重患者脑缺血缺氧状态，增加患者病死率。但对于SpO_2正常的非缺氧患者，持续氧疗或夜间氧疗并不能使患者获益。对于无CO_2潴留高危因素的脑卒中患者SpO_2目标为94% ~ 98%，对于存在CO_2潴留的脑卒中患者SpO_2目标为88% ~ 93%。可由鼻导管开始给予低浓度氧疗，并根据上文原则选择氧疗工具。

- 一氧化碳（CO）中毒的氧疗：CO中毒的患者因SpO_2监测不能区分碳氧血红蛋白和氧合血红蛋白，因此不能正确反映患者的血氧情况。血气分析时氧分压显示正常，但实际可携氧血红蛋白的数量不足。同时COHb的半衰期与吸入氧体积分数呈反比，因此，对于CO中毒的患者，急诊初始治疗通过储氧面罩给予高浓度氧至关重要。根据中毒严重程度决定是否选择高压氧治疗。

（急诊氧气治疗专家共识组）

■ 急诊循环监测与支持

1. 血流动力学监测

● 概念：血流动力学研究血液在心血管系统中流动的一系列物理学问题，即流量、阻力、压力之间的关系。核心就是回答一个问题："患者为什么休克了？"为了回答这个问题，需要引出血流动力学的核心公式：$BP = CO \times SVR$。此公式类似于欧姆定律：$U = V \times R$。其中，CO 为心输出量，SVR 为外周血管阻力。CO 与两个因素有关：血管内容量和心脏泵功能。基于如此理解，可以将所有类型的休克按照血流动力学分为4种类型。①外周血管阻力不足导致的分布性休克：包括感染性休克、过敏性休克、神经源性休克等，对应的治疗为使用缩血管药物（升压药）、纠正原发病等；②血管内容量不足导致的低血容量性休克：包括失血性休克、失液性休克等，对应的治疗主要是补足血容量；③心脏泵功能不足导致的心源性休克：包括心肌梗死导致的休克、心肌炎导致的休克等，对应的治疗为强心、改善心肌供血等；④循环系统血流阻塞导致的梗阻性休克：包括心脏压塞、张力性气胸、肺栓塞等原因导致的休克，对应的治疗为纠正原发病。

● 方法：需注意，真实患者的血流动力学状态可能是各种类型都有一部分，或先后出现。如感染性休克患者早期的原发病可能有低血容量性问题，出现外周血管"麻痹"后就有了血管阻力不足的问题，进一步造成脓毒症心肌病，出现心脏泵功能问题等。因此，为分清患者血流动力学各因素变化，则需用到各种循环监测的方法。目前急诊临床上常用的循环监测方法如下。

　✓ 无创及微创监测

　　◇ 一般状况监测：在监护病房可以心电监护患者的心率、血压等。即使在急诊门诊或普通病房，也可以通过简单地观察患者的临床表现得到关于患者循环状况是否良好的关键信息，常提到的判断患者微循环的3个"窗口"包括：①皮肤，是否出现花斑，通常花斑最早出现在患者的膝关节处；毛细血管再充盈时间（CRT）是另一个重要且方便的评价指标；②尿量，对于无肾衰竭的患者，尿量是肾灌注是否充分的一个敏感指标；③精神状态，早期休克可导致患者淡漠、言语减少，严重的休克会导致患者意识丧失。

　　◇ 超声血流动力学监测：①经体表二维超声，是目前新兴的血流动力学监测方法，包括诸多的切面测量（如下腔静脉变异率等）和流程（如FALL流程等），具有直观、实时、可重复的特点，但应用时存在一定的局限性和主观性，结果可靠程度和操作者的经验有很大关系；②USCOM，是一种经体表的多普勒超声，具有便携性的优势，结果可靠性和操作者密切相关；③经食管超声：包括经食管二维超声和经食管多普勒超声，具有一定侵入性，使用受到限制。

◇ 阻抗法血流动力学监测：需要专门的仪器和耗材，通过电极片获得身体阻抗随血液流动变化的数据，通过电脑计算得到心输出量（CO）、体循环阻力（SVR）等相关参数，受影响因素多，结果可靠性有待进一步发展。

◇ 经外周动脉连续性CO监测：如唯捷流等产品，创伤性介于纯无创的阻抗法和有创监测之间，准确性也介于二者之间。

◇ CO_2部分重复呼吸法无创性CO测定：具有较好的准确性，但只能适用于有气管插管的患者。

✓ 有创监测

◇ 中心静脉压（CVP）

□ CVP是右心房开口或位于胸腔内的上、下腔静脉的压力。常经锁骨下静脉、颈内静脉将导管置入到上腔静脉右心房开口水平，需注意，一般经股静脉置管时，导管尖难以到达右心房开口水平，其测得的数据不是CVP。

□ CVP的高低取决于心功能、血容量、静脉血管张力、胸内压、静脉血回流量和肺循环阻力等因素，其中尤以静脉回流与右心室输出量之间的平衡关系最重要。因此，CVP是临床上反映心功能和血管内容量负荷之间动态平衡的简便实用的指标。

□ 在容量输注过程中，CVP不高，表明右心室尚能排出回心脏的血量，心脏对液体负荷的承受力较好。

□ 一般认为CVP的正常值为 $5 \sim 12cmH_2O$，但CVP与动脉压不同，不应强调所谓正常值，将其作为一个血流动力学指标连续测定，观察动态变化，比单次的绝对值更有指导意义。一个可以参考的做法是，补液时持续监测CVP，当CVP较基础值上升2mmHg之内时，可以继续安全补液；较基础值上升超过5mmHg，通常提示已容量过负荷。

◇ 肺动脉内热稀释漂浮导管（Swan-Ganz导管）：虽然其对患者预后的总体价值备受争议，漂浮导管在血流动力学监测中的金标准地位依然不可动摇。只是随着脉搏指示器持续心输出量（PICCO）的普及，其使用逐渐减少。

□ 基本原理是通过前端球囊将导管引导到肺动脉远段。通过充起球囊阻断循环，得到肺毛细血管楔压（PAWP）。因左心房与肺循环之间不存在瓣膜，当导管的气囊充气后，管端所测得的压力是从左心房逆流经肺静脉和肺毛细血管所传递的压力。基于以下推论反映左心室的前负荷水平：PAWP ≈ 左心房压 ≈ 左心室舒张末压 → 左心室舒张末容积 → 左心室前负荷。

□ 监测 CO 的基本原理为经典的热稀释原理。即在循环的一侧打入冰盐水，并在循环的另一侧监测由冰盐水造成的患者血温瞬时变化，由于血温变化幅度和变化快慢与 CO 相关，通过电脑函数计算得到 CO 值。这个原理也同样被应用在之后出现的 PICCO 测量 CO 中。

✓ PICCO 技术：相较于漂浮导管，PICCO 存在诸多优势，增加了在急诊的使用频率。

◇ 导管不用通过心脏，只需要一根中心静脉和一个外周动脉，就可以实现 CO 的测量。

◇ 能得到胸腔内血容量（ITBV）、全心舒张末期容量（GEDV）等直接容量指标，而不需要再通过压力指标间接反映容量水平。

◇ 能获得血管外肺水（EVLW）、心功能指数（CFI）、全心射血分数（GEF）、肺血管通透性指数（PVPI）等对循环很有用的参数，特别是 EVLW 是临床上非常有用的容量过负荷指标。

◇ 能通过动脉脉搏波型曲线下面积分析技术，连续获得每次心脏搏动的心输出量（PCCO）（需要定期用热稀释法矫正）和每搏量变化（SVV），能不间断监测容量反应，对无吸气努力的机械通气患者的液体管理很有用。

• 微循环监测：休克的核心是微循环障碍，低血压不是必要条件。因此对循环的监测和处理要"看着微循环，治疗大循环"。除前面提到的随时随地可以获得的微循环的 3 个窗口，目前进行微循环监测还有以下技术和指标。

✓ 乳酸：乳酸升高提示存在组织缺氧或代谢紊乱，是评估微循环是否正常常用的指标，可用于判断患者预后。扩容后乳酸从组织回到肝代谢，半衰期 6 ～ 8 小时，存在一定的滞后性，因此机械地以乳酸绝对值作为复苏目标可能导致复苏过度，计算乳酸清除率更为科学。另外，心力衰竭时组织严重缺氧，也可导致乳酸升高，此时需要负平衡而非扩容。可见乳酸升高不等于需要补液，也可能是需利尿、强心、缩血管，综合判断。

✓ $ScvO_2$：可以简单地通过抽取中心静脉血查血气得到。$ScvO_2 \approx SvO_2 = SaO_2 - [VO_2/(CO \times Hb \times 1.34)]$。根据公式可见，$ScvO_2$ 变化取决于机体的氧供和氧耗的变化，氧供需平衡中任一因素改变均可影响 SvO_2。在患者的氧耗无明显变化，且动脉血氧饱和度正常、血红蛋白正常时，SvO_2 和 CO 有一定相关性。当 SvO_2 低于 70% 时，需考虑患者存在氧供障碍，如果患者无明显氧耗增加的因素、动脉血氧饱和度正常、血红蛋白正常，则提示 CO 不足。

✓ P（v-a）CO_2：也可描述为 ΔPCO_2，可以通过同时抽取外周动脉和中心静脉血查血气，二者 PCO_2 相减后得到。VCO_2（CO_2 排出量）$= CO \times K \times \Delta PCO_2$ 根据公式可见，ΔPCO_2 和 CO 负相关，尤其是 CO 偏低时 ΔPCO_2 迅速增高。可以解释为：当组织灌注不足时，血流不足以将组织产生的 CO_2 带走，组织中 CO_2 清除能力下降，产生 CO_2 淤滞现象，导致 P（v-a）CO_2 升高。因此，P（v-a）CO_2 可以较好地反映组织灌注及代谢状态。正常情况下 < 6mmHg。

✓ 灌注指数（PI）：是基于指脉氧饱和度模块测得的附属参数，多数监护仪都可显示此参数，反映脉动血流的情况，体现了血流灌注能力，是反映微循环的指标之一。脉动的血流越大，脉动分量越多，PI 值越大。PI < 1.4 提示可能存在微循环灌注不良。

✓ 旁场暗场成像（SDF）：直接可视化实时观察舌下微循环状况，以此反映全身的微循环。有多个相关参数可对微循环状态进行评估，包括总血管密度（TVD）、灌注血管密度（PVD）、灌注血管比例（PPV）、微血管流动指数（MFI）等。目前临床尚未普及，多用于科研。

2. 血流动力学支持

● 通过血流动力学监测了解患者的血流动力学状态，整个血流动力学治疗也着重于如何调整血管内容量，如何调整升压药物，如何增强心脏收缩力，以及如何纠正原发病。这些治疗主要包括容量管理、强心药物和缩血管药物的使用、IABP、ECMO 的支持。

● 容量复苏时首选晶体液，但大量补充生理盐水时注意高氯性酸中毒和急性肾损伤的发生；胶体液（包括白蛋白）的扩容作用更加快速持久，但多项临床试验都未证实其能改善预后，且有不少副作用，需谨慎使用。对心源性休克和脓毒症休克中的心肌抑制患者，需要更加精细地管理好容量。目前强心治疗的一线药物是多巴酚丁胺；近期比较有希望的药物是左西孟旦；对于合并心房颤动的患者，西地兰可能是不错的选择，但其在心肌梗死急性期禁止使用；肾上腺素可诱发乳酸酸中毒，使用需谨慎，仅在其他药物无效时作为二线治疗；米力农虽然可能短期改善心脏泵血，但对长期预后的作用不容乐观。和收缩性心功能不全患者相比，舒张性心功能不全患者需要更高的容量负荷以维持心室功能。当CO足够时，仍需要考虑给予足够的压力以分配流量，升压药包括各种血管加压药物，首选去甲肾上腺素，二线用药包括多巴胺、间羟胺、肾上腺素等。

- 根据一般经验，对于急诊休克的患者，血流动力学治疗可分为4个阶段（表41）。

表41　急诊休克患者血流动力学治疗4个阶段

	大量补液阶段	容量优化阶段	容量稳定阶段	容量撤退阶段
本阶段关注	达到一个可接受的最低血压	提供足够的氧供	提供脏器支持	撤退血管活性药物
	开展急救性的操作	优化心输出量、SvO$_2$、乳酸	减少并发症	保证负平衡

✓ 容量复苏阶段（Salvage）：患者刚发生原发疾病加重和休克，血管内容量缺失量很大，需要快速、大量补液，基本不用太担心容量过负荷的问题。此时患者多在抢救室，直接遵循休克复苏的VIP原则：Ventilation（保证氧合及DO$_2$）、Infuse（补液，增加CO）、Pump（血管活性药物，保证MAP，以保证血流量进入组织）。

✓ 容量优化阶段（Optimization）：此时经过容量复苏，患者的血管内容量接近需求，可能还存在一定容量不足，但已有容量过负荷、肺水肿的风险。对于心功能脆弱的患者，可能从容量不足到容量过负荷的窗口非常窄，而如果容量方向判断错误，可能导致患者的情况恶化并产生不良后果。因此，此时需要强调目标治疗：设定合适的CVP目标、MAP目标、CO目标，最终目的是改善微循环，降低乳酸。并通过各种方法，精细地判断和滴定患者的容量。具体的容量判断方法将在后面讨论。

✓ 容量稳定阶段（Stabilization）：此时患者容量状态合适，不需要明显的正平衡或负平衡。患者的血流动力学情况应该是稳定的，如果不稳定则说明出现了新的问题，需要重新查找相关原因。

✓ 容量撤退阶段（De-escalation）：又称反向复苏阶段。此时患者原发病病情好转，之前存在第三间隙中的液体回到循环中，导致容量增多，如果患者肾功能良好，将出现自发的负平衡，如果患者肾功能不良，可能导致肺水肿，需要及时识别，适时给予利尿治疗，配合实现负平衡。

3. 关于容量反应的判断

● 静态指标：如MAP/HR/CVP/PCWP/GEDV/SV/IVC，是直接或间接反映容量状态，而对预测容量反应不可靠。但出现明显极值时有利于临床判断，如低CVP提示补液相对安全。

● 功能性指标：如PPV/SVV/ΔIVC/EEO，其使用有诸多先决条件，其中PPV/SVV使用时要求患者机械通气且为完全机控状态，还要求一定的潮气量和呼吸频率，且患者肺顺应性良好、无心律失常；ΔIVC在患者机械通气时也有类似的要求，在患者有自主呼吸时也要求平静呼吸（实际上很多急诊重症患者呼吸都不能平静）；EEO也要求患者为机械通气。因此，功能性指标虽好，但估计这些指标在急诊的适用患者人群不到20%。

● PICCO和漂浮导管：操作相对复杂，在EICU患者中可以应用，但得到的各项指标需要整合理解，避免陷阱。

● 较适合急诊的容量判断方法

  ✓ 急诊超声：可以直观地用于休克的诊断和评估，并有成熟的流程，对于大部分血流动力学改变显著的人群有帮助。但应该直面的是，在急诊也有很多患者超声评价的结果处于"灰区"，即无法得出确定性判断。超声测量也存在诸多误区，评估结果的准确性和操作者经验密切相关，甚至有的患者无法获得有效图像。因此，超声的总体优势在于无须其他任何设备帮助，实施方便快捷，估计超声在急诊的适用患者人群在60%以上。

  ✓ ScvO₂、P（v-a）CO₂：提供氧供和血流的基本指标，只要患者置入上腔的中心静脉即可获得，准确率高，解读容易，较适合急诊使用。

  ✓ 补液试验或被动抬腿试验（PLR）：是急诊重症患者的常用容量判断方法，原则上操作时只有观察每搏量（SV）变化是唯一可以准确判断容量反应的方法，而实际上在急诊环境SV的获得并不容易。观察MAP甚至HR的变化是无奈的替代选择，对容量反应的预测并不准确。PLR能可逆性转移约300ml血液，对于容量窗口窄的高危患者更为安全，但操作时应注意：①PLR前患者45°半卧位，而不是平卧位；PLR时抬高下肢45°与放平上身同时进行；②最好实时监测SV，而不是心率或血压；③最大效应发生在1分钟左右，需及时评估；④在PRL结束后，将患者恢复原体位，看变化是否可逆；⑤避免操作过程其他因素的干扰，如咳嗽、髋部过屈引起疼痛、导管移位等，同时操作时腹内压不能太高，需＜16mmHg。另外，容量窗口窄的患者还可以选择Mini补液试验：1分钟快速补液100ml，但需用超声精确测量速度时间积分（VTI），cut-off＝10%，此操作对超声手法要求较高。

需要特别注意的是：

- 因为休克的本质是微循环血流障碍，抗休克的终极目标是改善微循环，从而恢复细胞代谢和脏器功能。因此，以CO为代表的血流量是休克治疗中最高优先考虑的问题，其他均为下游指标。在循环出现问题时，永远要优先考虑CO是否足够。

- 体循环平均充盈压（MSFP）是静脉回流的基础上游压力，主要取决于血容量与血管床容量。补液的目标是提升MSFP和提升CO，副作用是升高了CVP。CVP是静脉系统下游的压力，高CVP会减少静脉回流，损害器官灌注（当MAP在器官自身调节范围内时，CVP是决定器官灌注的主要因素）。因此，高CVP是病理状态，一旦血流动力学稳定要尽快努力降低CVP。

- "容量反应阳性"不是扩容的充分理由，必须要有"组织灌注不足"。对于反复"容量反应阳性"的脓毒症者可能更理智的是早用缩血管药物以增加张力性容量。容量过度和容量不足同样会造成组织细胞缺氧。

（刘业成）

■ 急诊呼吸支持

1. 目的

急诊呼吸支持的主要目的是预防和纠正低氧血症和/或CO_2潴留。

2. 机械通气适应证

- 从适应证上讲，可以分为预防性和治疗性两大类。

- 预防性通气治疗：危重患者有时虽然尚没有发生呼吸衰竭，但如从临床疾病的病理过程、呼吸功、心肺功能储备等诸多方面判断，有发生呼吸衰竭的高度危险性。其适应证如下。

✓有发生呼吸衰竭高度危险性的疾病：①长时间休克；②严

重的头部创伤；③严重COPD患者的腹部手术后；④术后严重败血症；⑤重大创伤后发生严重衰竭的患者。

✓ 减轻心血管系统负荷：①心脏术后；②心脏储备功能降低或冠状动脉供血不足的患者进行大手术后。

- 治疗性通气治疗：临床上当患者出现呼吸衰竭的表现，如呼吸困难、呼吸浅速、发绀、咳痰无力、呼吸欲停或已停止、出现意识障碍、循环功能不全；患者不能维持自主呼吸，近期内预计也不能恢复有效的自主呼吸，呼吸功能受到严重影响时，可应用机械通气治疗。

临床上应用机械通气治疗的常见病因有：①肺泡低通气：见于心肺复苏后、麻醉药物过量、中枢神经系统疾病、神经肌肉疾病；②低氧血症：见于急性呼吸窘迫综合征（ARDS）、重症肺炎、心源性肺水肿且对其他治疗无效、严重肺挫伤；③部分COPD患者；④多器官功能衰竭（MOF）伴肺炎或ARDS；⑤连枷胸；⑥呼吸肌衰竭。

总之，急诊的呼吸支持治疗，要综合临床实际病情和急诊单位的实际抢救设备等进行考虑，统一的指标很难确定。有些咳嗽、排痰无力者，呼吸衰竭对全身状态影响较大者，宜早用机械通气治疗。

3. 机械通气禁忌证

机械通气有相对禁忌证，一般下列情况要谨慎进行：①气胸及纵隔气肿未行引流者；②肺大疱；③大咯血；④急性心肌梗死；⑤出血性休克未补充血容量之前。但更应强调的是，机械通气治疗无绝对禁忌证。

4. 机械通气呼吸支持治疗对生理的影响

- 增加肺泡通气量：机械通气时可扩张气道和肺泡，增加肺容量，使肺泡通气量增加。
- 肺内气体分布：机械通气时进入气体的分布取决于呼吸道内压力、气道阻力和局部组织的弹性。
- 对通气/血流比例的影响：正常人在自主呼吸时，因重力影响可引起胸腔内压力梯度的变化，有利于吸入气体分布到肺下部。机械通气时，这种压力梯度被改变，全肺可发生通气分布不均。由于重力影响，肺血流在肺下垂部位分布较多，所以机械通气时可产生较大的比例失调，表现为生理无效腔增加和不均增加。
- 对呼吸动力的影响：机械通气合理实施时，可以增加肺顺应性、降低气道阻力、减少呼吸功。
- 机械通气对循环的影响：一般是正压通气减少回心血量，在存在明显血容量不足和高PEEP通气时明显。若患者心功能良好，血容量正常，则能通过交感神经反射和血管加压受体使周围静脉收缩，恢复周围静脉与中心静脉的压力差，恢复足够的静脉回流。机械通气还可以增加胸内压，减少左心后负荷，有利于治疗左心衰竭和肺水肿；机械通气一般容易增加右心后负荷，但对于呼吸障碍的患者，通过改善低氧、改善功能残气量，还可以改善肺血管的低氧血管收缩状态，还可能减少右心后负荷。

5. 机械通气的目标

提供合适的肺泡通气（目标$PaCO_2$），维持适宜的动脉氧分压（目标PaO_2）、合适的呼吸肌负担，使患者舒适、避免副作用。

6. 呼吸机的组成结构

呼吸机的工作面板均包括3部分。①监测面板：显示患者的实际通气情况；②报警面板：设置各种参数的理想范围；③控制面板：为患者人为设置的通气参数。

7. 机械通气模式

- 机械通气模式的选择：定容型、定压型；单一型、复合型；递增波、递减波、正弦波、方波等；容量控制（VC）、压力控制（PC）、同步间歇指令通气（SIMV）、自主通气（PS）。应根据患者实际状态选择合适的通气模式，没有一种模式比另一种模式更加优秀。

- 机械通气的模式：主要有控制通气（CMV）、辅助/控制通气（A/CMV）、SIMV和PS。

  ✓ 完全的CMV：由呼吸机控制所有通气过程，不容许患者进行任何自主呼吸。这种通气模式现在基本被淘汰。

  ✓ A/CMV：现在通常所说的控制通气基本都指的是A/CMV。患者在通气过程中仅起送气的触发作用，患者和呼吸机一起决定频率，但其他通气参数均由呼吸机决定，主要有VC和PC。

    ◇ VC的主要参数包括吸氧浓度（FiO_2）、呼气末正压（PEEP）（FiO_2和PEEP是任何通气模式均有的参数）、潮气量（Vt）、呼吸频率（R），次要参数设置有送气波形、触发方式、触发灵敏度、吸呼比（I∶E）等。一个呼吸周期完成后，如果患者能触发送气，呼吸机还会送气。因此，设置的呼吸频率只是保证最低通气频率，不是最终频率。

    ◇ PC的主要参数包括FiO_2、PEEP、PC、吸气时间Ti、R。同样，一个呼吸周期完成后，如果患者能触发送气，呼吸机还会送气，设置的呼吸频率只是保证最低通气频率，不是最终频率。

✓ PS：主要参数有FiO_2、PEEP和PS，患者开始吸气时，呼吸机提供预设气道正压，以帮助患者克服吸气阻力，在预设触发灵敏度和吸气压力支持水平情况下，患者自己控制呼吸频率与吸气和呼气时间，并与支持压力一起决定吸气流速及潮气量。

✓ SIMV：一般合并PS使用，为SIMV＋PS模式。除了要设置PS的参数外，还要设置SIMV的参数。SIMV有VC和PC两种方式送气，因此主要参数除FiO_2、PEEP外，还有SIMV频率、吸气时间Ti、Vt（或PC）、PS，设置的呼吸频率只是SIMV的通气频率，总的频率等于SIMV的频率＋PS的频率，总频率取决于呼吸机和患者的共同作用结果。

急救技术

8. 机械通气后低血压

容量不足，镇静药的使用，插管前的正常血压甚至高血压假象，机械通气减少血液回流、减少心输出量，特别是高PEEP时明显；肺过度充气引起内源性PEEP（PEEPi）的产生，在COPD和哮喘患者中常见。

9. 通气过程的监测

呼吸力学监测如峰压（Ppeak）、平均气道压（Pmean）、平台压（Pplat）、通气波形等；呼吸容量监测如Vt、每分通气量（Vmin）；呼吸生理学监测如动脉和静脉血气；通气副作用监测如胸腔压增加、静脉回流减少、肺血管阻力增加、心输出量减少、颅内压增高、肝肾灌注减少、肝淤血、腹内压增加、气压伤等。患者的监测是第一位的！

10. 影响因素

● 影响氧合的参数：主要是FiO_2、PEEP，还有吸气时间、通气量、平台压等。
● 影响CO_2分压的指标：Vt、R、呼气时间、PEEP等。
● 影响压力的指标：PEEP、Vt、吸气时间、峰流速等。
● 呼吸机的参数调整：一般呼吸机稳定通气15分钟以上血气趋向稳定，每调整一次参数后，15～30分钟需要复查血气以进一步调整参数。

11. 常见的呼吸机报警

● 低压报警：脱机、漏气、气囊未充气、破裂，湿化器漏气。
● 高压报警：咳嗽、痰多、管路打折、气道痉挛等。
● 高通气量报警：做雾化、呼吸频率过快、人机对抗等。
● 低通气量报警：漏气、自主呼吸过弱。

- 高频率报警：咳嗽、管路积水、人机对抗、自主呼吸过强。
- 低频率报警：自主呼吸过弱。
- 电源电池报警：交流电源未接上。
- 湿化器报警：湿化器温度异常。

12. 报警处理
- 若呼吸机报警一时难以判断原因，应立即断开呼吸机，呼吸机接上膜肺，用简易呼吸器给患者人工通气。
- 若呼吸机接上膜肺后报警消失，说明报警原因在患者，需要仔细评估患者的气道阻力、顺应性、自主呼吸状况和呼吸机设置。
- 若呼吸机接上膜肺后报警仍在，考虑呼吸机和管路存在问题。

（徐胜勇）

■ 急诊血液净化

1. 概述

　　1977年，Kramer等首次将连续性动静脉血液滤过（CAVH）应用于临床，很大程度上克服了传统的间歇性血液透析（IHD）所存在的"非生理性缺陷"，能够连续、缓慢、等渗地清除水、溶质，纠正电解质紊乱和酸碱平衡失调，并能清除炎症介质，且具有较好的血流动力学稳定性，目前将这些治疗方法统称为连续性肾替代治疗（CRRT）。

2. 急诊血液净化的目的

　　清除各种代谢产物、毒物、药物过量和某些致病因子；清除抗体（移植受者体内抗体、免疫复合物）；清除炎症介质；调节水电解质紊乱和酸碱平衡失调。总体来说就是清除溶剂和清除溶质两部分：清除溶剂即"水"；清除溶质即过高的血钾、肌酐、尿素、毒物、药物等。

3. 急诊CRRT的实施步骤
- 选择适应证患者。
- 建立血管通路：大部分患者需要进行股静脉或颈内静脉血滤血透管置入，有的患者已经建立动静脉瘘和半永久透析管，也可以使用；对于瘘，应注意保护，一些难以很好配合的患者，尽可能不使用动静脉瘘。
- 选择血滤机：大部分血滤机能提供常用功能，适合于绝大部分临床情况，有些特殊的治疗模式如双膜血浆置换可能需要某些具体的血滤机。
- 选择管路和滤器：根据具体血滤机类型和需要进行血液净化模式的选择。如血滤选择血滤器，血浆置换选择血浆分离器，血液灌流选择灌流器。

- 配制置换液：根据患者情况配制置换液，目前大部分选择基础血液净化基础置换液，需加入氯化钾配制成目标的置换液钾离子浓度，如高钾血症患者配制成低钾或无钾置换液，一般患者配制成正常血钾4.0mmol/L左右的置换液，一般不使用高钾置换液，即使对于低钾血症患者也只使用正常钾离子浓度置换液。

- 5% $NaHCO_3$：置换液的pH多 < 7.0，需要额外加入5% $NaHCO_3$调节pH，一般不加入置换液中，而是在患者外周血管另外输液途径补充，可按照与置换液1:20的初始速度补充，如置换液2000ml/h，5% $NaHCO_3$则给予100ml/h的速度输注，并根据患者的pH进行调整输液速度。

- 设置抗凝方式：有条件均需要抗凝，目前主流的抗凝方法包括两种：①首选枸橼酸抗凝，需要监测血气钙离子浓度；②普通肝素抗凝，需要监测APTT。某些特殊患者因各种禁忌可能选择无抗凝CRRT，但一般容易凝血，难以长时间进行。

- 设置血液净化的参数：需根据患者的具体情况进行，包括血流速度、脱水速度、前置换液速度、后置换液速度等。

- 液体平衡管理：出入量平衡＝同期入量（置换液量＋静脉输液量＋口服量）－同期出量（同期超滤液量＋尿量＋引流量＋其他液体失量），有多种液体管理方式，如24小时总出入量平衡目标、每小时的出入量平衡目标、根据CVP等血流动力学的设定目标等。

- 上机和下机：需注意无菌操作，防止引起血流感染。

4. 急诊血液净化的并发症

- 感染：血液净化过程需要置管和血液接触操作，易发生院内感染。

- 出血：置管穿刺和血液净化中的抗凝药使用，均易出现出血并发症。

- 营养物质丢失：绝大部分置换液中只包括主要的钠、钾、钙、镁、葡萄糖物质，特殊的置换液还包含有更多的人体血浆成分，但不可能包括所有血液中的正常成分。血液净化时间越长，丢失的氨基酸、磷、微量元素、维生素等越多，一般持续进行24～72小时的CRRT需考虑补充这些丢失的营养成分。

- 血钠变化过快：对于严重高钠血症和低钠血症患者，需监测血钠变化。目标是每日血钠变化不超过10mmol/L。

- 凝血：凝血使CRRT目标未完成、丢失管路中的血液、浪费一次性耗材，增加花费。

- 枸橼酸相关合并症：枸橼酸通过肝脏代谢，超过机体代谢能力时可能发生蓄积中毒；枸橼酸代谢产生碳酸氢根，超过机体代偿时可能引起代谢性碱中毒；肝功能很差时，枸橼酸还可能引起药物性肝损害，需及时发现，减少枸橼酸用量或停用。

- 肝素诱导性血小板减少：见于一些特殊体质人群，使用肝素抗凝后出现血小板减少，可查完善相关抗体的检查协助诊治。

（徐胜勇）

■ 急诊营养支持

1. 概述
- 营养支持指经肠内或肠外供给热量、蛋白质、电解质、维生素、矿物质、微量元素和液体。
- 急诊营养支持应包括针对于急诊患者在急诊接受原发病诊治时是否需要营养支持，以及病情程度不同的患者所需营养支持的时机、方式和内容。

2. 基本原则
- 预计7天之内可以恢复自主经口饮食的轻症患者，可暂不考虑予以营养支持。
- EICU或抢救室的危重症患者，如无禁忌，应在24～48小时内开始肠内营养支持。
- EICU或抢救室的危重症患者，如有肠内营养禁忌，属于低营养风险的（NRS2002 ≤ 3），建议可在7天之后开始肠外营养；属于高营养风险的（NRS2002 > 5）或严重营养不良者，建议入室后尽快开始肠外营养支持。
- 营养支持应当采取升阶梯原则，一旦低一级的营养支持方式不能满足60%的目标能量3～5天，则应升高营养支持方式：自主进食＋营养宣教→自主进食＋口服补充营养素制剂→全肠内营养→部分肠内营养＋部分肠外营养→全肠外营养。
- 应在患者血流动力学稳定之后再启动营养支持。
- 肠内营养支持前需评估消化道耐受情况，以决定是否开始，如消化道穿孔、消化道大出血、肠缺血、可能与肠内营养相关的症状（呕吐/腹泻/腹痛/腹胀）、肠梗阻、肠扩张及高胃残量（> 500ml）。还需评估相关误吸风险。
- 由于急诊患者，尤其是危重症患者的病情常发生变化，因此有必要每日简要评估患者的营养风险和肠内外营养支持耐受情况。

3. 计算及公式

- 剂量体重：开具肠内肠外营养处方时，需要确定用于计算热量和蛋白质摄入的合适体重。
  - ✓ 若患者体重低下（BMI < 18.5），建议将当前体重作为初始剂量体重。
  - ✓ 若患者体重正常（BMI 18.5 ~ 24.9）或超重（BMI 25 ~ 29.9），建议将当前体重作为剂量体重，但应当去除外周性水肿重量。
  - ✓ 若患者体重肥胖（BMI > 30），可采用简易办法算，剂量体重 = 1.1 理想体重（IBW）；另一种方法是在 IBW 的基础上再加上实际体重（ABW）和 IBW 差值的 2/5，即：剂量体重 = IBW + 0.4（ABW-IBW）。理想体重的近似计算：男，身高 -100（cm）；女，身高 -105（cm）。
- 热量计算：大多数患者，第 1 周内 8 ~ 10kcal/kg，从第 2 周开始 25 ~ 30kcal/kg。
- 蛋白质计算：建议蛋白质所需量为 1.2 ~ 2.0g/kg，烧伤患者或脓毒症患者可达 1.5 ~ 2.0g/kg。
- 静脉给予的脂质（包括非营养性脂质）：建议不超过 1.5g/（kg·d）。
- 根据剂量体重算出总热量、蛋白质及脂质需求，然后结合患者液体需求量来决策营养支持方案。

4. 急诊肠内营养的通路和制剂选择

- 急诊肠内营养通路最常使用鼻胃管，对于重症胰腺炎或高误吸风险患者推荐使用空肠营养管。
- 放置鼻胃管或空肠营养管后应当通过 X 线片明确管路位置，每次使用前应当回抽确定是否通畅及胃残量多寡。
- 标准制剂适用于绝大多数患者，标准制剂的组成特点：等渗溶液，能量密度 1kcal/ml，整蛋白含量 40g/1000ml，非蛋白热 / 氮比约为 130:1，长链脂肪酸（偶有中链脂肪酸和 ω-3 脂肪酸），单糖和多聚糖混合，不含乳糖，含维生素、矿物质和微量元素。
- 消化吸收功能障碍患者宜选择短肽型或氨基酸型配方。
- 限制液体入量患者可选择高能量密度配方。
- 糖尿病或血糖升高患者有条件时可选用糖尿病适用配方。
- 高脂血症或血脂增高患者宜选用优化脂肪配方。
- 持续腹泻患者，首先可考虑使用含纤维素处方，如果含纤维素处方无效，可试用短肽配方。

5. 急诊肠外营养支持的通路和配方选择

- 患者开始肠外营养时，如若考虑短期即可过渡到肠内营养或经口进食者，可采用外周静脉通路，但需注意脉管炎、血管渗漏等相关并发症。

- 患者开始肠外营养时，如若长期无法过渡到肠内营养或经口进食者，须及时采用中心静脉通路，如PICC；但须注意导管相关性感染问题。

- 急诊肠外营养支持中，可经验性采用标准肠外营养袋，如卡文；入住EICU或抢救室的危重患者1周内暂缓以大豆油基础的脂肪乳剂静脉输注。

- 当遇到特殊病种的危重症患者需要静脉营养支持时，可请肠内肠外营养科专科医师会诊，制订长期个体化肠外营养配方。

> 再喂养综合征：给予营养补充前应注意补充维生素B$_1$；给予接近且高于静息能量消耗的初始热量恢复体重；注意补充电解质，尤其是磷；监测并减少心血管及肺部并发症。

（须 晋）

■ 心肺复苏

心搏骤停常见的心脏机制为心室颤动或无脉性室性心动过速，其次是心室静止及无脉电活动。心搏骤停后即出现意识丧失，脉搏消失及呼吸停止，经及时有效的心肺复苏部分患者可获存活。心肺复苏（CPR）是抢救生命最基本的医疗技术和方法，包括胸外按压、开放气道、人工通气、除颤以及药物治疗等，目的是使患者恢复自主循环和自主呼吸。根据《2020年美国心脏协会心肺复苏及心血管急救指南》，CPR生存链包括6部分，且分为院外心搏骤停和院内心搏骤停两条生存链。

院外心搏骤停两条生存链：①立即识别心搏骤停并启动急救系统；②实施高质量CPR，重点在于胸外按压；③早期快速除颤；④有效的高级生命支持；⑤综合的心搏骤停后治疗；⑥康复性治疗。

院内心搏骤停生存链：①预防和监测心搏骤停的发生，并且进行及早识别；②立即启动急救系统；③实施高质量CPR，重点在于胸外按压；④早期快速除颤；⑤综合的心搏骤停后治疗；⑥康复性治疗。

1. 基础生命支持

基础生命支持（BLS）包含生存链中前3个环节，目的是迅速建立有效的人工循环给脑组织及其他重要器官以氧合血液而使其得到保护（图31）。主要措施包括重建循环、通畅气道、重建

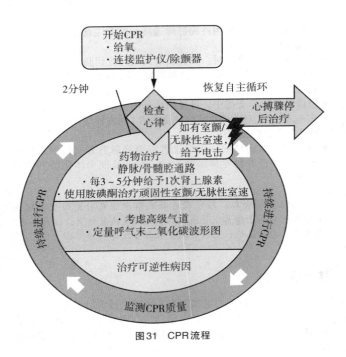

图31 CPR流程

呼吸和除颤，简称为CABD（circulation support，airway control，breathing support，defibrillation），其中C、A、B、D分别指循环、气道、通气和除颤（图32）。

2. CABD流程

　　首先需要判断患者有无反应、呼吸。若发现无任何反应，立即呼叫急救系统。随后开始实施CPR。有条件时，可考虑实施"D"，即除颤。实施的具体内容如下。

- 早期识别心搏骤停患者：发现患者突然倒地，意识丧失。
- 启动急救系统：国内一般呼叫"120"，告知事件地点，需行CPR救援。
- C（循环支持）：同时判断大动脉搏动和呼吸5～10秒，一般触摸颈动脉搏动。如无搏动和呼吸或无法判断，应立即启动胸外心脏按压。
  　✓ 对非专业医务人员来说，判断动脉搏动易出错，会延误复苏，可不必判断大动脉搏动。
  　✓ 心脏按压操作要领（图33）

急救技术

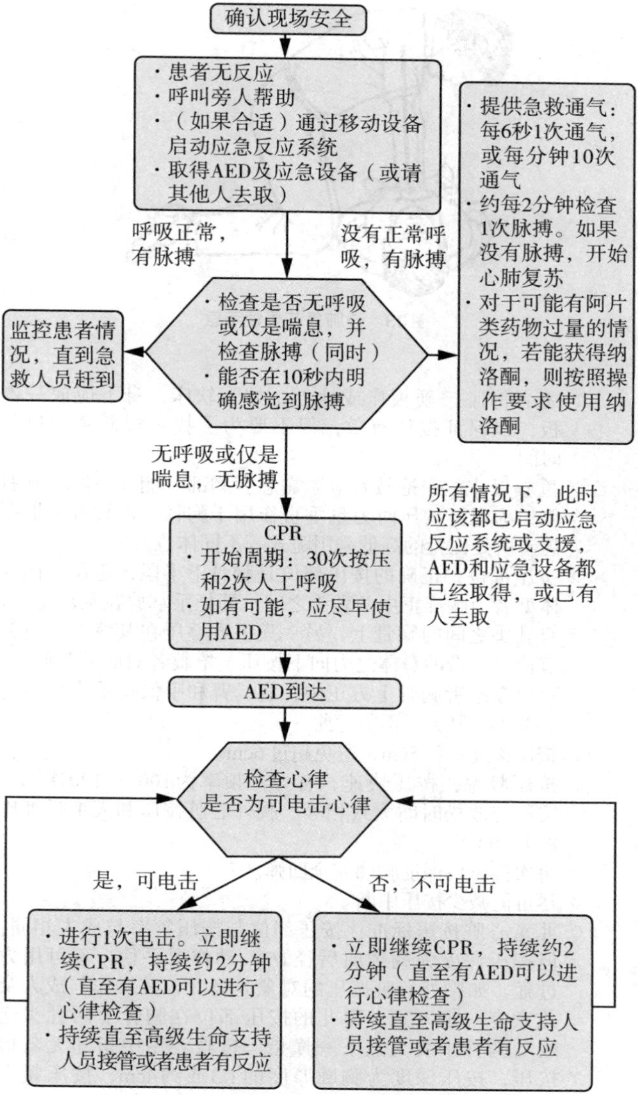

确认现场安全

- 患者无反应
- 呼叫旁人帮助
- （如果合适）通过移动设备启动应急反应系统
- 取得AED及应急设备（或请其他人去取）

呼吸正常，有脉搏 → 监控患者情况，直到急救人员赶到

没有正常呼吸，有脉搏 →
- 提供急救通气：每6秒1次通气，或每分钟10次通气
- 约每2分钟检查1次脉搏。如果没有脉搏，开始心肺复苏
- 对于可能有阿片类药物过量的情况，若能获得纳洛酮，则按照操作要求使用纳洛酮

- 检查是否无呼吸或仅是喘息，并检查脉搏（同时）
- 能否在10秒内明确感觉到脉搏

无呼吸或仅是喘息，无脉搏

所有情况下，此时应该都已启动应急反应系统或支援，AED和应急设备都已经取得，或已有人去取

CPR
- 开始周期：30次按压和2次人工呼吸
- 如有可能，应尽早使用AED

AED到达

检查心律是否为可电击心律

是，可电击
- 进行1次电击。立即继续CPR，持续约2分钟（直至有AED可以进行心律检查）
- 持续直至高级生命支持人员接管或者患者有反应

否，不可电击
- 立即继续CPR，持续约2分钟（直至有AED可以进行心律检查）
- 持续直至高级生命支持人员接管或者患者有反应

图32　BLS医务人员成人心搏骤停流程（2020）

急救技术

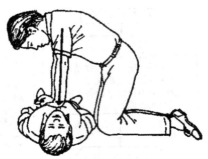

图33 心肺复苏要领示意

◇ 患者仰卧于硬板床或地上，如为软床，身下应放一木板，以保证按压有效，但不要为了找木板而延误抢救时间。

◇ 抢救者体位：抢救者应紧靠患者胸部一侧，一般为其右侧，为保证按压时力量垂直作用于胸骨，抢救者可根据患者所处位置的高低采用跪式等不同体位。

◇ 按压部位：正确的按压部位是胸骨下半段，定位：标准体型者为胸部正中两乳头之间，即把手掌放在胸部正中，双乳头之间的胸骨上，另一只手重叠压在其背上。肘关节伸直，借助身体之力向下按压。抢救者双肘关节伸直，双肩在患者胸骨上方正中，肩、臂和手保持垂直用力向下按压，肘关节不能弯曲。

◇ 按压深度：≥5cm，避免超过6cm。

◇ 按压频率：按压快速、有力，频率为100～120次/分，按压与放松时间大致相等。胸外心脏按压和人工呼吸比例为30∶2。

◇ 每次按压后保证胸廓完全回弹。

◇ 尽可能减少按压中断。

◇ 儿童心脏按压标准：按压部位与按压频率与成人相同，但按压深度为胸廓前后径1/3，动作要平稳，不可用力过猛。如胸外心脏按压的对象是婴儿，其操作与成人及儿童有一定区别。婴儿的按压部位在胸骨上两乳头连线与胸骨中线交点下一横指按压，抢救者用中指和无名指按压，按压深度为胸廓厚度的1/3或约4cm，按压频率100～120次/分。

✓ 胸外心脏按压注意事项和常见错误手法：胸外心脏按压如操作不标准，常会导致并发症的发生。

◇ 按压部位不正确：向下错位时则受压部位为剑突，可致剑突受压折断，肝受冲击破裂或胃部受压导致呕吐；向胸骨两旁偏移或按压时手指没有翘起时则易至肋骨骨折及连枷胸，导致气胸、血胸并丧失胸廓弹性。因此，按压前一定要按照标准的方法进行定位，手掌根部的长轴应与肋骨的长轴平行，不要偏向一旁，手指、手心翘起，避免接触和按压肋骨或肋软骨。

◇ 按压时肘部出现弯曲：导致用力不垂直，按压力量不足，按压深度达不到5cm。正确方法是抢救者双臂绷直，双肩在患者胸骨上方正中，垂直向下用力按压。

◇ 冲击式按压、猛压、按压放松时抬手离开胸骨定位点，导致下次按压部位错误等情况，均可由此引起骨折。正确的方法是按压要平稳，垂直用力向下，有规律地进行，不左右摇摆，按压与放松时间应大致相等。放松时，定位的手掌根部不要离开胸骨定位点，但应尽量放松，使胸骨不承受任何压力，保证胸廓自然回弹。此外，按压时要注意两手掌不要交叉放置，一定要重叠放置，否则影响按压效果。判断按压是否有效：如按标准手法进行操作，应能触及患者颈动脉搏动。

- A（开放气道）：在双人CPR中，在完成30次胸外心脏按压后，应评估患者的气道开放情况，并给予2次人工呼吸支持。

  ✓ 徒手开放气道方法：昏迷患者气道阻塞的常见原因为舌后坠，所以要使呼吸道畅通，关键是解除舌对呼吸道的堵塞。具体做法是：患者仰卧位，保持头颈脊柱一直线，并使头适度后仰。徒手开放气道手法。

  ◇ 仰头举颏法（图34）：抢救者左手掌根放在患者前额处，用力下压使头部后仰，右手的示指与中指并拢放在患者下颌骨处，向上抬起下颏。头部后仰的程度是使下颌角与耳垂连线与地面垂直，操作时要注意手指不要压迫患

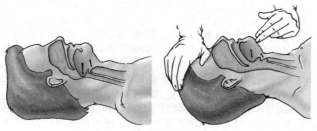

图34　仰头举颏法开放气道示意

者颈前部颏下软组织，以免压迫气管。此手法应用广泛，但不适合于有可疑颈椎骨折的患者。

◇ 仰头拉颌法（图35）：抢救者在患者头侧，双肘位于患者背部同一水平上，用双手抓住患者两侧下颌角，向上牵拉，使下颌向前。同时，使头部后仰，两手拇指可将下唇下推，使口腔打开。

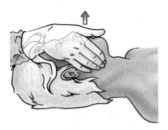

图35 仰头拉颌法示意

✓ 清除气道异物：行开放气道手法时，如发现患者口腔内异物，应予立即取出；如无可见异物，则不必特殊行此步骤。采取上述方法同时积极准备器械以便行更有效的处理，常用器械有喉镜、压舌板、开口器、手术钳，通过器械直接取出或吸出异物，直至做口咽插管、气管插管、环甲膜穿刺或切开。

- B（呼吸支持）：双人CPR中在不影响心脏按压的前提下应保障呼吸道通畅及实施人工呼吸支持。无论何种人工呼吸（口对口、口对面罩、球囊－面罩、球囊对高级气道），均应通气1秒以上，避免过快；胸廓有明显起伏即证明通气有效，尽量避免过度通气。

  口对口人工呼吸（图36）：①在保持呼吸道通和患者口部张开的位置进行；②抢救者用按于前额之手的拇指和示指，捏闭患者鼻孔；③抢救者吸一口气，张开口紧贴患者口部，以封闭患者嘴周围（婴幼儿可连同鼻一块包住，不漏气）。④匀速向患者口内呼气，注意观察胸廓是否起伏；⑤一次呼气完毕，应立即与患者口部脱离，吸入新鲜空气，以便做下一次人工呼吸，同时放松捏患者鼻部的手，以便患者从鼻孔出气，此时患者胸部自然回复，有气流从口鼻呼出。针对成人，《2020年美国心脏协会心肺复苏及心血管急救指南》提出，不论单人还是双人CPR胸外按压与人工呼吸的比例均为30∶2。青春期以下儿童双人CPR时按压与呼吸比例为15∶2，单人仍为30∶2。若患者有脉搏，但无呼吸或呼吸不充分，成人通气频率为10次/分，儿童是20～30次/分。每隔2分钟重新评估脉搏。

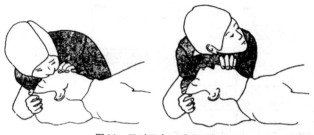

图36　口对口人工呼吸示意

- D（除颤）：绝大多数心搏骤停发生于成人，成人非创伤性心搏骤停的心律主要是心室颤动，除颤是对心室颤动最快速有效的治疗，能否及时除颤是CPR成功的关键，每推迟1分钟除颤，存活率下降7%～10%。在院内条件下，尽可能在CPR 3分钟内完成除颤，在可能的条件下，应在得到除颤器官第一时间给予除颤，在除颤前充电期间应持续心脏按压及人工呼吸等基础CPR措施。在各种年龄段的心搏骤停患者中，存活率最高的是有目击者，以及初始心律是心室颤动或无脉性室性心动过速的患者。在这些患者中，BLS关键部分是胸外按压和早期除颤。

3. 成人高级生命支持

　　高级心脏生命支持（ACLS）的目的是进一步支持基本生命活动，恢复患者的自主心律和呼吸，包括进一步维持有效的通气和换气，转复心律达血流动力学的稳定，以及恢复器官灌注。ACLS应尽早开始，如条件具备，抢救人员及抢救药品充足，最好与BLS同步进行。具体措施包括：①人工气道的建立，主要是气管插管；②除颤复律/起搏；③建立静脉通路及复苏药物的应用；④积极查找可逆病因并纠正（图37）。

- 人工气道的建立
  ✓ 咽部置管（图38、图39）：主要包括口咽通气管和鼻咽通气管，主要适用于由于舌后坠、分泌物、呕吐物、血凝块或其他异物如义齿脱落等机械因素引起的上呼吸道部分或完全梗阻，而又不能长时间坚持抬下颌和张口两个徒手开放气道步骤，从病情上讲又不适宜于做气管插管，更无必要

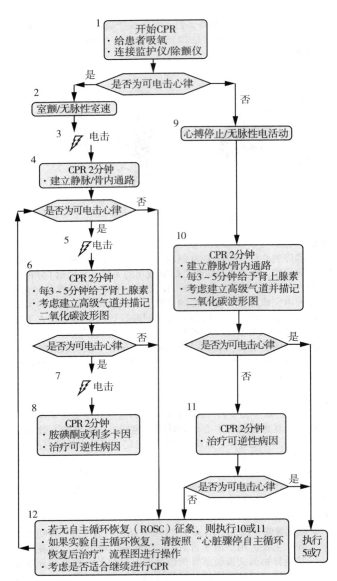

急救技术

图37 成人心搏骤停流程（2020）

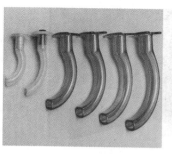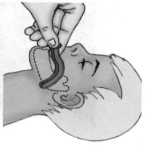

图38　口咽通气管示意

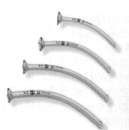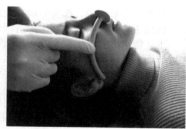

图39　鼻咽通气管示意

做气管切开的患者。咽部插管的主要步骤为：首先清除口腔异物及分泌物，徒手开放气道，保持头后仰并偏向一侧，其次放入鼻咽管或口咽管。注意置入前需要选择大小合适的通气管。

- ✓ 球囊面罩装置（简易呼吸器）辅助通气：球囊面罩是急诊最常用辅助通气装置（图40），尤其在气管插管前。它可提供正压通气，成人球囊充气容量1500～1800ml，足以使肺充分膨胀，但急救中挤压气囊难保不漏气，单人复苏时易出现通气不足，双人复苏时效果较好。成人球囊面罩通气特点：①有入口阀门，允许最大氧气流量30L/min；②有氧气存贮器，能保证提供高浓度氧气；③具有非再呼吸出口阀门。如仅单人提供呼吸支持，将患者头后仰打开气道，一手用E-C手法固定住面罩，一手挤压球囊，并观察通气是否充分。双人球囊面罩通气效果更好，如还有第三人，可通气时压住环状软骨，防止气体充入胃内。
- ✓ 气管插管：为保证心搏呼吸骤停患者的心、脑及其他重要器官的氧供，条件具备时，对适合进行气管插管者要及早

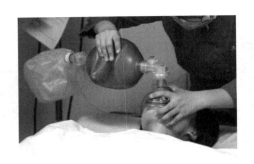

图40 球囊面罩

进行。一般来说，作为一项有效的治疗措施，气管插管既适用于昏迷患者，也适用于清醒患者，是最常用的人工气道。特殊情况下可能需要行环甲膜切开。

- 机械通气：呼吸停止或昏迷患者仅靠口对口或口对鼻人工通气是不够的。口对口或口对鼻人工通气的目的是解决患者的紧急供氧问题，避免因长时间缺氧造成心、脑等重要器官的不可逆损伤，一旦条件具备，应立即建立人工气道并使用呼吸机进行机械通气，确保机体对氧的需求。
- 复苏药物
  - ✓ 给药途径：首选静脉给药，如不能够建立静脉通路，可以考虑骨髓腔内给药。
    - ◇ 静脉内给药：心肺复苏开始后，应尽快建立静脉通路，以供输液及用药之需。初期复苏期间一般多采用上腔静脉系统内静脉给药。
    - ◇ 骨髓腔给药：骨髓腔内中空的未塌陷的静脉丛，能起到与中心静脉给药相似的作用。已有资料表明，骨髓腔内给药对液体复苏、药物输送、血标本采集是安全有效的，而且对各年龄组均可行。如果静脉通道无法建立，可以考虑骨髓腔内注射。
    - ◇ 经气管支气管树给药：如一时静脉通道不能建立而气管插管已成功时，可将复苏药物以静脉用量的2～2.5倍，加5～10ml生理盐水或注射用水稀释，经气管插管注入气管支气管树，因肺内丰富的毛细血管网，药物作用速度和静脉内给药无明显区别。

因心内注射可引起气胸、损伤心脏及冠状动脉、心内注射时胸外心脏按压必须停止等缺点，临床上现已不主张心内注射。

✓ 复苏药物

◇ 肾上腺素：可提高心肌的收缩力，增加心输出量，适用于各种类型的心搏骤停。标准用法：标准剂量1mg/次，IV/IO（静脉途径/骨髓腔内给药），如未建立IV/IO通路，气管内给药2～2.5mg，每3～5分钟重复，到目前为止尚无大规模临床试验证实更大剂量的肾上腺素能提高存活率和改善神经系统恢复。

◇ 胺碘酮：可用于对胸外按压，除颤和缩血管药等治疗无反应的心室颤动或无脉搏心动过速患者。用法：首剂300mg，静脉或骨髓腔内快速推注给药，如无效，可追加150mg。

◇ 利多卡因：顽固性心室颤动或无脉室性心动过速而无胺碘酮可使用时，可考虑静脉推注利多卡因100mg（1～1.5mg/kg），若心室颤动或心动过速持续存在，予第二剂0.5～0.75mg/kg。

◇ 硫酸镁：镁剂使用的指征包括如下几点。①对电击无效的顽固性心室颤动并可能有低镁血症；②室性心动过速并可能伴有低镁血症；③尖端扭转型室性心动过速；④洋地黄中毒。剂量为2g，1～2分钟注射完毕，10～15分钟后可酌情重复。

◇ 碳酸氢钠：对心搏骤停患者，不推荐常规使用碳酸氢钠。没有证据表明碳酸氢钠增加心室颤动性心搏骤停患者抢救成功率和存活率。在心搏骤停期间，有很多副作用与使用碳酸氢钠有关。碳酸氢钠可引起细胞外碱中毒，使血红蛋白氧解离曲线左移，抑制氧的解离释放；可产生过多的CO_2，并自由扩散入心肌和脑细胞，反会加重细胞内酸中毒。

在一些特殊复苏情况，如原本就有代谢性酸中毒、高钾血症、三环类抑郁药过量，碳酸氢钠可能有益。这些特殊情况下使用碳酸氢钠，常规起始剂量为1～2mmol/kg。

● 心搏骤停的常见原因及高危因素：ACLS阶段应注意分析患者心搏骤停的原因，予针对性处理。心搏骤停病因包括心脏病变与非心脏病变（表42）。按照年龄分析病因：婴幼儿以呼吸道感染、窒息多见，青年人以心肌疾病多见，老年人以冠心病和脑卒中多见。

表42　心搏骤停病因

心脏病变	非心脏病变
冠心病、心肌梗死，特别是伴休克、肺水肿及恶性室性心律失常	阻塞性肺疾病，大块或大量肺栓塞（静脉栓塞、气栓、脂肪栓），各种原因的窒息等
心肌炎、心肌病	颅内疾病：如脑内出血、蛛网膜下腔出血、颅内感染
风心病及各种心瓣膜病	消化道急症：如大出血、穿孔及急性出血性坏死性胰腺炎等
先天性心脏病：如法洛四联症、艾森曼格综合征及先天性传导障碍	严重电解质紊乱及酸碱平衡失调：如严重酸中毒、高钾血症、低钾血症
严重心律失常：如恶性室性期前收缩、室性心动过速、心室颤动、长QT间期综合征	药物及毒物中毒、溺水、电击、自缢
细菌性心内膜炎	各种休克、严重创伤、内分泌急症
心脏肿瘤：如左心房球形血栓及黏液瘤、大动脉瘤破裂	其他：麻醉及手术意外，医疗意外，如心包、胸腔、小脑延髓池穿刺等

● 成人心搏骤停自主循环恢复后治疗流程（图41）

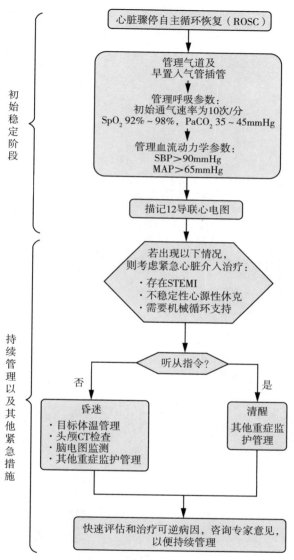

图41 成人心搏骤停自主循环恢复后治疗流程

（王江山）

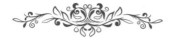

急诊常用药物

■ 急诊抗生素的使用

——摘自《急诊成人细菌性感染诊疗专家共识》

1. 急诊感染的诊断和评估
● 感染的诊断

感染是指微生物侵入宿主体内引起的病理变化或疾病状态。就诊于急诊科的感染患者具有起病急和/或病情重的特点，如不能给予快速识别和准确诊治，常会出现病情快速进展恶化甚至死亡。此外，急诊感染病情错综复杂，感染的诊断有时较为困难，临床诊疗中的误诊、漏诊时有发生。因此，感染的正确诊断和评估是感染治疗的首要前提。

机体在发生感染后会出现局部或全身的炎症反应，表现为充血、肿胀、疼痛、渗出（如分泌物增加）、发热、白细胞增多以及影像学改变等。由于这些表现都是非特异性的，仅通过单一表现诊断感染常导致误诊，如感染可以表现为发热，但发热的患者并非都有感染，临床上有相当一部分患者为非感染性发热；再如，细菌性感染可表现为血液中白细胞计数升高，然而活动性炎症、妊娠、血液病、某些药物（糖皮质激素或儿茶酚胺）、应激、剧烈运动、烧伤、电击、手术或创伤及实验室误差等都可有白细胞计数升高。近年来发现降钙素原（PCT）可能是预测细菌性感染较好的标志物；然而，前瞻性临床试验显示，基于PCT鉴别是否存在感染时应谨慎解读其结果，PCT对感染的预测受到院前因素的影响，也缺乏适用于各种临床情形的恰当阈值。以PCT指导启动抗生素治疗并不能减少抗生素的使用。事实上，感染标志物如白细胞计数、C反应蛋白（CRP）、白介素-6（IL-6）、脂多糖结合蛋白（LBP）、可溶性髓系细胞触发受体-1（sTREM-1）等用于鉴别感染性全身炎症反应综合征（SIRS）和非感染性SIRS时，均缺乏理想的敏感性和特异性，单独应用的价值有限，必须要结合临床实践。

因此，必须认识到感染诊断的复杂性。由于发病场所、宿主因素、感染部位、病原微生物等的不同，感染的表现千差万别，不能仅根据患者的发热、白细胞计数升高、PCT的升高而诊断感染，不能在缺乏其他感染表现时武断地启动抗生素治疗，更不能将一时不能解释的临床情况归因于"感染"。不加选择地使用抗菌药物治疗将导致其滥用，加剧细菌耐药的产生。

从某种意义上说，感染更多是一种概率性诊断。不同发病场所的病原体流行情况存在差异，不同宿主对特定病原体的易感性存在差异，不同病原微生物的易感部位、病理变化及演进过程也有显著差异。因此，应基于病史、症状、体征、生物标志物、影像学表现等综合分析，支持感染的证据越多，则诊断感诊的可靠性也越大。即便如此，当抗感染治疗效果不理想时，仍要怀疑感染的诊断是否正确，而不是简单地更换抗菌药物治疗方案。此外，还应强调：①重视病史和查体，而非过于依赖检验和影像学检查。绝大多数（56% ~ 94%）感染的诊断可基于病史做出，通过仔细的查体又可进一步增加4% ~ 17%的合理诊断率，而仅14%的诊断必须依据其他辅助检验、检查手段。②感染的初步诊断应包括感染部位，应当避免仅诊断感染而没有感染部位。若感染部位难以确定，则需尽可能完善相关检查以明确。对于血流感染，也要尽量明确血流感染的细菌来源和可能发生播散性感染的部位。

- 感染的评估

  ✓ 病原学评估：目前，关于我国急诊感染的病原学资料仍较少。作为医院的前沿窗口，急诊感染患者病原学理论上应更符合社区获得性感染的病原分布，但我国情况较为复杂，如患者反复转诊、住院待床、自行使用抗菌药物等，使部分感染患者具有医院获得性感染的特征。因此，应仔细询问病史，进一步明确可能的病原学特征及耐药风险，应认识到由于不同的个人接触病史、流行病学史、就诊季节，其病原菌也会存在差异。了解人体不同部位的常见定植菌和致病菌的分布情况，对于评估可能的病原菌有一定的参考价值。

    不同地区和不同级别的医院急诊科收治的患者有很大差异，具有不同的病原流行特点，如有条件，应结合本地区、本医院甚至本科室的病原学流行数据及所有可获取的资料来评估可能的病原学，并在启动治疗前积极地留取病原学标本。

    此外，在启动初始经验性治疗前还应评估耐药菌感染的风险，避免教条地根据指南和共识选择抗菌药物。患者的免疫状态、基础疾病、医疗机构接触史、用药史、定植史等均对感染的病原学有影响。应指出的是，这些因素常合并存在且相互影响，使得耐药菌评估异常复杂。例如，免疫功能受损患者罹患感染的风险增加，感染的病原体常是某些特定病原，如体液免疫功能异常或补体缺乏的患者可能增加含荚膜病原体的侵入可能，而获得性免疫缺陷的患者合并机会性感染的概率将显著增加。需强调，容易罹患感染和罹患耐药菌感染是不同维度的问题，不应混淆。

  ✓ 感染严重程度评估：感染的严重程度不同，抗感染治疗的策略亦不同。对于重症感染患者，由于治疗的紧迫性，可能不允许进行更为充分的病原学诊断，建议采用积极的抗感染策略，应尽早启动抗感染治疗，可使用相对广谱的抗生素以覆盖最可能的病原菌。而对于非重症感染，则应充分评估可能的病原微生物，采用相对保守的治疗策略。关于感染严重程度的评估目前缺乏一致的意见，本共识建议，如果感染导致急性或进展性器官功能不全、血流动力学不稳定或需要机械通气支持时应视为重症感染。在急诊科，如果在患者接诊早期缺乏全面的临床资料的情况下，建议使用快速序贯器官衰竭评分（qSOFA）来识别重症感染的患者。qSOFA评分包括3项指标：呼吸频率≥22次/分、意识改变、收缩压≤100mmHg（1mmHg＝0.133kPa），每项计1分。如果感染所致的qSOFA评分≥2分，患者死亡风险明显增加，应视为重症感染。该评分主要用于重症感染的早期识别，具有方便、快捷的特点。对于临床资料相对较全的患者（如留观、住院或EICU患者），建议采用更为详细的序贯器官衰竭评分（SOFA），该评分是目前急诊和危重症患者中较常规使用的区分患者感染严重程度的评分系统，如果感染患者SOFA评分≥2分，应视为重症感染。

2. 急诊经验性抗菌药物治疗原则

急诊抗感染治疗分为经验性治疗和目标治疗。由于实验室检查的病原和药敏结果常滞后于临床需求，且受到标本质量、检验条件、治疗干扰等因素的影响，急诊病原学结果常难以获取。然而，更多的循证医学证据表明初始抗菌药物治疗时间点与危重患者的预后息息相关。因此，经验性抗菌药物治疗是急危重症患者常用的抗感染治疗策略。

经验性抗菌药物治疗绝不是没有目标的盲目治疗，经验性治疗前，临床医师应结合流行病学接触史、发病环境、临床表现、感染部位及宿主等因素对可能的病原微生物进行推断，同时评估其发生耐药性风险，进行综合判断和治疗决策。经验治疗不等于广谱覆盖治疗，而是应当根据患者病史、感染部位及所有可获取的资料覆盖最为可能的病原菌，经验性治疗应当考虑以下几个方面。

- 患者发病与治疗所处环境的细菌谱和耐药谱是经验性抗菌药物应用重要的参考依据（Location & Environment，L&E）：当地的细菌谱和耐药情况的流行病学数据是急诊经验性抗菌药物治疗临床决策的重要参考依据。不同地区、不同级别医院、不同来源患者的急诊经验性抗菌药物治疗需要覆盖的病原体也不相同。如经验性治疗感染性休克患者时，若MRSA当地检出率超过20%，则需要经验性覆盖MRSA；而急诊科或重症医学科中铜绿假单胞菌和鲍曼不动杆菌的流行病学数据和耐药情况的流行病学资料也可为经验性选择抗菌药物提供有价值的信息。

- 需考虑患者病史和抗菌药物使用史（medical hiStory，S）：患者病史及抗菌药物的使用史也应是临床医师抗菌药物选择的重点考量因素。一般来说符合以下条件的患者，需要警惕多药耐药菌的感染：①本次就诊前90天使用过静脉抗菌药物；②本次就诊合并感染性休克；③本次就诊感染导致急性呼吸窘迫综合征；④住院超过5天的感染；⑤本次就诊感染发生前已经开始肾脏替代治疗。存在多药耐药菌感染风险时，如铜绿假单胞菌或鲍曼不动杆菌导致的肺部感染，需结合当地耐药情况的流行病学数据，考虑选择两种不同作用机制的抗菌药物联合进行治疗。

- 需考虑感染部位及常见病原菌（infection Site，S）：经验性治疗前，需再次结合患者的病史、临床表现及感染部位对病原学进行推断。感染部位的判断将直接影响经验性抗菌药物应用的选择和剂量，经验性抗菌药物治疗时，需要充分考虑感染的部位和相应的病原菌。避免不加选择地应用广谱抗菌药物。同时应注意感染源的清除与引流。

- 需根据患者病情严重程度（Severity，S）选择抗菌药物：急诊感染治疗时，同时需要充分考虑患者病情，一般因感染导致的脏器功能不全，需要使用机械通气及血管活性药物等支持时提示患者病情危重。对于这类患者，目前循证医学证据表明需要尽早开始抗菌药物治疗，而不能因为等待细菌学及药敏试验结果而延误治疗。此类患者常需使用广谱抗菌药物，甚至联合使用抗菌药物，覆盖最为可能的病原体。此外，由于此类患者常合并低蛋白血症、接受大量液体复苏等情况，使用抗菌药物时，需要充分考虑抗菌药物的药动学和药代学参数的改变，以感染部位抗菌药物浓度达标为目的，优化抗菌药物的使用。此外，对于老年患者、肝肾功能减退、超常规剂量使用抗菌药物、使用不良反应较大的抗菌药物时，有条件的单位应当进行药物浓度的监测，并合理地进行治疗剂量的调整。

急诊抗感染治疗应当基于以上"LESSS"原则，详细采集患者病史，充分考虑宿主、病原菌、抗菌药物间的关系，尽早正确地使用抗菌药物。此外，病原学标本的留取是合理与正确使用抗菌药物的重要基础，是目标抗菌药物治疗的必要条件。

3. 规范病原微生物采集

病原微生物鉴定对于感染的诊断和治疗至关重要，鉴定方法包括传统的病原微生物培养和不断新增的免疫学检测技术。其中病原微生物培养过程中的采集、保存和送检对培养结果有明显影响。

- 采集：尽量在使用抗菌药物之前采集标本。血液、脑脊液、关节液等需要穿刺获得的标本，注意有效消毒以避免标本被皮肤或黏膜正常定植菌群污染。碘酊和氯己定消毒的消毒效果优于聚维酮碘。对于经纤维支气管镜留取的痰液，正确操作污染可能小。对于经口留取的痰培养标本，在咳痰前1～2小时内应禁食，咳痰之前应漱口，咳出深部痰液。对于尿培养标本，建议清洁尿道口以降低污染率。应使用不起泡的消毒液对尿道口和邻近黏膜进行局部消毒，然后用无菌拭子擦干以避免尿液与消毒液混合。留取时尽量减少尿流与黏膜的接触。应弃去初段尿液。如果不了解相关标本采集要求，应在样本采集前咨询微生物学实验室。

- 保存：最好在样本采集后1～2小时内将细菌培养样本送检至微生物实验室。标本处理延迟可造成部分微生物过度生长或苛养病原体的死亡。如果延时送检无法避免，大部分标本（除了血液、脑脊液、关节液以及用于淋病奈瑟菌培养的样本）需储存于专用的标本储藏冰箱，4℃冷藏保存直至转运。还要避免标本干燥脱水。

- 送检：标本盛放于无菌、防渗漏容器中，用塑料袋密封后进行送检。注射器采集的液态样本（如穿刺抽液、关节抽吸、脓肿穿刺引流液），可将注射器内采集的标本转移到另一容器后再进行转运，也可以拔掉注射器针头并加帽后直接送检含有抽吸物的注射器。对于特殊的测试申请，或疑为罕见病原体、高度传染性病原体、生物恐怖病原体，送检前需提前通知微生物学实验室。

- 初步判断：痰标本的自身性状可以对病原学情况进行一定的推断。铁锈色痰提示肺炎链球菌；砖红色痰提示肺炎克雷伯菌；黄绿色或者翠绿色痰液提示铜绿假单胞菌；脓痰伴恶臭提示厌氧菌；白色黏稠、难以咳出的拉丝样痰提示白念珠菌；大量稀薄浆液性痰中含粉皮样物提示棘球蚴病。

4. 急诊抗菌药物初次选择后的再评估和优化治疗

通常急诊经验使用抗菌药物后，应当在48～72小时内评估抗菌药物的疗效。特别对于使用广谱抗菌药物及联合两种及以上抗菌药物使用的患者，应综合考虑体格检查、影像学表现、临床疗效、初步的细菌学证据等因素，在抗菌药物治疗有效的情况下尽可能选择较窄谱的抗菌药物。必须注意感染的诊断有时非常困难，对于抗菌药物治疗无反应的患者，鉴别诊断应当贯穿整个治疗过程中，充分考虑治疗无反应的原因：①症状并非为感染所致；②病原体判断错误，如症状为真菌、病毒等所致或为耐药菌感染，所选抗菌药物无效；③抗菌药物疗程或剂量不足；④感染灶未能去除而单纯依靠抗菌药物也将导致治疗的失败。

抗菌药物治疗有效时一般应使用到患者体温正常，感染症状消退后的3～4天；对于存在明确感染灶的患者，应根据感染灶是否基本吸收，适当延长抗菌药物疗程。

宿主免疫功能也是急诊抗菌药物治疗能否成功的关键因素。急诊抗感染治疗时应当避免单纯依赖抗菌药物，而忽视了宿主免疫功能的调整。在应用抗菌药物时应当充分考虑患者一般情况和免疫功能，如积极纠正休克、补充循环容量、纠正低蛋白血症和贫血，充分改善大循环、微循环和组织灌注。处理基础疾病、脏器功能支持、营养支持等综合治疗是抗菌药物治疗中的重要环节，需得到临床医师的充分重视。

5. 急诊常用抗菌药物的分类
- 目标细菌：急诊临床医师选用抗菌药物时需要充分注意目标细菌，其中选择治疗革兰阳性菌重点需要关注所选药物能否覆盖：链球菌、金黄色葡萄球菌［凝固酶阴性/凝固酶阳性，甲氧西林敏感的金黄色葡萄球菌（MSSA）/MRSA］。选择治疗革兰阴性菌时重点需要关注所选药物能否覆盖肠杆菌科细菌中的大肠埃希菌、肺炎克雷伯菌，假单胞科细菌中的铜绿假单胞菌，不动杆菌属中的鲍曼不动杆菌和厌氧菌中的脆弱拟杆菌。
- 常用药物分类
  ✓ 青霉素类药物：代表品种包括青霉素G、苄星青霉素；耐酶青霉素包括氯唑西林、氟氯西林；广谱青霉素包括氨苄西林、阿莫西林。青霉素类药物具有不良反应少、治疗敏感细菌所致感染敏感性好，是敏感肺炎链球菌的首选药物，但近期我国肺炎链球菌耐药菌株（PRSP）的分离率有所升高，需引起临床医师注意。
  ✓ 头孢菌素类药物：抗菌谱广，临床使用较广泛，作用机制同青霉素类药物，但具有抗菌作用更强、不良反应少、过敏反应少的特点。目前分为四代，主要代表品种包括：第一代的头孢唑啉；第二代的头孢呋辛、头孢孟多、头孢替安；第三代的头孢噻肟、头孢曲松、头孢哌酮、头孢他啶。每一代的头孢类药物的抗菌谱都有所不同。第一代至第三代头孢菌素抗革兰阳性球菌的作用逐渐减弱，抗革兰阴性杆菌的作用逐渐增强；多数第三代头孢药物对革兰阴性杆菌产生的β-内酰胺酶稳定，但对细菌产生的产超广谱β-内酰胺酶（ESBL）和AmpC酶不稳定。第四代头孢菌素对金黄色葡萄球菌等革兰阳性菌的作用较第三代强；对产酶革兰阴性菌的稳定性优于第三代头孢菌素。

✓β-内酰胺类/β-内酰胺酶抑制剂合剂：β-内酰胺酶抑制剂能够抑制大部分β-内酰胺酶，恢复β-内酰胺类抗生素的抗菌活性。因此，β-内酰胺类抗生素/β-内酰胺酶抑制剂合剂在临床抗感染中已成为治疗多种耐药细菌感染的重要选择。目前临床应用的主要品种有阿莫西林/克拉维酸、氨苄西林/舒巴坦、头孢哌酮/舒巴坦、替卡西林/克拉维酸、哌拉西林/他唑巴坦，头孢他啶/阿维巴坦。

　　β-内酰胺酶抑制剂对流感嗜血杆菌、卡他莫拉菌、部分肠杆菌科细菌等细菌所产的β-内酰胺酶有较强的抑制作用。因此，β-内酰胺酶复方制剂对多种革兰阳性菌、阴性菌有良好的抗菌作用。其中头孢哌酮/舒巴坦中的舒巴坦制剂还有抗不动杆菌的活性。但须注意，β-内酰胺酶复合制剂的抗菌作用主要取决于其中的β-内酰胺类药物，β-内酰胺酶一般不增强与其配伍药物的抗菌活性。

✓碳青霉烯类抗菌药物：为硫霉素衍生物，同样通过抑制细菌细胞壁合成发挥杀菌作用，为广谱抗菌药物，对包括铜绿假单胞菌、脆弱拟杆菌、葡萄球菌等革兰阳性和阴性菌都具有强大的杀菌活性。主要品种包括亚胺培南/西司他丁、美罗培南、厄他培南、比阿培南等。近年来铜绿假单胞菌、不动杆菌等细菌对碳青霉烯类药物的耐药率呈逐年上升趋势。且临床产灭活碳青霉烯类药物的β-内酰胺酶的细菌也呈上升趋势，临床使用时需要加以注意。

✓喹诺酮类药物：是吡酮酸化学合成产物。抗菌谱广、组织浓度高、可每日给药1次，静脉及口服品种齐全，在急诊应用广泛。主要品种包括环丙沙星、左氧氟沙星、莫西沙星、萘洛沙星。其中左氧氟沙星、莫西沙星、加替沙星、吉米沙星等作为"呼吸喹诺酮"对肺炎链球菌、化脓性链球菌、肺炎支原体、肺炎衣原体及嗜肺军团菌等社区获得性肺炎病原微生物有良好的杀菌活性。此外，喹诺酮类药物主要经肾排泄，肾组织和尿液中浓度均较高，可用于治疗敏感菌导致的上、下尿路感染。

✓大环内酯类药物：均具有大环内酯环而得名，代表品种包括红霉素、克拉霉素、阿奇霉素等。对于临床常见的病原菌具有良好的抗生素后效应（PAE）。主要用于治疗社区获

353

得性呼吸道感染，对支原体属、衣原体属等非典型病原体具有良好的抗菌活性。

✓ 氨基糖苷类药物：可由链霉素培养液、小单胞菌属滤液或者半合成获得。代表品种包括庆大霉素、阿米卡星、妥布霉素、奈替米星等，对各种革兰阴性杆菌有强大的杀菌活性。氨基糖苷类药物具有耳毒性和肾毒性，曾一度较少在临床应用，但近年来随着革兰阴性杆菌耐药率的增加，氨基糖苷类药物的使用有增加的趋势，常联合其他抗菌药物治疗敏感革兰阴性杆菌所致全身感染。

（中国医师协会急诊医师分会　中华医学会急诊医学分会
中国急诊专科医联体　北京急诊医学学会）

■ 急诊糖皮质激素的使用

——摘自《糖皮质激素急诊应用专家共识》

1. 糖皮质激素的生物学特性

● 糖皮质激素的基本结构为类固醇（甾体），由3个六元环与1个五元环组成。全身用糖皮质激素常用药物包括内源性的可的松和氢化可的松，以及外源性的泼尼松（强的松）、泼尼松龙（强的松龙）、甲泼尼龙（甲基强的松龙）、倍他米松和地塞米松（表43）。

表43　各剂型糖皮质激素比较

类别	药物	等效剂量（mg）	糖代谢活性（比值）	水盐代谢活性（比值）	血浆半衰期（分钟）	作用持续时间（小时）
短效	可的松	25	0.8	0.8	30	8～12
	氢化可的松	20	1	1	90	8～12
中效	泼尼松	5	4	0.8	60	12～36
	泼尼松龙	5	4	0.8	200	12～36
	甲基泼尼松龙	4	5	0.5	180	12～36
长效	地塞米松	0.75	20～30	0	100～300	36～54
	倍他米松	0.6	20～30	0	100～300	36～54

● 可的松和氢化可的松与人体内源性皮质激素功能相同，为短效制剂，同时具有糖皮质激素和盐皮质激素活性，因此适用于生理性替代治疗，但用于抗炎治疗时，水钠潴留副作用明显。此类剂型结合球蛋白的能力强，游离激素水平较低，对

下丘脑－垂体－肾上腺轴（HPA轴）的危害较轻，临床上主要用于肾上腺皮质功能不全的替代治疗。但因其抗炎效力弱，作用时间短，不适用治疗慢性自身免疫病。氢化可的松较可的松更适用于肝功能障碍患者。其中，氢化可的松琥珀酸钠溶媒为水，氢化可的松注射液溶媒为乙醇，后者用于乙醇过敏者可能引起过敏反应，且与部分头孢类抗生素合用时可能导致双硫仑样反应。

- 外源性泼尼松等加强抗炎作用，降低水钠潴留，且作用时间延长，为中效制剂，是治疗自身免疫病的主要剂型。其中泼尼松龙比泼尼松更适用于肝功能障碍患者。

- 外源性的倍他米松和地塞米松更加强化抗炎作用，进一步降低了水钠潴留，并且作用时间更长，为长效制剂。但HPA轴抑制作用长且强，不宜长期使用，只适合短期使用，因此不适用于治疗慢性自身免疫病。倍他米松和地塞米松都可安全地用于肝功能障碍患者。

2. 糖皮质激素急诊使用时应注意的主要不良反应及应对措施

- 诱发和加重感染：是急诊使用糖皮质激素最担心的副作用。应用糖皮质激素使机体防御功能降低，易诱发感染和使潜在的病灶扩散。尤其是当泼尼松＞15mg/d时，可能损伤机体抗感染的免疫功能。常见有金黄色葡萄球菌、真菌和病毒感染，以及结核病灶扩散。

  建议：糖皮质激素剂量越大，疗程越长，诱发和加重感染的风险越高。使用时需警惕感染，一旦有相关证据，及时加用抗生素。

- 诱发和加重溃疡：消化性溃疡是糖皮质激素常见的不良反应之一，与剂量有关。

  建议：每日10mg泼尼松的胃肠道副作用远低于各种常用的NSAID，无须特殊用药。但大剂量使用糖皮质激素时建议加用胃黏膜保护剂或抑酸药。

- 医源性肾上腺皮质功能亢进：急性期应注意低钾血症、水肿、高血压、高血糖。另外，肾上腺皮质功能亢进还表现为向心性肥胖、满月脸、皮肤紫纹、痤疮、多毛、乏力等。这些副作用多在停药后逐渐自行消失或减轻。

  建议：使用糖皮质激素期间应监测电解质、血压、血糖以及容量状况。

- 其他需注意的副作用：无菌性股骨头坏死、对生殖功能的影响、对儿童生长发育的影响、行为与精神异常等。糖皮质激素可能引起骨质疏松与自发性骨折，因此长期使用者，不论剂量大小，均应常规补充钙盐及维生素D制剂，必要时加用双膦酸盐制剂。若连续使用泼尼松（20～30mg/d）2周以上突然停药，则可能出现肾上腺皮质功能不全的撤药反应，需注意逐渐减量。

3. **糖皮质激素急诊使用的剂量、疗程以及撤药**

- 急诊糖皮质激素不同剂量的选择（按照泼尼松剂量计）。
  - ✓ 冲击治疗剂量：一般静脉给药，500～1000mg/d，疗程多小于5天，后减到1～2mg/（kg·d），适于危重患者的抢救，如狼疮脑病、重症药疹、重症肌无力（有呼吸机支持时）、自身免疫性边缘叶脑炎等。副作用明显，尤其容易继发感染。需配合其他有效治疗措施，有的情况可迅速减药，也有的需要逐渐减量。
  - ✓ 大剂量：1～4mg/（kg·d），多见于冲击剂量减药过渡方案，一般不超过5～7天；也可见于有冲击治疗指征而顾忌感染等并发症的妥协方案。糖皮质激素与其受体全部结合。适于多数疾病的早期控制。容易继发感染。一般不超过1个月。
  - ✓ 足量：1mg/（kg·d），糖皮质激素与其受体全部结合。适于多数疾病的早期控制。容易继发感染。一般不超过1个月。
  - ✓ 中等剂量：0.5～1mg/（kg·d），和糖皮质激素受体的饱和度逐渐增加，适于部分疾病的控制或减量时的中途剂量。

- 糖皮质激素使用的不同疗程
  - ✓ 短程治疗：疗程＜1个月，包括感染或过敏性疾病，如结核性脑膜炎、肺孢子菌肺炎、重症药疹等。停药时需逐渐减量至停药。
  - ✓ 长程治疗：疗程＞1个月，适用于自身免疫病，如系统性红斑狼疮、溶血性贫血等。需逐渐减量，维持治疗可采用每日或隔日用药。

- 糖皮质激素的撤药：短疗程者可快速减药；长疗程者需缓慢减药，遵循"先快后慢"原则。
  - ✓ 糖皮质激素疗程在7天之内者，可直接停药；超过7天者，则需先减药后撤药。
  - ✓ 泼尼松30mg/d，连续2周者，可以每3～5天减少泼尼松5mg/d。
  - ✓ 泼尼松50mg/d，连续4～8周者，则需每1～2周减少泼尼松5mg/d，至20mg左右后每2～4周减5mg。若在减药过程中病情反复，可酌情增加剂量。

4. **全身用糖皮质激素类药物妊娠期用药**

妊娠女性应用糖皮质激素可能增加胎儿发生腭裂的风险，但是绝对危险度很可能较低。尚缺乏有说服力的证据证明糖皮质激素可以导致胎儿肾上腺皮质功能减退症。不同制剂的胎盘通过特性和安全性如下（表44）。

表44　糖皮质激素不同制剂的胎盘通过特性和安全性

药物名称	透过胎盘比例	治疗重点	FDA危险分级		
氢化（可的松）	10%～15%（85%经胎盘代谢失活为可的松）	主要用于治疗孕妇所患疾病	D级（1～3个月）	C级	轻微致畸和毒性作用，但用药的益处大于危险性，应权衡利弊
泼尼松（龙）	比例不详，经胎盘代谢失活为泼尼松	可同时治疗孕妇和胎儿所患疾病	D级（1～3个月）	C级	广泛使用，有轻微致畸作用
地塞米松	46%（54%经胎盘代谢失活）	主要用于治疗胎儿所患疾病	D级（1～3个月）	C级	孕妇益处远大于胎儿危险，目前尚无资料证明存在危险性

注：FDA分级。C级，尚未对妊娠妇女及动物进行研究，只有在权衡对孕妇的益处大于对胎儿的危害后方可使用；D级，有明确证据显示药物对人类胎儿有危害性，但尽管如此，孕妇用药后有益。

建议：任何情况下，对孕妇使用糖皮质激素时需充分向患者交代可能的致畸风险，并保留好相关字据和文书。

5. 糖皮质激素在不同疾病中的应用
• 感染相关急症的糖皮质激素的使用
　✓社区获得性肺炎（CAP）
　　◇普通成人CAP

　　　建议：糖皮质激素用于CAP辅助治疗尚有争议。若有证据表明CAP患者的宿主炎症反应过度或失调，建议辅助使用糖皮质激素。这些证据定义为脓毒症或需要$FiO_2 > 50\%$的呼吸衰竭伴至少1项以下特征：代谢性酸中毒（动脉血pH＜7.3）、乳酸＞4mmol/L、CRP＞150mg/L。这些患者的死亡风险高，很可能获益。

　　　若已知CAP患者由流感病毒或真菌（如曲霉菌）引起，使用糖皮质激素应慎重。糖皮质激素应避免用于有重度不良事件危险因素的CAP患者，如近期消化道出血、糖尿病控制不良、重度免疫功能受损者。

　　　用法及剂量：若需辅助使用糖皮质激素，疗程为5天：若患者不能口服药物，静脉给予甲泼尼龙0.5mg/kg q12h。若患者可口服药物，给予口服泼尼松50mg/d。

357

◇ 肺孢子菌肺炎（PCP）

建议：对于HIV感染的中或重度PCP患者，推荐辅助使用糖皮质激素治疗，因为使用糖皮质激素可改善临床结局并降低死亡率，同时又不增加其他机会性感染的风险。

由于非HIV感染的中至重度PCP患者具有暴发性病程和高病死率，建议对以下非HIV感染患者使用糖皮质激素治疗：①呼吸室内空气时ABG测量显示$PaO_2 \leqslant 70mmHg$或$P_{(A-a)}O_2 \geqslant 35mmHg$的患者；②$SpO_2$测定提示低氧血症的患者。但对于未感染HIV的PCP患者，糖皮质激素辅助治疗PCP的有效性数据有限。

用法及剂量：标准用法为21天疗法：甲泼尼龙40mg bid×5天＋40mg qd×5天＋20mg qd×11天。

✓ 慢性阻塞性肺疾病急性加重（AECOPD）

建议：推荐所有AECOPD患者接受全身性糖皮质激素治疗。

用法及剂量：泼尼松40～60mg qd，疗程5～7天。疗程结束时，若患者已明显恢复，则可直接停用糖皮质激素，而不是逐渐减量至停药。

✓ 脓毒症休克

建议：对于成人严重脓毒症休克患者（定义为给予充分液体复苏和血管加压药后，收缩压＜90mmHg仍持续1小时以上），建议视患者具体情况静脉给予糖皮质激素治疗。不应根据ACTH刺激试验的结果选择糖皮质激素治疗的对象。没有单一的检测能够筛选出适宜用糖皮质激素的患者，还是应根据临床情况使用。

用法及剂量：通常静脉给予氢化可的松200～300mg/d，分次给药（50mg q6h；或100mg q8h）或连续输注。治疗5～7天，并根据临床反应逐渐减量至最终停药。

✓ 病毒性心肌炎

建议：对于严重的暴发性心肌炎可以尝试使用糖皮质激素，以改善左心室收缩功能，但不推荐对所有病毒性心肌炎常规使用糖皮质激素。

用法及剂量：氢化可的松5～10mg/（kg·d），或泼尼松1.0～2.0mg/（kg·d），疗程2～4周，之后逐渐减量。

✓ 急性细菌性脑膜炎（ABM）

建议：对于怀疑急性细菌性脑膜炎的患者，在开始抗生素治疗前或首剂抗生素应用后的短时间内可给予地塞米松辅助治疗，一旦病原学确定不是肺炎链球菌感染，应立即停止激素治疗。若无病原学证据，临床表现及脑脊液检查倾向于链球菌感染诊断，应予糖皮质激素治疗。对于耐药肺炎链球菌，仍然建议使用地塞米松减轻炎症。但地塞米松辅助治疗不用于已经接受抗生素治疗的成人患者，因为它不太可能改善患者结局。

用法及剂量：对于免疫正常的患者，在给予首剂抗生素稍前或在其同时，应开始给予地塞米松。推荐方案：静脉给予地塞米松0.15mg/(kg·d) q6h×4天。

✓ 结核性脑膜炎（TBM）

建议：各大国际指南一致推荐对TBM患者使用糖皮质激素辅助治疗。所有HIV阴性TBM患者，无论病情轻重都应接受糖皮质激素辅助治疗。

用法及剂量：方案包括使用地塞米松或泼尼松，具体如下。

◇ 地塞米松成人用量：0.3～0.4mg/(kg·d)，持续2周，然后在第3周给予0.2mg/(kg·d)，第4周给予0.1mg/(kg·d)，此后4mg/d，并且每周将日剂量减少1mg；总疗程约8周。

◇ 泼尼松成人用量：60mg/d。初始剂量治疗2周后，在接下来的6周期间逐渐减量至停药（即每周将日剂量减少10mg）；总疗程约8周。

- 过敏相关急症的糖皮质激素的使用

✓ 过敏性休克

建议：WHO过敏性休克指南认为，糖皮质激素（如静脉应用氢化可的松，甲泼尼龙或口服泼尼松或泼尼松龙）可作为治疗过敏性休克的二线用药（一线用药为肾上腺素）。但其作用尚未被证实。

用法及剂量：如果选择给予糖皮质激素，氢化可的松200～300mg/d或甲泼尼龙1～2mg/(kg·d)，1～2天后无须逐渐减量即停用。

✓ 过敏性哮喘急性发作

建议：急性发作时应先给予吸入短效β受体激动药（SABA），如不能完全缓解、症状持续，应开始给予糖皮质激素。

用法及剂量：吸入型糖皮质激素：大幅增加吸入型糖皮质激素的剂量，急性发作期可以2～4小时给予1次。但哮喘急性发作时，吸入型糖皮质激素的剂量加倍通常不能有效替代口服糖皮质激素。

全身性使用糖皮质激素：推荐对需要急诊处理的哮喘急性发作患者尽早全身性使用糖皮质激素。

◇ 哮喘急性发作：一般使用40～60mg/d泼尼松，连用

359

5～7天。无法口服的患者应静脉用糖皮质激素，可考虑氢化可的松100mg q6h。但当患者能够耐受和吸收口服药时，糖皮质激素即可从胃肠外给予转为口服。

◇ 危及生命的重症哮喘发作：初始常给予更大剂量的糖皮质激素。氢化可的松400～1000mg/d，分2～3次给药，或甲泼尼龙40～80mg q12h。初始超大剂量（如甲泼尼龙500mg快速静脉给予）并不比初始大剂量（甲泼尼龙125mg）更有效。几乎所有急诊重症哮喘发作都需序贯使用5～10天的口服糖皮质激素。多数重度发作需要10～14天缓解（肺功能恢复至基线）。

✓ 过敏性重症药疹

建议：全身性糖皮质激素治疗重症的药物过敏性皮疹导致的Stevens-Johnson综合征（SJS）和中毒性表皮坏死松懈症（TEN）的作用仍不清楚，需要个体化权衡利弊使用。

用法及剂量：如需使用，建议：泼尼松1～2mg/（kg·d），连续3～5天。必要时可静脉冲击治疗，甲泼尼龙1000mg/d，连续静脉滴注3～5天，但需注意感染的副作用。

✓ 过敏性紫癜

建议：对于重度腹痛无法经口摄食且NSAID治疗无效的过敏性紫癜患者，建议予以全身性糖皮质激素。不推荐经验性应用糖皮质激素预防肾脏或胃肠道并发症。

糖皮质激素治疗有潜在副作用，包括在肠套叠发生后开始治疗有掩盖肠道活力受损征象，以及掩盖发热和疼痛征象的风险。因此对采用糖皮质激素治疗重度腹痛的患者需保持高度警觉。

用法及剂量：静脉给予氢化可的松200～300mg/d，或甲泼尼龙0.8～1.6mg/（kg·d）。对于能耐受口服药物的患者，可口服给予等效剂量的泼尼松。减量时必须缓慢，通常需要4～8周。

● 免疫相关急症的糖皮质激素的使用

✓ 系统性红斑狼疮（SLE）

建议：所有活动性SLE患者都需要使用糖皮质激素。

用法及剂量：

◇ 急性狼疮活动：通常为泼尼松0.5～1mg/（kg·d），诱导缓解6～8周后糖皮质激素逐渐减到维持量。

◇ 狼疮危象：通常需大剂量糖皮质激素冲击治疗。甲泼尼龙500～1000mg/d，连续3天，序贯泼尼松0.5～1mg/（kg·d），疗程4～8周。对重症神经精神狼疮，包括横贯性脊髓炎在内，在排除中枢感染的情况下，可鞘内注射地塞米松10mg/甲氨蝶呤10mg，每周1次，共3～5次。

✓ 原发性免疫性血小板减少症/特发性血小板减少性紫癜（ITP）

　　建议：ITP的一线治疗包括糖皮质激素和免疫球蛋白。

　　治疗指征：若患者有出血症状，无论血小板减少程度如何，都应积极治疗。但是对于PLT ≥ $30×10^9$/L且无出血表现者危险性比较小，可予观察和随访。

用法及剂量：

◇ 泼尼松：起始剂量为1.0mg/（kg·d），病情稳定后快速减至最小维持量（＜15mg/d）。如不能维持应考虑二线治疗，治疗4周仍无反应，说明泼尼松治疗无效，应迅速减量至停用。

◇ 大剂量地塞米松：40mg/d，连续4天，建议口服用药。无效患者可在半个月后重复1个疗程。治疗过程中应注意监测血压、血糖的变化，预防感染，保护胃黏膜。

✓ 自身免疫性溶血性贫血（AIHA）

　　建议：对于温抗体型AIHA，糖皮质激素仍然是最主要的治疗方法。而冷抗体型AIHA多为继发性，IgM抗体为主，以治疗原发病为主。

用法及剂量：

◇ 急性AIHA：泼尼松0.5～1.5mg/（kg·d）。糖皮质激素用至Hct＞30%或Hb水平稳定于100g/L以上才考虑减量。若使用推荐剂量治疗4周仍未达到上述疗效，考虑二线用药。

◇ 急性重型AIHA：甲泼尼龙100～200mg/d，使用10～14天。有效者剂量在4周内逐渐减量至停用。

✓ 自身免疫性脑炎

　　建议：推荐大剂量糖皮质激素联合人免疫球蛋白作为自身免疫性脑炎中抗NMDA受体脑炎的一线治疗。

　　用法及剂量：甲泼尼龙1000mg/d联合人免疫球蛋白0.4g/（kg·d），疗程5天。

✓ 重症肌无力（MG）

　　建议：糖皮质激素可以减缓眼肌型MG和全身型MG的进展。糖皮质激素和硫唑嘌呤是治疗MG的一线免疫抑制药物，可使70%～80%的MG患者症状得到显著改善。

用法及剂量：

◇ 新发重症肌无力：给予剂量递增方案。初始给予泼尼松20mg/d晨起顿服。每3天增加泼尼松5mg直至足量（60～80mg）。通常2周内起效，6～8周效果最显著。

注意：开始使用大剂量糖皮质激素时，多达50%的患者可能出现很严重的短暂病情恶化，多达10%的患者会出现需要机械通气的呼吸衰竭。因此，初始大剂量糖皮质激素治疗大多仅用于同时接受血浆置换或人免疫球蛋白治疗，有机械通气保障的肌无力危象者。

◇ 肌无力危象：给予紧急冲击方案。在经良好医患沟通并做好充分机械通气准备下，给予甲泼尼龙1000mg/d，连续3天，然后改为500mg/d，连续2天；或者地塞米松10～20mg/d，连续1周；冲击治疗后改为泼尼松或者甲泼尼龙，晨起顿服。

✓ 吉兰-巴雷综合征（GBS）

建议：不推荐糖皮质激素用于GBS。

- 其他急症相关的糖皮质激素使用

✓ 急性脊髓损伤（SCI）

建议：糖皮质激素对于急性非穿透性SCI患者不常规推荐，仅作为一个可考虑的选项。不对损伤8小时以后的SCI患者使用24小时大剂量甲泼尼龙治疗。伴有中至重度创伤性脑损伤的SCI患者不应使用甲泼尼龙。

用法及剂量：对创伤后8小时内的患者可使用24小时超大剂量甲泼尼龙治疗。负荷剂量：甲泼尼龙30mg/kg，15分钟内注射。维持剂量：负荷剂量后5.4mg/(kg·h)输注45分钟，此后维持同一给药速度23小时。此用法显著超过通常所说的冲击剂量，感染等相关副作用大，需要认真权衡利弊使用。

✓ 脂肪栓塞综合征（FES）

建议：危及生命的严重FES病例患者可考虑短期使用糖皮质激素。

用法及剂量：氢化可的松100mg tid，或甲泼尼龙1～1.5mg/(kg·d)。疗程1～5天。

✓ 放射性肺炎

建议：急性放射性肺炎的症状通常发生于放疗后4～12周，可表现为发热、干咳、呼吸困难。使用糖皮质激素治疗起效迅速，推荐使用。

用法及剂量：泼尼松40～60mg/d，口服2～4周，3～12周后逐渐减量至停药。

✓ 肾上腺危象

建议：对于肾上腺危象需要立即使用糖皮质激素替代。可选用地塞米松、氢化可的松或者其他静脉注射用糖皮质激素制剂。可迅速降低不恰当升高的血管加压素，同时增加自由水的清除和纠正低钠血症。但对此前未诊断为肾上腺皮质功能减退症的患者，首选地塞米松，因为地塞米松不会干扰血清皮质醇测定。

用法及剂量：氢化可的松100mg/d，或地塞米松4mg/d，静脉给药。并在1～3天内逐渐减量并改为口服维持剂量。口服维持替代治疗应选择短效糖皮质激素，如氢化可的松，20mg/d，分2～3次给药。

✓ 甲状腺相关危象

建议：对于有严重甲状腺毒症临床表现的甲状腺危象临床特征的患者，推荐给予糖皮质激素。但对并未危及生命的重度甲状腺功能亢进症，不常规使用糖皮质激素。

对于有严重甲状腺功能减退导致的黏液性水肿昏迷患者，在排除并存的肾上腺皮质功能减退症前，必须采用应激剂量的糖皮质激素治疗。需注意，在垂体危象时，糖皮质激素必须在甲状腺激素前给予，以免加重患者病情。

用法及剂量：甲状腺危象的激素用法为：氢化可的松100mg q8h，静脉给药，甲状腺危象好转后迅速停药。黏液性水肿昏迷的激素用法同样为：氢化可的松100mg q8h，静脉给药。

6. 结语

糖皮质激素具有强大的抗炎作用，在许多急诊危重症患者的治疗中起到巨大甚至是决定性作用。但糖皮质激素又是一把"双刃剑"，它在迅速控制炎症反应的同时也会产生很多副作用，特别是在大剂量或冲击剂量使用时，可能造成致命感染。因此必须权衡利弊，规范使用。

（糖皮质激素急诊应用专家组）

■ 急诊血管活性药物的使用

1. 定义

- 血管活性药广义上包括一切能使血压升高或下降的药物，但通常意义上是指能够使血压升高的作用于心脏或血管的药物，包括正性肌力药和血管加压药。①正性肌力药：是一类作用于心脏，能够增加心肌收缩力的药物。心肌收缩力增加可导致心输出量增加和血压升高。②血管加压药：是一类对动脉和静脉在内的周围血管具有显著收缩作用的药物，目的是提高平均动脉压。

- 这两类药多用于循环衰竭的患者中，许多药物均有正性肌力作用和血管加压作用，如儿茶酚胺类药物既有正性肌力作用，也有周围血管的作用，包括静脉收缩、小动脉舒张和收缩作用等。

2. **血管活性药分类**

　　常见的血管活性药可分为儿茶酚胺类药物、非儿茶酚胺类药物及血管调节药物。其中儿茶酚胺类是急诊最常用的血管活性药物，包括天然产生的儿茶酚胺，如多巴胺、去甲肾上腺素和肾上腺素，以及人工合成的药物，如多巴酚丁胺、异丙肾上腺素等。

- 儿茶酚胺类药物
  - ✓ 基本药理学：儿茶酚胺类药物的基本化学结构是β-苯乙胺，当苯环碳原子的氢及末端氨基被不同的基团取代时，可影响对药物对受体的亲和力及药物的体内过程。多巴胺在体内被羟化为去甲肾上腺素，而去甲肾上腺素是体内主要的外周交感化学递质。交感神经末梢释放去甲肾上腺素受到α_2受体介导的再摄取调控，并且在应激时从肾上腺释放的肾上腺素会增强这一过程。去甲肾上腺素被转化成为肾上腺素后在肝和肺内被代谢。所有儿茶酚胺均有很短的生物半衰期（1～2分钟），在开始恒量输注后5～10分钟达到稳态血药浓度，因此可快速达到临床目标值。不同患者在不同时间内对这些药物的全身效应变化很大，且反应程度无法预测，取决于循环衰竭的病因和全身并存疾病。
  - ✓ 常见受体种类：与外周血管活性调节有关的受体主要为α_1、α_2、β_1、β_2肾上腺素受体和多巴胺受体（表45）。肾上腺素、去甲肾上腺素和多巴胺在低剂量时几乎都是β受体激动药，随着剂量增加α受体效应逐渐明显（表46）。人工合成的儿茶酚胺绝大多数是β受体激动药。
  - ✓ α受体激动药
    - ◇ 去甲肾上腺素：是肾上腺素能神经末梢释放的主要递质，肾上腺髓质也有少量分泌。药用的去甲肾上腺素是人工合成品，化学性质不稳定。
      - □ 药理作用：激动α受体作用强大，对心脏β_1受体作用

表45　常见受体种类、分布及作用

种类	α_1	α_2	β_1	β_2	多巴胺（外周）
分布	小动脉及静脉	突触前膜	心脏	所有血管	肾、胃肠道、冠脉血管扩张
作用	增加心肌收缩力 血管收缩	增加心肌收缩力 血管收缩	增加心肌收缩力 增加心率 增加传导速度	增加心肌收缩力 血管扩张	

表 46　不用药物比较

分类	药物	对不同肾上腺素受体作用比较			作用方式	
		α 受体	β₁受体	β₂受体	直接受体	释放递质
α 受体激动药	去甲肾上腺素	＋＋＋	＋＋	＋ －	＋	
	间羟胺	＋＋	＋	＋	＋	＋
	去氧肾上腺素	＋＋	＋ －	＋ －	＋	＋ /－
α＋β 受体激动药	肾上腺素	＋＋＋＋	＋＋＋	＋＋＋	＋	
	多巴胺	＋	＋＋	＋ －	＋	＋
	麻黄碱	＋＋	＋＋	＋＋	＋	＋
β 受体激动药	异丙肾上腺素	－	＋＋＋	＋＋＋	＋	
	多巴酚丁胺	＋	＋＋	＋		＋ /－

较弱，对 β₂ 受体无作用。

　　血管：激动血管 α₁ 受体，使血管主要是小动脉和小静脉收缩。动脉收缩使血流量减少，静脉收缩使外周阻力增加。血压升高，提高冠状动脉灌注压，冠状动脉血流量升高，冠状动脉舒张。对全身各部分血管收缩的程度与血管中所含 α₁ 受体的多少和所用去甲肾上腺素的剂量有关，皮肤和黏膜血管收缩最明显，其次为肾、肝、肠系膜及骨骼肌血管。

　　心脏：较弱激动心脏 β₁ 受体，可使心肌收缩力增强，心率加快，传导加速，心输出量增加。但由于外周阻力增加血压升高，心率反射性减慢；另外，由于外周阻力升高明显，心脏后负荷增加，心输出量不变或下降。剂量过大时，心脏自动节律性增加，可能引起心律失常。

　　血压：小剂量使用以激动 β 受体为主时，心脏兴奋性升高，收缩压升高，而舒张压升高不明显，脉压增加。较大剂量以激动 α 受体为主时，收缩压和舒张压均升高，脉压减少。

　　其他：去甲肾上腺素对血管以外的平滑肌和组织代谢的作用较弱，仅在大剂量时才升高血糖；对中枢的作用较肾上腺素弱；对于妊娠期妇女，可增加子宫收缩的频率。

□ 体内过程：一般静脉给药，口服因局部作用使胃黏膜血管收缩影响吸收，且在肠道内易被碱性肠液破坏；皮下注射时因血管剧烈收缩吸收很少，容易发生局部组织坏死。由于去甲肾上腺素进入机体迅速被摄取和代谢，因此作用短暂。内源性和外源性去甲肾上腺素大部分被神经末梢摄取后，进入囊泡贮存；被非神经细胞摄取者，大部分被儿茶酚-O-甲基转移酶（COMT）和单胺氧化酶（MAO）代谢失活。

□ 临床应用：用于治疗急性心肌梗死、体外循环等引起的低血压。对血容量不足所致休克、低血压，或嗜铬细胞瘤切除术后低血压，可作为急救时补充血容量的辅助治疗，以使血压回升，暂时维持脑与冠状动脉灌注，直到补充血容量的治疗发生作用，并用于椎管内阻滞时的低血压及心脏停搏复苏后血压维持。去甲肾上腺素是治疗感染性休克的首选血管活性药。

□ 不良反应：①去甲肾上腺素强烈的血管收缩作用可使器官血流减少，组织供血不足导致缺氧和酸中毒；持久或大量使用时，可使回心血量减少，外周血管阻力增高，心输出量减少。在缺氧、电解质紊乱、器质性心脏病患者中或过量时，可出现心律失常；血压升高后可出现反射性心率减慢。②去甲肾上腺素滴注时间过长或剂量过大时，可使肾血管剧烈收缩，产生无尿和肾实质损伤，以致出现急性肾衰竭。③过敏反应，个别患者因过敏而出现皮疹、面部水肿。④药液外漏可引起局部组织坏死。

◇ 间羟胺：直接激动α受体，对β₁受体作用较差。间羟胺也可被肾上腺素能神经末梢摄取入囊泡，通过置换作用促使囊泡中去甲肾上腺素释放，间接发挥作用。短时间连续使用，可使囊泡内去甲肾上腺素减少，效应逐渐减弱，产生快速耐受性。间羟胺收缩血管，升高血压的作用较去甲肾上腺素弱而持久，略增加心肌收缩性，对心率影响不明显，有时因血压升高反射性减慢心率，但很少引起心律失常；对肾血管的收缩作用较去甲肾上腺素弱，但也可显著减少肾脏血流量。间羟胺可静脉滴注也可肌内注射，可用于各种休克早期及手术后或麻醉后的休克。可用于阵发性房性心动过速，特别是伴有低血压的患者，反射性减慢心率，并对窦房结有直接的抑制作用，使心率恢复正常。

◇ 去氧肾上腺素：是人工合成品。作用机制与间羟胺类似，不容易被MAO代谢，可直接和间接激动α₁受体，又称α₁受体激动药，作用和去甲肾上腺素相似但较弱，一般剂量对β受体作用不明显。在升高血压同时，肾血流减少比去甲肾上腺素更明显，作用维持时间较久，可静脉滴注也可肌内注射，用于抗休克及防治脊髓麻醉或全身麻醉的低血压。去氧肾上腺素能通过收缩血管、升高血压使迷走反射性兴奋而减慢心率。

✓ α＋β受体激动药

◇ 肾上腺素：是肾上腺髓质的主要激素，在髓质嗜铬细胞中首先形成去甲肾上腺素，然后再甲基化形成肾上腺素。肾上腺素化学性质不稳定，见光易失效。

□ 药理作用：对于 α_1、α_2、β_1、β_2 受体均有作用。其作用与机体生理状态、靶器官中肾上腺素受体亚型的分布及神经末梢的反馈调节有关。

心脏：作用于心肌、传导系统和窦房结的 β_1 及 β_2 受体，加强心肌收缩性，加速传导，加快心率，提高心肌兴奋性，增加心输出量。肾上腺素兴奋心脏，使心肌耗氧量增加，剂量过大、静脉注射过快、患者处于心肌缺血以及缺氧及心力衰竭时可引起心律失常，甚至心室颤动发生。

血管：激动血管平滑肌上的 α 受体，血管收缩，激动 β_2 受体，血管舒张，根据体内各部位血管的肾上腺素受体种类和密度不同效用不同。当 α_1 受体激动时，皮肤黏膜、肾和胃肠道的血管平滑肌收缩最为明显，其次为小动脉、毛细血管前括约肌血管，而脑和肺血管收缩作用非常微弱，甚至有时由于血压升高而被动舒张；而静脉和大动脉的肾上腺素受体密度低，因此收缩作用较弱。骨骼肌和肝血管平滑肌 β_2 受体占优势，因此小剂量的肾上腺素使这些血管舒张。肾上腺素在不增加主动脉血压时也可舒张冠状动脉，原因为兴奋冠状血管 β_2 受体，血管舒张；心脏收缩期缩短，相对延长舒张期；肾上腺素引起心肌收缩力增强，心肌耗氧量增加，心肌细胞释放腺苷扩张冠状动脉。

血压：低剂量肾上腺素静脉滴注时，由于心脏兴奋，皮肤黏膜血管收缩，使收缩压和舒张压升高；由于骨骼肌血管的舒张作用，抵消或超过了皮肤血管收缩作用的影响，故舒张压不变或下降，脉压增加，身体各部位血液重新分配。大剂量肾上腺素静脉注射时，由于缩血管反应使收缩压和舒张压均升高。肾上腺素典型血压改变为双相反应，即给药后迅速出现升压作用，然后出现微弱的降压反应，后者持续时间较长。

平滑肌：肾上腺素在支气管平滑肌上可激动 β_2 受

体，发挥强大的舒张支气管作用，并能抑制肥大细胞释放组胺等过敏物质。激动支气管黏膜血管的α受体，使其收缩，降低毛细血管通透性，利于消除支气管黏膜水肿。在膀胱上肾上腺素β受体激动可使膀胱逼尿肌舒张，α受体激动使尿道括约肌收缩，因此引起排尿困难和尿潴留。

代谢：肾上腺素可提高机体代谢，治疗剂量下可使耗氧量增加20% ～ 30%。在人体，由于α受体和β_2受体激动可能致肝糖原分解，而肾上腺素兼具α、β作用，故升高血糖作用较去甲肾上腺素显著。

中枢：肾上腺素不易透过血脑屏障，治疗量时一般无明显中枢兴奋现象。

□ 体内过程：皮下注射因能收缩血管，因此吸收缓慢，作用维持时间长，约1小时。肌内注射的吸收速度快，作用维持10 ～ 30分钟。肾上腺素在体内的摄取与代谢途径与去甲肾上腺素相似，静脉注射或滴注肾上腺素96小时后主要以代谢产物和少量原形经肾排泄。

□ 临床应用：用于因支气管痉挛所致严重呼吸困难。用于过敏反应的急救治疗。用于延长浸润麻醉用药的作用时间。用于抢救多种原因（如麻醉和手术中的意外、药物中毒、心脏传导阻滞）引起的心搏骤停（对电击引起的心搏骤停，可用本药配合除颤仪或利多卡因等进行抢救）。用于与脓毒症休克相关的低血压。用于对初期除颤无效的心室颤动（VF）、无脉性室性心动过速（VT）。用于对阿托品、安置起搏器无效的症状性心动过缓。用于对容量复苏无效的低血压或休克。用于治疗荨麻疹、枯草热、血清反应。用于制止鼻黏膜和牙龈出血。

□ 不良反应：主要为心悸、烦躁、头痛和血压升高等。剂量过大时，α受体过度兴奋使血压快速升高。当β受体兴奋过强时，可使心肌耗氧量增加，引起心肌缺血和心律失常。禁用于高血压、器质性心脏病、甲状腺功能亢进症等。

◇ 多巴胺：是去甲肾上腺素生物合成的前体，药用多巴胺是人工合成品。

□ 药理作用：多巴胺主要激动α、β和外周多巴胺受体，并促进神经末梢释放去甲肾上腺素。根据给药剂量的不同，多巴胺具有不同的作用。剂量为1 ～ 2μg/（kg · min）时，该药主要作用于肾、肠系膜、冠状动脉血管床的多巴胺受体，从而引起选择性血管扩张。有报道表示该药可通过增加肾血流量和肾小球滤过率而增加尿量，并通过抑制醛固酮和肾小管钠转运而增加尿钠排泄。剂量 5～10μg/（kg·min）时，多巴胺可刺激 β_1 受体增加心输出量。而剂量 >10μg/（kg·min）时，该药主要是刺激 α 受体引起血管收缩。但该药对于 α 受体的整体作用弱于去甲肾上腺素。

□ 体内过程：口服后易在肠和肝中被破坏，一般使用静脉滴注给药，体内迅速经过 MAO 和 COMT 代谢灭活，作用时间短暂。不易透过血脑屏障，无中枢作用。

□ 临床应用：用于心肌梗死、创伤、内毒素败血症、心脏手术、肾衰竭、充血性心力衰竭等引起的休克。用于补充血容量疗效不佳的休克，尤其有少尿及周围血管阻力正常或较低的休克。由于本药可增加心输出量，也可用于洋地黄及利尿药无效的心功能不全。

□ 不良反应：一般较轻，偶见恶心、呕吐，如剂量过大可出现心动过速等心律失常的情况，若出现应减量或停药。室性心律失常、闭塞性血管病、心肌梗死、动脉硬化和高血压患者慎用，嗜铬细胞瘤患者禁用。

◇ 麻黄碱：一种人工合成的直接或间接起效的拟交感神经药。作用于 α 和 β 受体，但作用较弱，除了在麻醉诱导后低血压的情况下，极少使用麻黄碱。

✓ β 受体激动药

◇ 多巴酚丁胺：人工合成品，其化学结构和体内过程与多巴胺类似，口服无效，仅供静脉给药。

□ 药理作用：对 β_1、β_2 和 α_1 受体均有作用，但主要激动 β_1 受体。

多巴酚丁胺是含有右旋多巴酚丁胺和左旋多巴酚丁胺的消旋体。前者阻断 α_1 受体，后者激动 α_1 受体，对 α 受体的作用因此而抵消。两者都激动 β 受体，但前者激动 β 受体作用为后者的 10 倍。消旋多巴酚丁胺的作用为两者叠加，表现为激动 β_1 受体。

与异丙肾上腺素比较，多巴酚丁胺的正性肌力作用比正性频率作用显著，很少增加心肌耗氧量，也较少引起心动过速；静滴速度过快或浓度过高时，引起心率加快，可能是由于外周阻力变化不大和心脏 β_1 受体激动时正性肌力作用的参与。而外周阻力的稳定又可能是因为 α_1 受体介导的血管收缩作用与 β_2 受体介导的血管舒张作用相抵消所致。在心力衰竭患者中其净效应是心输出量增加，外周阻力降低，伴或不伴血压小幅

369

度下降。

- □ 临床应用：主要用于治疗难治性心力衰竭和心源性休克，多巴酚丁胺可增加心肌收缩力，增加心输出量和降低肺毛细血管楔压，并使左心室充盈压明显减低，使心功能改善，继发促进排钠、排水以消除水肿。由于有低血压的风险，不用于感染性休克的治疗。
- □ 不良反应：用药期间可引起血压升高、心悸、头痛、气短等不良反应，偶致室性心律失常。梗阻性肥厚型心肌病患者禁用，心房颤动、高血压患者慎用。

◇ 异丙肾上腺素：人工合成品，化学结构是去甲肾上素氨基上的氢原子被异丙基取代，是经典的 β_1，β_2 受体激动药。

- □ 药理作用：主要激动 β 受体，对 β_1 和 β_2 受体选择性很低，对 α 受体几乎无作用。

  心脏：对心脏 β_1 受体具有强大的激动作用，表现为正性肌力和正性频率作用，缩短收缩期和舒张期。与肾上腺素相比，异丙肾上腺素加快心率、加速传导的作用较强，心肌耗氧量明显增加，对窦房结有显著兴奋作用，也能引起心律失常，较少产生心室颤动。

  血管：对血管有舒张作用，主要激动 β_2 受体使骨骼肌血管舒张，对肾血管和肠系膜血管舒张作用较弱，对冠状动脉也有舒张作用，也有增加组织血流量作用。由于心脏兴奋和外周血管舒张，使收缩压升高而舒张压略下降，此时冠状动脉血流量增加；但如静脉注射给药，则可引起舒张压明显下降，降低了冠状血管灌注压，冠状动脉有效血流量不增加。

  支气管平滑肌：可激动 β_2 受体，舒张支气管平滑肌，作用比肾上腺素略强，并具有抑制组胺等过敏性物质释放的作用，对支气管黏膜血管无收缩作用，因此消除黏膜水肿的作用不如肾上腺素，久用可产生耐受性。

  其他：可增加肝糖原、肌糖原分解，增加组织耗氧量，其升高血中游离脂肪酸作用与肾上腺素相似，而升高血糖作用较弱。

  体内过程：口服易在肠黏膜与硫酸基结合而失效；气雾剂吸入给药，吸收较快；舌下含药因能舒张局部血管，少量可从黏膜下舌下静脉丛迅速吸收。吸收后主要在肝及其他组织中被 COMT 所代谢。异丙肾上腺素较少被 MAO 代谢，也较少被去甲肾上腺素能神经所摄取，因此维持时间较肾上腺素略长。

□ 临床应用：①心搏骤停，适用于心室自身节律缓慢，高度房室传导阻滞或窦房结功能衰竭而并发的心搏骤停，可做心室内注射。②房室传导阻滞，可治疗二度、三度房室传导阻滞。③哮喘，可控制哮喘急性发作，舌下或喷雾给药，疗效快而强。

异丙肾上腺素具有显著的增加心率作用，且对β_2受体亲和力较高，会引起血管舒张和平均动脉压下降。所以在低血压的患者中，仅限于心动过缓引起低血压才可应用异丙肾上腺素。

□ 不良反应：常见的是心悸、头晕。用药过程中应注意控制心率，如剂量过大，可导致心肌耗氧量增加，引起心律失常，甚至心动过速及心室颤动，禁用于冠心病、心肌炎和甲状腺亢进症等。
- 非儿茶酚胺类药物：包括强心苷类、磷酸二酯酶抑制药及钙增敏剂等。
  ✓ 强心苷类：为一类具有强心作用的苷类化合物，可供使用的制剂包括地高辛、洋地黄毒苷、毛花苷丙、毒毛花苷K，临床常用的为地高辛。
    ◇ 药理作用：洋地黄类药物用于心力衰竭的治疗已经有200多年的历史，强心苷与心肌细胞膜上强心苷受体Na^+-K^+-ATP酶结合并抑制其活性，导致Na^+-K^+-ATP酶失活，使细胞内Na^+增加，K^+减少，细胞内Na^+增多后，又通过Na^+/Ca^{2+}双向交换机制，导致心肌细胞内的Ca^{2+}增加，心肌收缩力加强。

    心脏：①正性肌力作用，强心苷对心脏有高度选择性，可加快心肌纤维缩短速度，舒张期相对延长，加强衰竭心肌收缩力，增加心输出量，并不增加心肌耗氧量，缓解心力衰竭症状。②减慢心率作用，治疗量的强心苷对正常心率影响小，但对心率加快及伴有心房颤动的心功能不全者可显著减慢心率。心功能不全患者由于反射性交感神经活性增强，心率加快。应用强心苷后心输出量增加，反射性兴奋迷走神经，抑制窦房结，减慢心率。另外，强心苷还可增加心肌对迷走神经的敏感性，因此强心苷过量所引起的心动过缓和传导阻滞可用阿托品对抗。③传导组织和心肌电生理特性影响，治疗剂量下，缩短心房和心室的动作电位时程和有效不应期，强心苷因改善心功能反射性兴奋迷走神经及对迷走神经中枢的兴奋作用，可降低窦房结自律性，减慢房室传导；

强心苷可兴奋迷走神经，促进K^+外流，使心房肌细胞静息电位加大，加快心房的传导速度。高浓度时，强心苷可过度抑制Na^+-K^+-ATP酶，使细胞失去钾，最大舒张电位减小，自律性提高，K^+外流减少而使ERP缩短，细胞内Ca^{2+}增加可引起早后除极、迟后除极等；中毒剂量下，强心苷也可增强中枢交感活动，因此强心苷中毒可出现各种心律失常，常见为室性期前收缩、室性心动过速。

对神经和内分泌系统的作用：中毒剂量的强心苷可兴奋延髓极后区催吐化学感受区而引起呕吐，还可兴奋交感神经中枢，明显增加交感神经冲动发放，而引起快速性心律失常。强心苷的减慢心率和抑制房室传导作用也与大脑干副交感神经中枢有关。强心苷还能降低慢性心力衰竭患者血浆肾素活性，进而减少血管紧张素Ⅱ及醛固酮含量，对心功能不全时过度激活的RAAS产生拮抗作用。

利尿作用：强心苷对心功能不全患者有明显的利尿作用。主要是心功能改善后增加了肾血流量和肾小球滤过功能。此外，强心苷可直接抑制肾小管Na^+-K^+-ATP酶，减少肾小管对Na^+的重吸收，促进钠和水排出，发挥利尿作用。

血管作用：强心苷能直接收缩血管平滑肌，使外周阻力上升，这一作用与交感神经及心输出量变化无关。但慢性心力衰竭患者用药后，因交感神经活性降低的作用超过直接收缩血管的效应，因此血管阻力下降，心输出量及组织灌流增加，动脉压不变或略升。

◇ 体内过程：强心苷类药物化学结构相似，由于侧链的不同，导致其药代动力学的差异。洋地黄毒苷脂溶性高，口服吸收好，大多经肝代谢后代谢产物经肾排出，也有相当一部分经胆道排出而形成肝肠循环，半衰期长达5～7天，故作用维持时间较长，属于长效强心苷。中效类地高辛口服生物利用度个体差异大，应监测血药浓度，避免毒性反应。口服吸收的地高辛分布广泛，能通过血脑屏障，约2/3地高辛以原形经肾排出，肾功能不良者应适当减量。毛花苷丙及毒毛花苷K口服不吸收，需静脉用药，绝大部分以原形经肾脏排出，显效快，属短效类。

◇ 临床应用

□ 心力衰竭：强心苷现多用于治疗收缩功能障碍为主，对利尿药、ACEI、β受体阻断药疗效欠佳的心力衰竭。不同原因所致的心力衰竭因病情不同，疗效有一定差异：对有心房颤动伴快速心室率的心力衰竭疗效最佳；对瓣膜病、风湿性心脏病、冠状动脉粥样硬化性心脏病和高血压性心脏病所致的心功能不全疗效较好；对肺源性心脏病、活动性心肌炎或严重心肌损伤疗效较差，且容易发生中毒；对扩张型心肌病、心肌肥厚、舒张性心力衰竭不应选用强心苷，应首选β受体阻断药及ACEI。

□ 心房颤动和心房扑动：强心苷可通过兴奋迷走神经或对房室结的直接作用减慢房室传导，增加房室结隐匿性传导，减慢心室率，增加心输出量，从而改善循环障碍，但对于大多数患者不能终止心房颤动，而部分心房扑动的患者可能在应用强心苷后转为心房颤动。

□ 阵发性室上性心动过速：强心苷可增强迷走神经功能，降低心房的兴奋性，终止阵发性室上性心动过速的发生。

◇ 不良反应：强心苷治疗安全范围小，一般治疗量已接近中毒剂量的60%，且生物利用度及个体对强心苷的敏感性差异较大，故易发生不同程度的毒性反应。特别是当低血钾、高血钙、低血镁、心肌缺氧、酸碱平衡失调、发热、高龄等因素存在时更容易发生。

□ 心脏反应：强心苷最严重危险的不良反应，约50%的患者发生各种类型的心律失常。①快速性心律失常，强心苷中毒最多见和最早见的是室性期前收缩，约占心脏毒性发生率1/3，也可发生二联律、三联律及心动过速，甚至发生心室颤动；②房室传导阻滞，强心苷引起房室传导阻滞与提高迷走神经兴奋性及抑制Na^+-K^+-ATP酶有关；③窦性心动过缓，强心苷可因抑制窦房结，降低自律性而发生窦性心动过缓，若心率＜60次/分，一般作为停药指征之一。

心律失常的解救措施：①氯化钾，是治疗由强心苷中毒所导致的快速性心律失常有效药物。钾离子可与强心苷竞争心肌细胞上Na^+-K^+-ATP酶，减少强心苷与酶的结合，从而减轻或阻止毒性的发生和发展。但强心苷中毒后补钾只能阻止强心苷继续与心肌细胞的结合，不能将已与心肌细胞结合的强心苷置换出来，因此早期防止低钾血症比治疗补钾更重要。补钾不可过量，同时还要注意患者的肾功能情况，以防止高钾血症发生。对并发传导阻滞的强心苷中毒不能补钾盐，否则可致心脏停搏。②苯妥英钠，对于严重心律失常可使用苯妥英钠，苯妥英钠不仅有抗心律失常作用，

还能与强心苷竞争 Na^+-K^+-ATP 酶，恢复其活性，因此有解毒效应。③利多卡因，可用于治疗强心苷中毒引起的室性心动过速和心室颤动。④阿托品，可用于强心苷中毒所引起的心动过缓和房室传导阻滞。⑤地高辛抗体，地高辛抗体的 Fab 片段对强心苷有高度选择性和强大亲和力，能使强心苷从 Na^+-K^+-ATP 酶的结合中解离出来，对严重中毒有明显效果。

□ 胃肠道反应：是最常见的早期中毒症状，表现为食欲减退、恶心、呕吐及腹泻，剧烈呕吐可导致失钾而加重强心苷中毒，所以应注意补钾或考虑停药。

□ 中枢神经系统反应：表现为眩晕、头痛、失眠、谵妄、黄视、绿视、视物模糊等。视觉异常通常是强心苷中毒的先兆，可作为停药指征。

◇ 药物相互作用：奎尼丁能使地高辛的血药浓度增加 1 倍，两药合用时，应减少地高辛用量的 30% ~ 50%，否则容易发生中毒，尤其是心脏毒性。其他抗心律失常药胺碘酮、钙通道阻滞药、普罗帕酮也能提高地高辛血药浓度。地高辛与维拉帕米合用时，可使地高辛的血药浓度升高 70%，引起缓慢性心律失常，因为维拉帕米能抑制地高辛经肾小管分泌，减少消除，因此两药合用时，应减少地高辛用量的 50%。苯妥英钠能增加地高辛的清除而降低地高辛血药浓度。拟肾上腺素药可提高心肌自律性，使心肌对强心苷的敏感性增高，导致强心苷中毒。排钾利尿药可导致低血钾而加重强心苷毒性。

✓ 磷酸二酯酶抑制药：磷酸二酯酶抑制药（如氨力农和米力农）通过抑制 PDE-3 而明显提高心肌细胞内 cAMP 含量，增加细胞内钙浓度，发挥正性肌力和血管舒张双重作用，属于正性肌力扩血管药，可用于心力衰竭时短时间的支持疗法，尤其是对强心苷、利尿药及扩血管药反应不佳的患者。磷酸二酯酶抑制药的心律失常发生率较多巴酚丁胺低。最常用于治疗心脏功能受损且药物难治的心力衰竭患者，但由于有血管扩张作用因此在低血压患者中使用应谨慎。米力农和氨力农为双吡啶类衍生物，氨力农的不良反应较严重，常见为恶心、呕吐，心律失常发生率较高，还有血小板减少及肝损害。米力农为氨力农的替代品，抑酶作用较米力农强 20 倍，不良反应较氨力农少，但仍有室上性及室性心律失常、低血压等不良反应，目前仅供短期静脉给药治疗急性心力衰竭。

✓ 钙增敏剂：是新一代正性肌力药物，作用于收缩蛋白，增加肌钙蛋白 C 对 Ca^{2+} 的亲和力，在不增加细胞内 Ca^{2+} 浓度的条件下，增强心肌收缩力，可避免细胞内 Ca^{2+} 浓度过高引起的损伤、坏死不良后果。大多数钙增敏剂还兼具对 PDE-3 的抑制作用，可部分抵消钙增敏剂的副作用。左西孟旦通过与心肌肌钙蛋白 C 结合，在整个心动周期内增加钙的敏感性，从而引起心脏变力和松弛功能的改善。左西孟旦是剂量依赖的选择性磷酸二酯酶抑制药，低剂量水平下，钙增敏剂作用占优势，而高剂量则 PDE 抑制效应占优势。左西孟旦的半衰期比 PDE 抑制剂更短，都可通过输液给药。

- 血管调节药物：除了肾上腺素调节外，神经体液对于维持血管紧张度的调节通过肾上腺素-血管紧张素-醛固酮和局部介质介导。整个神经体液反应在休克状态可能发生变化，因此血管舒缩的反应可看作多器官衰竭的一部分。
  - ✓ 血管加压素（抗利尿激素）：血管加压素是一种由神经垂体分泌的天然多肽，虽然尚不清楚该药对于血管扩张性休克的确切作用，但该药可作为二线药物治疗难治性血管扩张性休克，尤其是对肾上腺素无反应的感染性休克或全身过敏反应，并可用于需要高水平儿茶酚胺严重感染性休克的患者中减少儿茶酚胺的用量。目前尚未证实血管加压素对严重休克患者死亡率的影响。停用后常出现反跳性低血压，为避免反跳，应缓慢减量。
  - ✓ 糖皮质激素：在感染性休克的患者中，"应激反应"的剂量替代治疗（每天 100 ~ 200mg 氢化可的松）已经显示在部分难治性休克中改善儿茶酚胺输注的血管反应性。

3. 并发症
- 灌注不足：机体对血管活性药的过度血管收缩反应，可引起四肢、肠系膜或肾灌注不足，若心输出量不足或容量复苏不充分，可引起血管收缩过度伴灌注不足。四肢表现为指/趾尖端皮肤颜色变暗，可进展为凝固性坏疽，若有基础外周动脉疾病的患者可出现急性肢体缺血。肠系膜和肾灌注不足可出现肠缺血、肠道菌群易位、肾功能不全和少尿，但采用血管加压药维持平均动脉压的机制似乎更能有效维持肾和肠系膜血流。
- 心律失常：许多血管活性药可通过激动 β_1 受体而发挥强效的正性频率作用，这可增加窦性心动过速、心房颤动、房室折返性心动过速或快速性室性心律失常的风险。足够的容量负荷可能尽量降低发生心律失常的频率和严重程度。研究证实，接受多巴胺与接受去甲肾上腺素的患者相比，前者心律失常的发病率显著更高。
- 心肌缺血：β 受体激动引起的正性肌力和正性频率作用可增加

心肌耗氧量，且患者若出现心动过速，可导致冠状动脉舒张期充盈不足，加重心肌缺血缺氧。

- 局部影响：血管加压药若通过外周输注，可渗出进入周围结缔组织，导致局部血管过度收缩，出现皮肤坏死。因此血管加压药应尽量通过中心静脉输注。如果外周输注出现渗出，可采取皮下注射酚妥拉明（5～10mg溶于10ml NS）进行局部治疗，最大限度减轻局部血管收缩。

（刘　霜）

■ 急诊抗心律失常药物的使用

1. 概述

心律失常是心脏搏动的节律和频率异常。心脏搏动是通过细胞膜、肌质网和细胞外间隙的有序离子流产生的。通过离子的流动造成细胞去极化，动作电位传递，引起兴奋-收缩偶联，顺利完成泵血功能。心律失常时心脏泵血发生障碍，严重可危及生命。心律失常的治疗分为药物治疗和非药物治疗（电复律、起搏器、导管消融等），药物治疗在抗心律失常方面发挥了重要的作用，但是抗心律失常药也存在导致心律失常的副作用。

2. 抗心律失常药的基本作用机制

抗心律失常药主要通过降低心肌组织的异常自律性、减少后除极、调节传导性或有效不应期以消除折返。可通过阻滞钠通道、钾通道、钙通道以及拮抗心脏的交感效应等来实现。其影响多种离子通道，因此也具有潜在的导致心律失常作用。当酸中毒、高钾血症、心肌缺血时，单纯使用抗心律失常药一方面可能无法起到相应的作用，另一方面治疗浓度的抗心律失常药也可诱发新的心律失常。

3. 抗心律失常药的分类

根据药物的主要作为位点和机制，将抗心律失常药分为4类：Ⅰ类为钠通道阻滞药，Ⅱ类为β受体阻断药，Ⅲ类为钾通道阻滞药，Ⅳ类为钙通道阻滞药。

- Ⅰ类抗心律失常药（钠通道阻滞药）：Ⅰ类药物通过阻滞钠离子通道从而抑制0期除极而发挥作用。根据对钠通道的阻滞强度及阻滞后通道的复活时间，目前有Ⅰa、Ⅰb及Ⅰc 3个不同亚类。
  - ✓ Ⅰa类药物：适度阻滞钠通道，降低0期上升速率，不同程度抑制心肌细胞钾及钙通道，延长复极并延长有效不应期。代表药物为奎尼丁、普鲁卡因胺、丙吡胺等。
  - ✓ Ⅰb类药物：轻度阻滞钠通道，与钠通道解离速度较Ⅰa类快。除降低0期上升速率外，还可缩短复极，降低自律性，缩短或不影响动作电位时程。代表药物为利多卡因，目前主要用于治疗室性心律失常。

✓ Ⅰc类药物：明显阻滞钠通道，显著降低0期上升速率，明显减慢传导，对复极的影响相对较小。代表药物为普罗帕酮，目前主要用于治疗室上性心律失常。

- Ⅱ类抗心律失常药（β受体阻断药）：Ⅱ类药物通过抑制交感神经活性发挥作用，其对钠通道也有轻度抑制作用。通过阻断儿茶酚胺和交感神经介导的作用，β受体阻断药降低起搏细胞动作电位4期自动除极的斜率，延长不应期，减慢房室结的传导速度，也可减慢前向和逆向异常通路的传导。常见选择性β受体阻断药有阿替洛尔、美托洛尔、艾司洛尔。非选择性β受体阻断药为普萘洛尔。中枢活性药物为美托洛尔和普萘洛尔。整体来说，β受体阻断药对于大多数心源性肾上腺素受体兴奋所致的心律失常有显著效果，如术后、嗜铬细胞瘤、甲状腺毒症、情绪激动等。

  ✓ 适应证：①室上性心动过速（SVT），β受体阻断药对于终止SVT有效，但对于房室折返性心动过速和房室结折返性心动过速引发的SVT治疗效果不如腺苷。对于心房颤动和心房扑动患者，β受体阻断药无法转复，但可以降低心室率。β受体阻断药也可用于多灶性房性心动过速的治疗。另外，需注意，β受体阻断药在慢性阻塞性通气障碍和肺源性心脏病的SVT患者中应慎用。②室性心动过速，β受体阻断药对于持续室性心动过速无效，但如果根据电生理结果配合使用，该药可预防部分患者的室性心动过速发生。由于室性心动过速常发生于左心室功能极差的患者中，而这部分患者有很多都不能耐受β受体阻断药，或对β受体阻断药有使用禁忌。

  ✓ 相对禁忌证：包括可逆性气道疾病和左心室功能降低。另外，糖尿病和周围血管疾病患者也可能无法耐受受体阻断药。

- Ⅲ类抗心律失常药（钾通道阻滞药）：Ⅲ类药物可阻断钾通道，延长动作电位时程，延长有效不应期。代表药物包括胺碘酮、伊布利特、多非利特、索他洛尔等。其中索他洛尔具有β受体阻断作用。胺碘酮和决奈达隆可阻滞去极化时的钠通道（Ⅰb类效应），也可阻断钙通道、钾通道和肾上腺素受体。胺碘酮可导致甲状腺功能亢进或甲状腺功能减退，而决奈达隆（一种胺碘酮的无碘衍生物）对甲状腺没有影响。伊布利特可用于急性终止心房扑动和心房颤动，其通过增强缓慢而延迟的内向钠电流以及在复极过程中阻滞钾通道，延长QT

377

间期。一些Ⅲ类药物（如索他洛尔和伊布利特）有复极翻转使用依赖性作用。复极翻转使用依赖性作用是指当心率较慢时可延长复极和不应期；而在心率较快时这些作用较不明显。因此，当心率较慢时，QT间期较长；随着心率的增加，QT间期缩短。该作用容易诱发尖端扭转型室性心动过速。

- Ⅳ类抗心律失常药（钙通道阻滞药）：主要抑制L型钙电流，降低窦房结自律性，减慢房室结传导性，抑制细胞内钙超载。分为二氢吡啶类（如硝苯地平）与非二氢吡啶类（如维拉帕米和地尔硫䓬）。二氢吡啶类药物对于心脏电生理学影响很小。维拉帕米和地尔硫䓬可减慢窦性心率（通常在病态窦房结综合征或使用β受体阻断药时），增加房室结的不应期和经房室结的传导时间，偶尔可延长PR间期，并可抑制左心室的功能。和地尔硫䓬相比，维拉帕米对窦房结和房室结的抑制作用更显著。

4. 常用的抗心律失常药
- Ⅰ类抗心律失常药（钠通道阻滞药）
  - ✓ Ⅰa类：目前急诊临床不常用。
  - ✓ Ⅰb类：代表药物利多卡因阻滞钠通道的激活和失活状态。通道恢复至静息状态时阻滞状态迅速解除，利多卡因的钠通道阻滞作用在心肌缺血时增强，对窦房结的自主节律无影响，但能抑制其他异位起搏的自主节律。利多卡因对传导影响很少或无影响，而且静脉给予利多卡因治疗室性心律失常时，患者耐受性良好。利多卡因对于室上性心动过速无效。另外，利多卡因可增加除颤需要的电流，因此在体内转复除颤仪（ICD）患者中慎用利多卡因。临床可用于急性心肌梗死后室性期前收缩和室性心动过速，以及洋地黄中毒、心脏外科手术及心导管引起的室性心律失常。但对室上性心律失常通常无效。静脉用利多卡因最常见的不良反应是中枢神经系统毒性，如眩晕、感觉异常、意识模糊、昏迷和惊厥。具有剂量依赖性，降低药物输注速率或停药后通常可消退。肝功能严重受损的患者，其利多卡因代谢降低。心血管毒性较少见，剂量过大可引起心率减慢、房室传导阻滞和低血压。
  - ✓ Ⅰc类：代表药物普罗帕酮，又称心律平，化学结构和普萘洛尔相似，具有弱的β受体拮抗作用。普罗帕酮明显阻滞钠通道开放和失活，减慢心房、心室和浦肯野纤维的传导，抑制钾通道，延长心肌细胞动作电位时程和有效不应期。长期口服用于维持室上性心动过速和窦性心律，也用于治疗室性心律失常。口服吸收良好，经肝和肾代谢。肝首关

378

消除后的代谢产物5-羟基普罗帕酮的钠通道阻滞作用与普罗帕酮相近，但β受体拮抗作用减弱。用于阵发性室性心动过速及室上性心动过速（包括伴预激综合征）、心房扑动或心房颤动，也可用于治疗期前收缩。不良反应包括折返性心动过速、充血性心衰加重。β受体拮抗作用可致窦性心动过缓和支气管痉挛。消化道不良反应包括恶心、呕吐、味觉改变等。

- Ⅱ类抗心律失常药（β受体阻断药）
  - ✓ 艾司洛尔：超短效心脏选择性β_1受体阻断药，可降低窦房结、心房和浦肯野纤维的自律性，减少儿茶酚胺所致的迟后除极发生，减慢房室结传导，延长房室交界细胞的有效不应期。能快速控制心房颤动的心室率，也能预防术后的室上性心动过速。可治疗交感神经兴奋过高、甲状腺功能亢进及嗜铬细胞瘤等引起的窦性心动过速。合用强心苷或地尔硫䓬控制心房扑动、心房颤动及阵发性室上性心动过速的快速心室率效果较好。可减少心肌梗死心律失常发生，可减少运动或情绪变动所致的室性心律失常，减少肥厚型心肌病所致心律失常。也用于主动脉夹层、高血压危象、脑卒中、嗜铬细胞瘤危象和围术期患者。常见不良反应包括窦性心动过缓、房室传导阻滞、低血压、口干、眩晕、头痛等。并可诱发心力衰竭和哮喘。注意缓慢减药，并注意避免渗漏引起局部静脉炎。
  - ✓ 美托洛尔：脂溶性β_1受体阻断药，具有明显的中枢作用，在肝内代谢。代谢半衰期为3～4小时，用于治疗高血压、心绞痛、心肌梗死、肥厚型心肌病、主动脉夹层、心律失常、甲状腺功能亢进症、心脏自主神经症等，还可用于心力衰竭的治疗。不良反应与艾司洛尔类似。

- Ⅲ类抗心律失常药（延长动作电位时程药）
  - ✓ 胺碘酮：结构与甲状腺素相似，可抑制心脏多种离子通道，降低窦房结、浦肯野纤维的自律性和传导性，明显延长心肌细胞动作电位时程和有效不应期，延长QRS波和QT间期，但诱发尖端扭转型室性心动过速较少。此外，胺碘酮还有非竞争性拮抗α、β受体和舒张血管平滑肌的作用，能扩张冠状动脉，增加冠脉血流量，降低心肌耗氧。脂溶性高，口服静脉均可，生物利用度35%～65%，经肝代谢，停药后作用维持1～3个月。为临床广谱抗心律失常药，对于室上性和室性心动过速均有效。常见不良反应包括窦性心动过缓、房室传导阻滞、QT间期延长、低血压。偶见尖端扭转型室性心动过速。胺碘酮抑制外周T_4向T_3转化，患者可发生甲状腺功能亢进或减退，可也出现间质性肺炎或肺纤维化。

✓ 索他洛尔：非选择性β受体阻断药，并能抑制延迟钾电流，拮抗β受体，降低自律性，减慢房室结传导，延长心房、心室及浦肯野纤维的动作电位时程和有效不应期。口服吸收快，无首关代谢，生物利用度达90%～100%。与血浆蛋白结合少，心、肾浓度高，全部以原形经肾排出。临床治疗各种严重室性心律失常，维持心房颤动患者的窦性心率。为广谱抗心律失常药，对于室上性和室性心动过速均有效。不良反应较少。常见不良反应包括窦性心动过缓、房室传导阻滞、QT间期延长、低血压。偶见尖端扭转型室性心动过速。因此哮喘或慢性阻塞性肺疾病、窦性心动过缓、病态窦房结综合征、高度房室传导阻滞、心力衰竭者禁用。肾功能不全、糖尿病或有自发性低血糖史、进展性甲状腺功能亢进症者慎用。

✓ 伊布利特：可延长动作电位，增加心房和心室肌、房室结、希氏束系统和旁路的不应期。本药静脉注射后，血浆浓度呈多指数式快速增加。血流动力学呈高度的变异性。本药可被快速地从血浆中清除和广泛的组织分布。代谢半衰期平均6小时（2～12小时）。其药代动力学特征不受心律失常的类型（心房颤动、心房扑动）、患者年龄、性别以及是否同时使用地高辛、钙通道阻滞药或β受体阻断药等的影响。临床用于逆转近期发作的心房颤动或心房扑动至窦性心律，尤其是没有结构性心脏病的心房颤动或心房扑动效果较好。对血压和心率影响小，主要不良反应为心律失常，包括间断或连续性多形性室性心动过速，偶有尖端扭转型室性心动过速。因此，治疗后至少监测6小时。伊布利特作用时间短，可能还需其他抗心律失常药来维持窦性心律。

- Ⅳ类抗心律失常药（钙通道阻滞药）代表药物维拉帕米，又称异搏定。对激活和失活状态的L型钙通道均有阻滞作用，也抑制钾通道，可降低窦房结自律性，降低缺血时心房、心室和浦肯野纤维的异常自律性，减少或消除后除极所致的触发活动，减慢房室结传导，可终止房室结折返，减慢心房扑动、心房颤动时加快的心室率，延长窦房结、房室结的有效不应期。由于经肝代谢，肝功能异常患者慎用。治疗室上性和房室结折返性心律失常效果佳。口服安全，可出现便秘、腹胀、腹泻、头痛等不适，静脉给药可引起血压下降。房室传导阻滞、心功能不全、心源性休克患者禁用此药。同类药物还有地尔硫䓬，在作用于心脏的同时还作用于血管，产生血管扩张作用。

5. 其他常见抗心律失常药物

- 洋地黄类：如地高辛。在治疗剂量时可见以下作用。
  - ✓ 正性肌力作用：本药可选择性与心肌细胞膜 Na^+-K^+-ATP 酶结合并高效抑制该酶活性，细胞内 Na^+ 浓度升高，Na^+-Ca^{2+} 泵交换增加，细胞内 Ca^{2+} 浓度升高，从而地高辛发挥其正性肌力作用，有效治疗左心室功能障碍。但是对于心肌缺血或其他原因导致的舒张期功能障碍患者，抑制 Na^+-K^+-ATP 酶产生的正性肌力作用对患者有害。
  - ✓ 负性频率作用：由于其正性肌力作用，使心输出量增加，血流动力学状态改善，消除交感神经张力的反射性增高，并增强迷走神经张力，从而减慢心率。此外，在房室结内，小剂量地高辛通过 M_2 受体兴奋迷走神经，从而显著减慢传导速度。大剂量地高辛可抑制 Na^+-K^+-ATP 酶直接作用于房室结传导系统并有效对抗交感神经效应。
  - ✓ 心脏电生理作用：通过对心肌电活动的直接作用和对迷走神经的间接作用，降低窦房结自律性；提高浦肯野纤维自律性；减慢房室结传导速度，延长其有效不应期，导致房室结隐匿性传导增加，可减慢心房颤动或心房扑动的心室率；由于此药可缩短心房有效不应期，当用于房性心动过速和心房扑动时，可能导致心房率的加速和心房扑动转为心房颤动。本药排泄较快而蓄积性较小。代谢半衰期平均为36小时。口服药物受肠内菌群生化作用影响，治疗浓度为 $0.5 \sim 2\mu g/L$，血药浓度测定在服药6～8小时后进行，在肾功能正常的情况下，药物代谢半衰期为36小时，治疗剂量和中毒剂量窗窄，可受低钾血症、高钙血症、低镁血症、组织缺氧、心脏手术、心肌缺血及其他药物的影响而减少。用于高血压、瓣膜性心脏病、先天性心脏病等急、慢性心功能不全，尤其适用于伴有快速心室率的心房颤动效果较好。由于治疗窗窄，用药过量可见恶心、呕吐、食欲缺乏、疲乏、不适、高钾血症、心律失常、头晕、黄视、绿视、肠系膜动脉缺血、嗜睡、行为紊乱（包括精神病发作）。主要为药物导致的各类型心律失常，常见的为房性心动过速伴房室传导阻滞及室性二联律等。

- 阿托品：抑制迷走神经张力、提高交感神经兴奋性，以提高窦房结自律性，改善房室传导，使窦性心率增快。主要用于心动过缓患者。伴有青光眼患者禁用。前列腺肥大患者、妊娠及哺乳妇女慎用。

- 腺苷：腺苷为内源性嘌呤核苷酸，作用于 G 蛋白偶联的腺苷受体，激活心房、窦房结、房室结的乙酰胆碱敏感性的钾离子通道，导致钾外流增加。另外，通过拮抗儿茶酚胺活化的腺苷酸环化酶，腺苷还可间接地减少钙离子内流进入细胞，从而减慢窦性心律，延长房室结的传导时间，因此用药后可能会导致短暂的高度房室传导阻滞。室上性心动过速首选。窦性室性心律失常伴室内传导阻滞可使用，很少能逆转室速。腺苷不能逆转心房颤动，且心室率可能会短暂升高，导致心房颤动恶化为心室颤动。常见副作用是面部潮红、呼吸急促、心悸、胸痛和头晕目眩。静脉注射过快可导致暂时性心脏停搏。腺苷不能用于哮喘患者，可能会导致支气管痉挛。

- 伊伐布雷定：是选择性If通道抑制剂，与窦房结的If通道蛋白结合，减慢电冲动发放频率，从而减慢心率，对心肌收缩力或血流动力学无影响。伊伐布雷定可以在减慢心率的同时延缓心力衰竭进展和改善患者预后。现欧洲批准伊伐布雷定用于减慢窦性心律，缓解心绞痛，也用于不恰当的窦性心动过速。它可与β受体阻断药合用，或替代β受体阻断药。

6. 常用抗心律失常药制剂与用法

- 普罗帕酮：静脉注射每次70mg，稀释后3～5分钟内注射完毕，如无效，20分钟后可再注射1次，1天总量不超过210mg。
- 利多卡因：冲击量1～1.5mg/kg，2～5分钟静脉注射，维持量1～4mg/min，1小时总量不超过4.5mg/kg。
- 艾司洛尔：负荷量0.5mg/kg，1分钟内静脉注射，继之以0.05mg/(kg·min)静脉滴注，5分钟后心率未达治疗预期可重复上述负荷量，后继以0.1mg/(kg·min)静脉滴注，但静脉滴注最大维持量一般不超过0.2mg/(kg·min)，用药时间不超过48小时。
- 维拉帕米：静脉注射每次5～10mg，缓慢注射。
- 地尔硫䓬：10～20mg（0.25mg/kg）静脉注射，2分钟内注射完毕。如有必要，15分钟内可再静脉注射20～25mg（0.35mg/kg），以后采用3～15mg/h的速率静脉滴注维持。
- 胺碘酮：注射剂，150mg/3ml，对快速性心律失常并需要立即复律者，可缓慢静脉注射，也可600～1000mg溶于葡萄糖中静脉滴注。
- 索他洛尔：静脉注射初始剂量为300mg（0.5～1.5mg/kg），稀释于5%葡萄糖溶液中，10分钟内缓慢注射。若心室颤动持续存在，可追加150mg。
- 伊布利特：体重＜60kg者，首次注射0.01mg/kg；体重≥60kg者，首次注射1mg。首次注射结束后10分钟，如心律失常未消失，可再次注射等量本药，注射时间持续10分钟。
- 腺苷：静脉注射开始6mg，如在1～2分钟内无效，可给予12mg，必要时在1～2分钟后再给予12mg。如果使用腺苷三磷酸，静脉注射开始20mg，如在1～2分钟内无效，可给予40mg。

- 阿托品：第一次0.5mg静脉注射，必要时每3～5分钟重复使用，最大剂量2mg/次。
- 毛花苷丙：0.4mg稀释后缓慢静脉注射。2小时无效可再给0.2～0.4mg。

（刘　霜）

■ 急诊常用止血药物的使用

——摘自《非创伤性出血的急诊处理专家共识/意见》

急诊出血时，需要在紧急评估和初步处理稳定之后，立即对患者进行全面评估，针对不同部位、病因的出血，有针对性地给予处理，包括内科保守治疗（如对上消化道出血患者使用质子泵抑制剂，对咯血患者使用酚妥拉明等）、介入栓塞治疗、外科手术治疗。同时，对部分出血可以考虑使用作用于血液系统本身的止血药物。

1. 促进凝血系统功能的药物
- 补充凝血因子类药物：大量出血会导致凝血因子消耗性降低，尤其在有肝病基础的患者，会出现明显的凝血功能障碍，加重出血治疗的难度，应予积极补充凝血因子。
  - ✓ 新鲜冰冻血浆（FFP）：含有单位原血中所含的全部凝血因子和其他蛋白质，是急性出血伴凝血异常患者的合理选择。大多数成人通常血浆输注的剂量为10～15ml/kg（即800～1200ml）。在实际工作中，危重或大量出血患者根据临床反应、之前的异常凝血时间是否适当缩短以及缺乏或减少的凝血因子的半衰期，可能需要重复输注血浆。而有时FFP效果受限通常是由于过敏的风险、输血传染疾病的风险、大量输注导致的容量负荷过重风险以及获得所需时间等的限制。
  - ✓ 人凝血酶原复合物（PCC）：又称因子IX复合物，是血浆来源的凝血因子提取物，最初被用于治疗因子IX缺乏。PCC还含有因子II、VII和X，因此，PCC更加被推荐用于纠正华法林引起的凝血异常。PCC的优点在于易于给药，代谢快且可迅速应用，凝血因子浓度高而体积小，且不会引起像FFP所造成的容量负荷，不会造成传染性疾病传播。PCC常在给药后10分钟内使INR正常化，这比单纯输注FFP或维生素K更迅速。然而，对于所有华法林相关脑出血患者都应给予维生素K，因为PCC的作用较短暂（数小时）。一般PCC的使用剂量为1500～2000U，以100U/min的速度进行给药。

✓ 重组活化因子Ⅶ（rFⅦa）：对于致命性出血，推荐早期应用联合凝血酶原复合物及rFⅦa。rFⅦa的应用效果与个体产生凝血酶后形成血凝块的能力有一定关系，是广谱止血药，有增加血栓栓塞风险，因此在急性上消化道出血或其他严重出血常规方法无法控制时可用作挽救性治疗，不推荐常规应用。rFⅦa的使用方法：静脉推注给药，推荐起始剂量为80μg/kg。初次注射后可能需再次注射，用药最初间隔2～3小时，以达到止血效果。

- 促进凝血因子合成或释放：代表药物酚磺乙胺。本品能使血管收缩，降低毛细血管通透性，也能增强血小板聚集性和黏附性，缩短凝血时间，达到止血效果。临床用于防治各种手术前后的出血，或用于血小板功能不良、血管脆性增加引起的出血。但有研究证实对于早产儿应用酚磺乙胺治疗脑出血并继续随访，酚磺乙胺并不改变2岁时早产儿因脑出血造成的死亡率或致残率。

- 血凝酶：注射用矛头蝮蛇血凝酶含自巴西矛头蝮蛇的蛇毒中分离和纯化的血凝酶。可用于需减少流血或止血的医疗情况；也可用来预防出血。可以静脉注射、肌内注射或皮下注射，也可局部用药（如消化道出血患者可口服、胃管推注，或内镜下出血部位局部注射、喷洒等）。大样本回顾性研究证实其无深静脉血栓形成和重度不良事件报告，异常出血时剂量加倍，连续使用3～5天。静脉注射后5分钟，健康成人血浆纤维蛋白原浓度显著下降，相应测定其出血时间可缩短1/3～1/2，止血效应持续48小时。因其有效降解纤维蛋白原成为纤维蛋白，连续使用不宜超过7天。

2. 作用于血管及血管壁的药物

- 卡络磺钠：能增加毛细血管对损伤的抵抗力，降低毛细血管的通透性，促进毛细血管断裂端的回缩而止血，但临床止血效果还缺少相关研究证据支持。

- 去甲肾上腺素：因其具有收缩血管作用，在上消化道出血中常作为止血药局部应用。使用方法为去甲肾上腺素8mg，加入冰生理盐水100～200ml胃管推注。

3. 抗纤维蛋白溶解的药物

竞争性阻止纤溶酶原水解，主要用于纤溶亢进或原发性纤溶活性增强所引起的出血。常用的抗纤溶药物有6-氨基己酸、氨甲环酸与氨甲苯酸。

氨甲环酸可直接抑制纤溶酶活动，但减少纤溶酶形成则需要更高的剂量才能起效。氨甲环酸体外活性约是6-氨基己酸的10

倍，可分布于全身组织和血浆，半衰期为120分钟。静脉滴注一般成人1次0.25～0.5g，必要时可每天1～2g，分1～2次给药。

大样本研究证实氨甲环酸可显著降低因创伤出血导致的死亡率，但并不减少对创伤患者的输血需求。而在因疾病导致的出血尤其是上消化道出血中，还缺少足够证据说明氨甲环酸是否可以减少出血并降低死亡率。

4. 鱼精蛋白

对于肝素相关的出血可以用硫酸鱼精蛋白使APTT恢复正常。由于肝素在体内代谢迅速，与鱼精蛋白给药的间隔时间越长，拮抗所需用量越少。推荐剂量是1mg鱼精蛋白/100U肝素，需要根据最后一次肝素注射量和时间进行调整。如用肝素后30～60分钟，需0.50～0.75mg中和100U肝素，2小时后只需0.250～0.375mg。

5. 局部或外用止血药

● 凝血酶（Thrombin）制品：由血液提纯，经除菌过滤、冷冻、干燥而获得的无菌制品。具有凝血酶的生理作用，局部使用后使病灶局部表面血液中的纤维蛋白原转变为纤维蛋白而形成稳定的凝血块。可用于外科手术、外伤、烧伤等创面出血，以及各种原因引起的口腔、耳、鼻、喉等部位的出血等。但仅限于局部使用，不能用于注射。

● TC-325（Hemospray）：是一种无机物粉末，为消化道止血喷剂。已在欧洲部分国家、加拿大及中国香港获批使用。由于明确其安全有效性的RCT研究仍在开展当中，现有证据仅限于病例报道和病例系列研究。

● 中药：对于出血性疾病也有一定疗效。其中云南白药具有止血愈伤、活血散瘀、消炎消肿、排脓去毒等作用。国内有许多文献认为可以加速止血，缩短病程，提高治愈率。

（非创伤性出血的急诊处理共识专家组）

■ 急诊科常用药物泵入用法（表47）

表47　急诊科常用药物泵入用法

药物名称	药品规格	泵的配置	起始剂量和剂量相略换算	备注（体重60kg）
重酒石酸去甲肾上腺素注射液	2mg/1ml	18mg + 5%Glu 41ml	1ml/h [0.1μg/（kg·min）]	—
肾上腺素注射液	1mg/1ml	18mg + 5%Glu 32ml	1ml/h [0.1μg/（kg·min）]	—
盐酸多巴胺注射液	20mg/2ml	180mg + NS 32ml	1ml/h [1μg/（kg·min）]	—
盐酸多巴酚丁胺注射液	20mg/2ml	180mg + NS 32ml	2.5ml/h [2.5μg/（kg·min）]	—
盐酸异丙肾上腺素注射液	1mg/2ml	3mg + 5%Glu 44ml	1ml/h [1μg/min]	—
左西孟旦注射液	12.5mg/5ml	12.5mg + 5%Glu 45ml	2ml/h [0.14μg/（kg·min）]	先15ml/h泵10分钟（负荷量为2.5ml，约10μg/kg）
注射用重组人脑利钠肽	0.5mg/支干粉	0.5mg + 5%Glu 50ml	2.7ml/h [0.0075μg/（kg·min）]	先慢推9ml（负荷量约1.5μg/kg）
盐酸乌拉地尔注射液	25mg/5ml	250mg 纯泵	1ml/h（5mg/h）	先慢推2～10ml（10～50mg）
盐酸尼卡地平注射液	10mg/10ml	50mg 纯泵	1ml/h（1mg/h）	—
硝酸甘油注射液	5mg/1ml	50mg + NS 40ml	0.6ml/h（10μg/min）	以0.6ml为单位调整剂量
注射液硝普钠	50mg/支干粉	50mg + 5%Glu 50ml	0.6ml/h（10μg/min）	以0.6ml为单位调整剂量
甲磺酸酚妥拉明注射液	10mg/2ml	50mg + NS 40ml	1ml/h（1mg/h）	—
尼莫地平注射液	10mg/50ml	10mg 纯泵	5ml/h（1mg/h）	—
咪达唑仑注射液	5mg/5ml	50mg 纯泵	1ml/h（1mg/h）	—
盐酸右美托咪定注射液	200μg/2ml	200μg + NS 48ml	1ml/h（4μg/h）	先90ml/h泵10分钟（负荷量为15ml，约1μg/kg）

药物名称	药品规格	泵的配置	起始剂量和剂量粗略换算	备注（体重60kg）
盐酸吗啡注射液	10mg/1ml	50mg + NS 45ml	1ml/h（1mg/h）	—
注射用盐酸瑞芬太尼	1mg/支干粉	4mg + NS 50ml	4ml/h [5.3μg/（kg·h）]	—
丙泊酚注射液	200mg/20ml	400mg 纯泵	2ml/h（20mg/h）	负荷量10ml（100mg）
冬眠合剂		氯丙嗪50mg + 异丙嗪50mg + 哌替啶100mg + NS 44ml	2ml/h	2ml/h
罗库溴铵注射液	50mg/5ml	500mg 纯泵	2ml/h [5.6μg/（kg·min）]	负荷量3.6ml（36mg）
盐酸胺碘酮注射液	150mg/3ml	600mg + 5%GS 38ml	5ml/h（1mg/min）	6小时后速度减半
注射用盐酸地尔硫䓬	10mg/支干粉	180mg + NS 50ml	1ml/h [1μg/（kg·min）]	先慢推2.8ml（10mg）
盐酸艾司洛尔注射液	0.2g/2ml	2g + NS 30ml	4.5 ~ 18ml/h [50 ~ 200μg/（kg·min）]	先慢推0.75 ~ 1.5ml（0.5 ~ 1mg/kg）
醋酸奥曲肽注射液	0.1mg/1ml	0.5mg + NS 45ml	2.5 ~ 5ml/h（25 ~ 50μg/h）	—
注射用生长抑素	3mg/支干粉	3mg + NS 50ml	4ml/h（250μg/h）	先慢推4ml（250μg），不调量
垂体后叶素注射液	6U/1ml	30U + NS 45ml	2ml/h（1.2U/h）	—
注射用奥美拉唑	40mg/支干粉	80mg + NS 50ml	5ml/h（8mg/h）	不调量
呋塞米注射液	20mg/2ml	500mg 纯泵	1ml/h（10mg/h）	—
注射用丙戊酸钠	0.4g/支干粉	1200mg + NS 50ml	2ml/h	不调量
氟马西尼注射液	0.5mg/5ml	5mg 纯泵	1 ~ 4ml/h（0.1 ~ 0.4mg/h）	负荷量3ml（0.3mg）
硫酸镁注射液	2.5g/10ml	4g + 5%Glu 34ml	150ml/h	负荷泵，泵完停
肝素	12 500U/2ml	12500U + NS 48ml	1ml/h（250U/h）	日续3个泵，泵完停

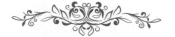

附　　录

■ 常用缩略语表

英文缩略语	英文全称	中文全称
AAD	antibiotic-associated diarrhea	抗生素相关性腹泻
ABG	arterial blood gas	动脉血气
ABM	acute bacterial meningitis	急性细菌性脑膜炎
ABW	actual body weight	实际体重
ACEI	angiotension converting enzyme inhibitor	血管紧张素转换酶抑制药
AChE	acetylcholinesterase	乙酰胆碱酯酶
ACLS	advanced cardiac life support	高级心脏生命支持
ACO	asthma-COPD overlap	哮喘-慢性阻塞性肺疾病重叠
ACS	acute coronary syndrome	急性冠脉综合征
ACTH	adrenocorticotropic hormone	促肾上腺皮质激素
AD	aortic dissection	急性主动脉夹层
ADA	adenosine deaminase	腺苷脱氨酶
ADEM	acute disseminated encephalomyelitis	急性播散性脑脊髓炎
ADH	antidiuretic hormone	抗利尿激素
ADHF	acute decompensated heart failure	急性失代偿性心力衰竭
AECOPD	acute exacerbation of chronic obstructive pulmonary disease	慢性阻塞性肺疾病急性发作
AED	antiepileptic drugs	抗癫痫药
AED	automated external defibrillator	自动体外除颤仪
AF	atrial fibrillation	心房颤动
AGEP	acute generalized exanthematous pustulosis	急性泛发性发疹性脓疱病
AIE	acute infective endocarditis	急性感染性心内膜炎
AIHA	autoimmune hemolytic anemia	自身免疫性溶血性贫血
AKI	acute kidney injury	急性肾损伤
ALF	acute liver failure	急性肝衰竭
AOPIP	acute organophosphorous insecticides poisoning	急性有机磷杀虫药中毒
AOSC	acute obstructive suppurative cholangitis	急性梗阻性化脓性胆管炎

英文缩略语	英文全称	中文全称
AP	acute pancreatitis	急性胰腺炎
APC	acute purulent cholangitis	急性化脓性胆管炎
APS	antiphsphlipid syndrme	抗磷脂综合征
APTT	activivety partial thromboplastin time	活化部分凝血活酶时间
ARB	angiotonin receptor blocker	血管紧张素受体拮抗药
ARDS	acute respiratory distress syndrome	急性呼吸窘迫综合征
ART	anti-retroviral therapy	抗反转录病毒治疗
BAS	body surface area	体表面积
BCS	Budd-Chiari syndrome	巴德-基里亚综合征
BLS	basic life support	基础生命支持
BNP	brain natriuretic peptide	脑钠肽
BUN	blood urea nitrogen	尿素氮
CA	cardiac arrest	心搏骤停
CABG	coronary aftery bypass grafting	冠状动脉旁路移植术
CAP	community-acquired pneumonia	社区获得性肺炎
CAVH	continuous artery-venous hemofiltration	连续性动静脉血液滤过
CD	Clostridium difficile	艰难梭菌
CDI	central diabetes insipidus	中枢性尿崩症
CHS	classical heat stroke	经典型热射病
CK	creatine kinase	肌酸激酶
CO	cardiac output	心输出量
COPD	chronic obstructive pulmonary disease	慢性阻塞性肺疾病
CPAP	continuous positive airway pressure	持续气道正压
CPE	cardiogenic pulmonary edema	心源性肺水肿
CPIS	clinical pulmonary infection score	临床肺部感染评分
CPP	cerebral perfusion pressure	脑灌注压
CPR	cardiopulmonary resuscitation	心肺复苏
Cr	creatinine	肌酐
CRP	C reactive protein	C反应蛋白
CRRT	continuous renal replacement therapy	连续性肾脏替代治疗
CRT	capillary refill time	毛细血管再充盈时间

英文缩略语	英文全称	中文全称
CSF	cerebrospinal fluid	脑脊液
CTA	CT angiography	CT血管造影
cTn	cardiac troponin	心肌肌钙蛋白
CTPA	computed tomographic pulmonary angiography	CT肺动脉造影
CVP	central venous pressure	中心静脉压
CVVH	continuous veno-venous hemofiltration	连续性静脉静脉血液滤过
CVVHDF	continuous veno-venous hemodiafiltration	连续性静脉静脉血液透析滤过
DAD	diffuse alveolar damage	弥散性肺泡损伤
Dbil	direct bilirubin	直接胆红素
DCI	delayed cerebral ischemia	迟发型脑缺血
DI	diabetes insipidus	尿崩症
DIC	disseminated intravascular coagulation	弥散性血管内凝血
DIHS	drug-induced hypersensitivity syndrome	药物超敏综合征
DKA	diabetic ketoacidosis	糖尿病酮症酸中毒
DRESS	drug reaction with eosinophilia and systemic symptoms	伴嗜酸性粒细胞增多和系统症状的药物反应
DSA	digital subtraction angiography	数字减影血管造影术
DVT	deep venous thrombosis	深静脉血栓形成
ECG	electrocardiogram	心电图
ECMO	extracorporeal membrane oxygenation	体外膜氧合
EEG	electroencephalogram	脑电图
EF	ejection fraction	射血分数
EHEC	Enterohemorrhagic E. coli	肠出血型大肠埃希菌
EHS	exertional heat stroke	劳力型热射病
EICU	emergency intensive care unit	急诊重症监护病房
ELISA	enzyme-linked immunosorbent assay	酶联免疫吸附试验
ENBD	endoscopic nasobiliary drainage	经内镜鼻胆管引流术
ERCP	endoscopic retrograde colangiopancreatography	内镜逆行性胆胰管造影
ESBL	extended-spectrum β-lactamases	超广谱β-内酰胺酶

附

录

英文缩略语	英文全称	中文全称
ESWL	extracorporeal shock wave lithotripsy	体外冲击波碎石
FAST	focussed assessment sonograph tmuma	FAST超声
FDP	fibrin degradation product	纤维蛋白降解产物
FES	fat embolism syndrome	脂肪栓塞综合征
FEV_1	forced expiratory volume in one second	第1秒用力呼气容积
FFP	fresh frozen plasma	新鲜冰冻血浆
Fib	fibrinogen	纤维蛋白原
FMC	first wedical contact	首次医疗接触
G6PD	lucose-6-phosphate dehydrogenase	葡萄糖-6-磷酸脱氢酶
GBS	Guillain-Barré syndrome	吉兰-巴雷综合征
GCS	Glasgow Coma Scale	格拉斯哥昏迷评分
GGT	γ-glutamyl transpeptidase	γ-谷氨酰转肽酶
GH	growth hormone	生长激素
GNS	glucois normal saline	糖盐水
GOLD	Global Initiative for Chronic Obstructive Lung Disease	慢性阻塞性肺疾病全球倡议
GS	glucois	葡萄糖
G试验	1,3-β-D-glucan test	1,3-β-D葡聚糖试验
GM试验	galactomannan test	半乳甘露聚糖试验
HAP	hospital-acquired pneumonia	医院获得性肺炎
Hb	hemoglobin	血红蛋白
HCG	human chorionic gonadotropin	人绒毛膜促性腺激素
HHFNC	humidified high flow nasal cannula	经湿化高流量鼻导管通气
HHS	hyperosmolar hyperglycemic state	高渗性高血糖状态
HRCT	high resolution computed tomography	高分辨率CT
HS	heat stroke	中暑
hs-CRP	hypersensitive C reactive protein	超敏C反应蛋白
HSP	Henoch-Schönlein purpura	过敏性紫癜
HUS	hemoltyic uremic syndrome	溶血性尿毒综合征
IABP	Intra-aortic balloon pump	主动脉内球囊反搏
Ibil	indirect bilirubin	间接胆红素

英文缩略语	英文全称	中文全称
IBW	ideal body weight	理想体重
ICH	intracerebral hemorrhage	脑出血
ICP	intracranial pressure	颅内压
ICU	intensive care unit	重症监护病房
IE	infective endocarditis	感染性心内膜炎
IFI	invasive fungal infection	侵袭性真菌感染
IgAV	IgA vasculitis	IgA 血管炎
IGF	insulin-like grouth factor	胰岛素样生长因子
IGRA	interferon-γ release assay	γ-干扰素释放试验
IHD	intermittent hemodialysis	间歇性血液透析
INR	international normalized ratio	国际标准化比值
IO	intraosseous	骨髓腔内注射
IRIS	immune reconstitution inflammatory syndrome	免疫重建炎症综合征
IVH	intraventricular hemorrhage	脑室内出血
IVIG	intravenous immunoglobulin	静脉注射免疫球蛋白
JE	Japanese encephalitis，	流行性乙型脑炎
JEV	Japanese encephalitis virus	乙型脑炎病毒
KDIGO	Kidney Disease: Improving Global Outcomes	改善全球肾病预后组织
LABA	long-acting β_2 agonist	长效 β_2 受体激动药
LBP	lipopolysaccharide binding protein	脂多糖结合蛋白
LDH	lactate dehydrogenase	乳酸脱氢酶
LRINEC	Laboratory Risk Indicator for Necrotizing Fasciitis	坏死性筋膜炎实验室风险指标评分
MAHA	microangiopathic hemolytic anemia	微血管病性溶血性贫血
MALA	metformin associated lactic acidosis	二甲双胍相关乳酸酸中毒
MALA	metformin associated lactic acidosis	二甲双胍相关乳酸酸中毒
MAP	mild acute pancreatitis	轻症急性胰腺炎
MCFP	mean circulatory filling pressure	体循环平均充盈压
MCV	mean corpuscular volume	平均红细胞容积

附

录

英文缩略语	英文全称	中文全称
MDR	multidrug resistant	多重耐药
MFI	microvascular flow index	微血管流动指数
MG	myasthenia gravis	重症肌无力
MODS	multiple organ dysfunction syudrome	多器官功能障碍综合征
MOF	multiple organ failure	多器官功能衰竭
MRA	magnetic resonance angiography	磁共振血管造影
MRCP	magnetic resonance cholangiopancreatography	磁共振胆胰管造影
MRI	magnetic resonance imaging	磁共振成像
MRSA	methicillin resistant Staphylococcus aureus	耐甲氧西林金黄色葡萄球菌
MSAP	moderate severe acute pancreatitis	中度重症急性胰腺炎
MSSA	methicillin sensitive Staphylococcus aureus	甲氧西林敏感的金黄色葡萄球菌
NCPE	non-cardiogenic pulmonary edema	非心源性肺水肿
NDI	renal diabetes insipidus	肾性尿崩症
NIHSS	National Institutes of Health Stroke Scale	美国国立卫生研究院脑卒中量表
NOAC	new oral anticoagulant	非维生素K口服抗凝药
NS	normal saline	生理盐水
NS	normal saline	生理盐水
NSAID	nonsteroidal anti- inflammatory drug	非甾体抗炎药
NSTEMI	non-ST segment elevation myocardial infarction	非ST段抬高心肌梗死
NSTI	necrotizing soft tissue infection	坏死性软组织感染
NT-proBNP	N-termina pro-brain natriuretic peptide	N-末端脑钠肽前蛋白
OLV	open lung ventilation	开放性肺通气
OPI	organic phosphorus insecticides	有机磷杀虫药
PAWP	pulmonary capillary wedge pressure	肺毛细血管楔压
PC	pressure control	压力控制
PCC	phaeochromocytoma crisis	嗜铬细胞瘤危象
PCCO	pulse contour cardiac output	每次心脏搏动的心输出量

英文缩略语	英文全称	中文全称
PCI	percutaneous coronary intervention	经皮冠状动脉介入治疗
PCP	pneumocystis carinii pneumonia	肺孢子菌肺炎
PCR	polymerase chain reaction	聚合酶链反应
PCT	procalcitonin	降钙素原
PE	pulmonary embolism	肺栓塞
PEEP	positive end-expiratory pressure	呼气末正压通气
PEF	maximal expiratory flow	最大呼气流量
PI	perfusion index	灌注指数
PI	perfusion index	灌注指数
PICC	peripherally inserted central catheter	经外周静脉穿刺中心静脉置管
PICCO	pulse indicator continuous cardiac output	脉搏指示器持续心输出量
PLR	passive leg raising	被动抬腿试验
PLT	platelet	血小板
PNH	paroxysmal nocturnal hemoglobinuria	阵发性睡眠性血红蛋白尿症
PPI	proton pump inhibitor	质子泵抑制剂
PPV	proportion of perfused vessels	灌注血管比例
PR	paradoxical reaction	反常反应
PSI	Pneumonia Severity Index	肺炎严重程度指数
PT	prothrombin time	凝血酶原时间
PTBD	percutaneous transhepatic biliary drainage	经皮经肝胆囊穿刺引流术
PTCD	percutaneous transhepatic cholangial drainage	经皮经肝胆管穿刺引流术
PTH	parathyroid hormone	甲状旁腺激素
PVD	perfused vessel density	灌注血管密度
qSOFA	quick sequential organ failure assessment	快速SOFA评分
RBC	red blood cell	红细胞
RCVS	reversible cerebral vasoconstriction syndrome	可逆性脑血管收缩综合征
ROSC	return of spontaneous circulation	恢复自主循环

附录

英文缩略语	英文全称	中文全称
ROSC	return of spontaneous circulation	自主循环恢复
RPGN	rapidly progressive glomerulonephritis	急进性肾小球肾炎
rt-PA	recombinant tissue plasminogen activator	重组组织型纤溶酶原激活剂
SABA	short-acting β_2 agonist	短效β_2受体激动药
SAH	subarachnoid hemorrhage	蛛网膜下腔出血
SAP	severe acute pancreatitis	重症急性胰腺炎
SBP	spontaneous bacterial peritonitis	自发性细菌性腹膜炎
SCI	spinal cord injury	急性脊髓损伤
SDF	sidestream dark-field imaging	旁流暗场成像
SIADH	syndrome of inappropriate secretion of antidiuretic hormone	抗利尿激素分泌不当综合征
SIE	subacute infective endocarditis	亚急性感染性心内膜炎
SIMV	synchronized intermittent mandatory ventilation	同步间歇指令通气
SIRS	systemic inflammatory response syndrome	全身炎症反应综合征
SJS	Stevens-Johnson syndrome	Stevens-Johnson综合征
SLE	systemic lupus erythematosus	系统性红斑狼疮
SOFA	sequential organ failure assessment	序贯器官衰竭评分
Sosm	serum osmolality	血浆渗透压
SpO_2	saturation of blood oxygen	经皮脉搏血氧饱和度
SRC	scleroderma renal crisis	硬皮病肾危象
SSc	systemic sclerosis	系统性硬化症
STEMI	ST segment elevation myocardial infarction	ST段抬高心肌梗死
sTREM-1	soluble triggering receptor expressed on myeloid cell-1	可溶性髓系细胞触发受体-1
SV	stroke volume	每搏量
SVR	systemic vascular resistance	体循环阻力
TBil	total bilirubin	总胆红素
TBM	tuberculous bacterial meningitis	结核性脑膜炎
TEE	transesophageal echocardiography	经食管超声心动图

附录

英文缩略语	英文全称	中文全称
TEN	toxic epidermal necrolysis	中毒性表皮坏死松解症
TIA	transient ischemic attack	短暂性脑缺血发作
TMA	thrombotic microangiopathy	血栓性微血管病
TPN	total parenteral nutrition	全肠外营养
TPO	thermoplastic polyolefin	血小板生成素
TT	thrombin time	凝血酶时间
TTM	targetted temperature management	目标温度管理
TTP	thrombotic-thrombocytopenic purpura	血栓性血小板减少性紫癜
TVD	total vessel density	总血管密度
TVUS	transvaginal of ultrasound	经阴道超声检查
UA	unstable angina	不稳定性心绞痛
UCG	ultrasonic cardiography	超声心动图
VAP	ventilator-associated pneumonia	呼吸机相关性肺炎
VC	volume control	容量控制
VEGF	vascular endothelial growth factor	血管内皮生长因子
VM	viral myocarditis	病毒性心肌炎
VTE	venous thromboembolism	静脉血栓栓塞症
vWF	von Willebrand factor	血管性血友病因子
WBC	white blood cell	白细胞